河北经贸大学学术著作出版基金资助出版
河北省优秀专家出国培训项目资助出版

中美畜产食品安全监管比较研究

王胜利　周海鸥　著

人民出版社

责任编辑:陈寒节

责任校对:湖 催

图书在版编目(CIP)数据

中美畜产食品安全监管比较研究/王胜利,周海鸥 著.
—北京:人民出版社,2010.6
ISBN 978－7－01－009053－5

Ⅰ.①中…　Ⅱ.①王…②周…　Ⅲ.①畜产品－食品卫生
－监督管理－对比研究－中国、美国　Ⅳ.①R155.5

中国版本图书馆 CIP 数据核字(2010)第 119152 号

中美畜产食品安全监管比较研究
ZHONGMEI XUCHAN SHIPIN ANQUAN JIANGUAN BIJIAO YANJIU

王胜利　周海鸥　著

人 A 出 版 社 出版发行
(100706　北京朝阳门内大街 166 号)

北京龙之冉印务有限公司印刷　新华书店经销

2010 年 6 月第 1 版　2010 年 6 月北京第 1 次印刷
开本:710 毫米×1000 毫米　1/16　印张:16.25
字数:231 千字　印数:0,001－2,500 册

ISBN 978－7－01－009053－5　定价:32.00 元

邮购地址:100706　北京朝阳门内大街 166 号
人民东方图书销售中心　电话:(010)65250042　65289539

目　录

第一章 绪 论

第一节 研究背景和意义

国以民为本,民以食为天,食以安为先。食品,是人类赖以生存发展的基本物质,畜产食品(动物源食品)又是食品的重要组成部分,其安全与否关系到人民群众的身体健康和生命保障,关系到经济社会的稳定和健康发展,对政府和国家的形象至关重要。在任何国家,畜产食品及其安全性都是上至国家元首下至平民百姓共同关注的话题。畜产食品安全还关系到一国的国民整体素质和健康水平,建立在全面食品安全基础之上的国民健康,能大大提高国民生活水平和生活质量,提高国民个体和整体的劳动效率,有效地推动生产力发展和经济增长。高水平的国民健康安全是一个国家强盛的直接标志,健康的国民是国家最宝贵的财富,但畜产食品安全方面存在的市场失灵和政府失灵要求不断加强监管,而法律制度和政府监管在其中发挥着重要的作用。

畜产食品(food of livestock origin)是指肉、乳、蛋及其副产品,畜产食品为人类提供丰富的优质蛋白、脂肪、维生素和矿物质等营养成分,是人类生命体不可或缺的物质资料,对畜产食品质量安全的监管应包括从牲畜原料生产开始直到最终供人们消费的产品为止的全部环节。中国20世纪90年代中后期,肉类、禽蛋和水产品等动物源食品的总产量已位居世界第一(陈锡文等,2004)。2007年肉类总产量8 130万吨,禽蛋3 030万吨,奶类3 650万吨,分别增长1.0%、2.9%、10.5%(人民日报,2007年12月23

日）。畜产食品在改善国民饮食结构,提高国民生活水平的同时,为增加农民收入、出口创汇、经济发展创造了条件。但与此同时,随着农业现代化和生活都市化进程的不断加快,化学品的大量使用,全球畜产食品安全事故日趋严重,加强畜产食品安全监管日益紧迫。

1. 近年主要畜产食品安全事件

(1)外国主要畜产食品安全事件

在发达国家,伴随着现代农业的发展、大量化学品的使用、一些生物物种的变异和人类生产生活方式的改变,畜产食品安全不断面临严峻挑战。近年来世界范围内的发达国家畜产食品安全事件列举如下①:

①疯牛病　1986年在英国首先发现,20世纪90年代中期流行达到高峰,于90年代后期流行趋势明显下降,到2000年7月英国已屠宰焚毁病牛30多万头,同期疯牛病由英国向西欧和亚洲扩散,受害国家超过100个。

②O157事件　发生于1996年6月,日本多所小学发生集体食物中毒事件,经查致病菌为"O157:H7"大肠杆菌,截至1996年8月,患者超过9 000多人,其中7人死亡,数百人住院治疗。由"O157:H7"引起的食物中毒事件近年来在美国以及欧洲、澳洲、非洲等地也时有发生。

③二恶英污染　二恶英是一种有毒的含氯化合物,是目前世界已知有毒化合物中毒性最强的,其致癌性极强,还可引起严重的皮肤病和伤及胎儿。1999年,比利时、荷兰、法国、德国等国相继发生因动物饲料被二恶英污染导致的畜禽类产品及乳制品中含高浓度二恶英的事件。

④李斯特菌污染　1999年底,美国发生了因食用李斯特菌污染的食品而引发的食物中毒事件。在密歇根州,至少有14人因食用被该菌污染的"热狗"和熟肉而死亡,在其他22个州也有97人患病,6名妇女受害流产。

⑤牛奶污染　2000年6~7月份,位于日本大阪的雪印牌牛奶厂生产的低脂高钙牛奶受到金黄色葡萄球菌毒素污染,造成了14 500多人食物中

---

①　亓延海:《食品安全的现状及加强食品安全监管的对策》,《社区医学杂志》2006年4卷第12期下。

毒。

⑥口蹄疫 2001年,英国爆发口蹄疫,发现病例2 030起,先后有100多万头牲畜被屠宰,造成了高达50亿英镑的损失,除当地农民蒙受损失外,英国的旅游业也遭到了严重打击。

⑦禽流感 2004年,韩国、越南、印尼、日本等亚洲9国爆发H5N1高致病性禽流感,造成至少8人死亡,数百万只家禽被宰杀或隔离。

（2）国内主要畜产食品安全事件

与国外畜产食品安全问题相比,中国的畜产食品安全性同样让人揪心。近年来中国重大畜产食品安全事例列举如下:

①毛蚶 1988年初上海发生因市民食用受污染的毛蚶而爆发的甲肝大流行事件,期间患者达31万例,不少病员死亡,上海市民出行(指到外地)受到限制,出口食品遭到退回,损失惨重。

②杆菌 2001年,江苏、安徽等地爆发了肠出血性大肠杆菌"O157：H7"食物中毒,造成177人死亡,中毒人数超过2万人。

③非典 2002年11月发生全国范围内的非典疫情,确诊至少8 000病例,造成900人死亡,当时确认的原因主要是用于食用的野生动物中含有冠状病毒的一个变种。

④豆奶 2003年3月19日,辽宁省海城市部分小学生及教师因饮用不合格豆奶引发食物中毒,中毒人数达292人。豆奶有毒的原因是活性豆粉中的胰蛋白酶抑制素等抗营养因子未彻底灭活。

⑤奶粉 2003年底,安徽省阜阳市太和县三堂镇农民高政因为自己刚出生的孩子吃了"伊鹿"牌奶粉后生命垂危,愤而走上了维权之路。中央电视台2004年4月16日报道了阜阳劣质奶粉的情况。案件很快查明:问题由不法厂家生产的蛋白质等营养成分严重不足的奶粉引起,劣质奶粉共造成189名幼儿营养不良,12名婴儿死亡。

⑥食物中毒 2007年,卫生部通过中国疾病预防控制中心网络直报系统共收到全国食物中毒报告506起,中毒13 280人,死亡258人,涉及100人以上的食物中毒11起。在卫生部通报的421起重大食物中毒事件中,由

微生物污染引起的占 140 起,中毒 9 251 人;因食用假冒伪劣食品引起的有 172 起,中毒 6 466 人。另外市场上还存在很多非食品原料加工的食品,滥用或超量使用保鲜剂、增白剂的食品。

⑦三聚氰胺 2008 年 8 月,三鹿集团在对其产品进行自检时发现,婴幼儿配方奶粉样品中检出了三聚氰胺成分,表明该产品已受到污染。专家组鉴于已在患儿的尿液和结石中检出了三聚氰胺的成分,并根据调查研究结果和流行病学资料认定,受三聚氰胺污染的婴幼儿配方奶粉能够导致婴幼儿泌尿系统结石。据卫生部通报,截至 2008 年 11 月 20 日 8 时,全国因食用三鹿牌奶粉和其他个别问题奶粉住院治疗的婴幼儿仍有 1 041 名,其中较重症状患儿 1 名;累计已康复出院 50 741 名。

随着我国食品安全工作的加强,城市畜产食品安全状况有所好转,而农村却成为了畜产食品安全事故多发区。2007 年卫生部通报在食物中毒案发场所中,家庭食物中毒报告起数和死亡人数最多,分别占总数的 43.28% 和 88.37%;与 2006 年相比,家庭食物中毒报告起数和死亡人数分别上升了 25.17% 和 96.47%。家庭食物中毒多发生在农村,与对农村畜产食品安全监管薄弱有很大关系。农村地区生产力落后,农业人口比重大,农村地区这一最大的食品市场却是食品监管中较薄弱的一环,成了畜产食品安全监管的一片洼地。不安全食品严重威胁着农民的生命和财产安全,直接影响着和谐社会进程和社会主义新农村建设宏伟计划。《中华人民共和国国务院办公厅关于印发 2007 年全国食品安全专项整治方案的通知》中把农村地区畜产食品安全整治工作作为重中之重来抓,广大农村地区畜产食品安全问题成了各级政府亟待解决的首要问题。

2. 畜产食品安全问题研究背景

(1)科学技术的发展

①微生物种群的改变

微生物种群的改变导致新的病原体产生,从旧病原体形成新高毒株的可能性增加,致病微生物耐药性也导致疾病更加难以治疗。例如,HIV 病毒、"O157:H7"大肠杆菌等。

②新加工技术的出现

首先是食品生产中排放出来的有毒化学物质可能进入人类的食物链，其次是食品工业化生产的增长导致食物被污染的机率增大，食源性疾病爆发威胁人类健康。

③检测水平提高

随着科技的进步，对食物中存在的微量污染物的检测水平不断提高，原来检验合格的食品有些在新的检测水平下难以通过检验。

（2）人群的变化

①脆弱人群增长

随着医学水平的提高，社会大量存在老年人、免疫力低下个体、营养不良个体以及其他存在潜在健康问题的个体，他们对污染物的耐受水平有限。

②城市化发展

社会环境变化的快速变化，城市化的扩展、对储存食品的过多依赖、安全卫生的水供应不足以及食品生产设备的短缺等使本来稀缺的资源更加紧张，城市化的发展形成了更复杂的食物链，导致食物污染的可能性增大。

③生活方式转变

在发达国家，食物预算的50%用于户外食物的消费。越来越多的人外出就餐，选择在餐馆聚餐或在街头摊点、快餐店进餐，部分餐饮经营者不安全的操作方式等使集体食物中毒的可能性加大。

④旅游和食品贸易增长

国际国内旅游产业和食品贸易的增长可能使食源性污染从一个地区传播到其他地区。

⑤人们认识提高

随着公众对污染食品对人体健康造成危害的认识不断提高，食物中毒的报告率也在不断提高。

（3）其他背景

比如意外情况下将病原体传入新地域：1991年，由于一艘货船随意排泄被污染的压仓水，使霍乱弧菌进入美国南部海岸的海水中，导致南美洲第一次霍乱的爆发。

3. 畜产食品安全管理的新形势

（1）食品工业一体化

食品和饲料的异地生产和销售为食源性疾病的传播创造了条件。1999年的二恶英事件，就是因为农场动物食用被二恶英污染的饲料，再以该动物为原料加工成食品，销往世界各地，最终导致对各国国民身体健康的危害。

（2）食品贸易全球化

随着全球化的日益深入，畜产食品安全和卫生管理及其制度又面临如下四个方面的挑战：一是跨国传播传染病的可能性不断增加；二是国际贸易的自由化及其发展使发生在一国的食品污染流入他国的可能性增大；三是对直接损害健康的货物贸易（如烟草、废物回收产业等）市场扩大；四是国际间分工演进和产业结构调整可能导致污染密集型产业转移到发展中国家。这四个方面给畜产食品安全管理增加了难度，要求对畜产食品安全管理制度不断更新。

（3）微生物危害加剧

过去几十年因食用被沙门氏菌、肠出血性大肠杆菌、空肠弯曲菌污染的食品而发生的食源性疾病发病率居高不下，在发达国家每年约有 1/3 的人罹患食源性疾病。美国每年发生约 7 600 万例食源性疾病案例，其中 32.5 万人入院治疗，5 000 多人死亡。食品生产模式以及饮食方式的改变、食源性病原菌易感人群的增加、广泛性的食品流通、发展中国家对肉类的需求量增加、致病菌菌株突变等因素是导致微生物食源性疾病发病率日高的主要原因。

（4）危害的不确定性

导致食源性疾病一个重要因素是有害化学物质，在食品中经常发现的有害化学物质包括天然有毒物质，如霉菌毒素；天然植物毒素，如马铃薯中的龙葵素；环境污染物，如汞、铅、二恶英等。化学污染物如农药、兽药和食品添加剂对健康的危害形式为单剂量暴露或低剂量长期暴露，对化学污染物的危险性评价必须以丰富的检验资料为基础。这些有害化学物质对免疫、内分泌、发育中的神经系统等的影响应结合对食品中该物质的危险性特征检验进行研究,而且危险性评价应特别考虑高敏感人群如儿童、孕妇及老年人,另外,应特别注意一些永久性有机污染物如农药残留和其他化学物质对内分泌系统的影响。

4.畜产食品安全事故危害严重

畜产食品安全问题之所以得到重视,是因其可能导致严重的后果,如直接经济损失、社会公信力缺失、诚信缺失、食品市场秩序混乱和食品逆向淘汰,特别是由于多米诺骨牌效应,使消费者失去安全感,甚至造成恐慌。

（1）直接经济损失

英国自 1986 年发生疯牛病以来,仅每年禁止牛肉出口一项就损失 52 亿美元。为彻底消灭"疯牛病"而不得已采取的宰杀行动损失高达 300 亿美元。比利时的二恶英污染事件不仅造成本国的动物性食品被禁上市和大量销毁,还导致世界各国禁止进口比利时动物性产品,二恶英污染事件造成的直接损失达到 3.55 亿欧元,加上与此关联的食品工业,其经济损失据估计高达 13 亿欧元[①]。目前我国还没有关于食源性疾病造成的经济损失的具体统计数据,但发生在广西的禽流感导致几千万家禽被捕杀,造成的经济损失也不少于 1 亿人民币。

（2）降低劳动力素质

化学残留是畜产食品的"隐形杀手",对人体健康的危害主要表现在变态反应与过敏反应、"三致"作用、急慢性毒性作用、诱导细菌发生耐药性以及激素样作用等。世界卫生组织估计腹泻的发病率在发达国家每年每人约 0.1~0.3 次,发展中国家每年每人约 3 次,欠发达国家每年每位 5 岁以下儿童约 6 次。因食品和饮用水不合格导致全世界每年约 4 亿人发生腹泻病,死亡 1 800 万人,其中绝大多数为儿童[②]。

---

① 亓延海:《食品安全的现状及加强食品安全监管的对策》,《社区医学杂志》2006 年 4 卷第 12 期下。

② 魏益民、欧阳韶晖、刘为军等:《食品安全管理与科技研究进展》,《中国农业科技导报》2005 年第 9 期。

根据卫生部公布的《食物中毒通报》,2007年,卫生部通过中国疾病预防控制中心网络直报系统共收到全国食物中毒报告506起,中毒13 280人,死亡258人,涉及100人以上的食物中毒11起。与2006年网络直报数据相比,食物中毒的报告起数减少15.10%,中毒人数减少26.48%,死亡人数增加31.63%。由此可见,中国畜产食品安全管理问题日益严重,已经对公众生命和健康安全构成威胁,严重影响我国劳动力素质。

(3)影响竞争秩序

由于食品是一种"经验产品",甚至可被称为"后经验产品",即食品的安全性只有在食用之后才能得到体验和了解,甚至有些问题如农药残留等在一定程度上经过体验后仍难以得出结论。由于存在信息不对称,食品市场也是一个"柠檬市场"。质量低劣、存在安全隐患但成本低、价格便宜的食品会将质量高但由于高成本而导致高价格的食品排挤出市场,从而破坏公平竞争的市场秩序,造成正规厂商经济利益损失。当然,一些不法厂商生产销售不合格产品,一旦被查处,自身也将付出惨重的代价。还有一些厂商尽管不是故意加工出售假冒伪劣产品,但是在工序等方面把关不严,生产的产品达不到标准,这同样会造成正规厂商经济利益的损失。

不安全食品的监管还会影响我国的食品出口。2002年1月,欧盟以我国出口的小龙虾所含氯霉素超标为由,通过了2002/69/EC决议,宣布全面禁止我国的动物源产品的进口。据此决议,荷兰于4月16日强行销毁了已抵达荷兰鹿特丹港的中国肉类和海鲜产品,共265个集装箱,6 000多吨产品,价值约1 500万美元。后经交涉,虽然允许部分肉类、肠衣、水产品进入欧盟市场,但是贸易量呈明显下降的趋势。出口受阻给我国造成了不小的损失,不少食品加工企业要么转产,要么停产。受此影响,2002年中国禽肉产品出口下降了32.9%,畜产品下降了4.1%,蜂蜜下降了16.7%,对欧盟动物源性产品出口下降了46.2%[①]。货物被扣、退货或暂停进口使我国蒙

---

① 康俊生、张文斌:《欧盟动物源性农产品安全卫生法规体系对我国的启示》,《上海标准化》2005年第4期。

受了巨大经济损失,也使我国食品丧失了原有的良好信誉,从我国进口食品的国家开始对我国食品不信任,进而影响以后的贸易往来;或者这些国家会转而从其他国家进口;或者对我国产品提出更为苛刻的要求;或者在进口我国产品时严格各方面的检验(当然也会增加进口国的进口成本),从而对我国产品出口更为不利。

(4)损害社会福利

食品在人们日常生活不可或缺,食品安全问题出现就会增加消费者的心理压力。由于无法保证购买到完全可靠的食品,消费者的购买过程就会充满疑虑,而食用过程中又会有担心,从而会造成社会心理的不安定。另外,正规的食品生产厂商因为自身经济利益无法保证,也会产生心理上的不平衡。整个经济基本要素中的消费者和厂商的双重不稳定又会导致社会的不稳定。正是由于畜产食品安全问题与人们的生活息息相关,频繁爆发的畜产食品安全案件会影响居民对于经济未来发展的预期,从而影响经济社会的长期稳定。同时,居民不得不将更多的时间和精力花费在对食品安全性的鉴别上,造成社会资源的极大浪费,最终导致整个社会福利下降。

(5)降低监管效能

国家食品药品监管局2007年2月15日发布的《2006年31个城市食品放心工程满意度调查报告》显示:10个消费者中就有6至7人给中国食品安全投了"否决票",消费者对食品市场放心的人数比率只达到35.2%,对10种主要食品的综合放心比率为49.7%。大多数消费者对食品市场安全状况感到不放心,认为政府监管部门责任不清晰、互相推诿,部门之间缺乏配合,信息沟通差;执法人员不作为,惩戒力度不够,现实中畜产食品安全事故的频发也直接显示了政府监管的效能有待提高。

5. 畜产食品安全风险来源分析

除不当使用兽药、饲料添加剂和食品添加剂导致直接污染外,生物富集(bio - concentration)与食物链(food chain)是导致畜产食品间接污染的重要原因之一。生物富集又称生物浓集,指生物体从环境中能不断地吸收低剂量的农药以及"三废"(废气、废水、固体废弃物的总称)污染物,并将这些污染物在其体内逐渐蓄积、积累的能力。食物链是指畜禽采食被农药、"三废"等污染过的饲料、饲草、作物或其他生物,饮用被污染的水源等之后,污染物在生物体之间转移的现象。通过生物富集和食物链的作用,农药、"三废"等化学性污染物最终在畜禽体内蓄积,导致畜禽产品的质量风险。畜产食品质量安全的化学风险因素,主要来自于饲养环节,其次来自于加工、贮藏、运输环节。饲养环节的风险主要来源于兽药残留、饲料及饲料添加剂残留、农药残留、"三废"污染、食品添加剂污染以及动物天然有毒物质等。

(1)兽药残留风险

自 20 世纪 90 年代中期,畜牧业的快速发展和兽药市场需求量的不断扩大,促使我国兽药生产企业进入一个快速发展的阶段。截至 2006 年底,我国通过兽药 GMP 验收生产企业达 1 328 家。2006 年全国共抽检兽药产品 13 766 批(2005 年第四季度,2006 年第一、二、三季度),合格 10 304 批,合格率为 74.9%,其中生产环节抽检 1 852 批,合格 1 757 批,合格率为94.9%;经营环节抽检 10 568 批,合格 7 589 批,合格率为 71.8%;使用环节抽检 1 346 批,合格 958 批,合格率为 71.2%[①]。日益严峻的动物疫病防控形势,细菌耐药性的增加等使养殖过程中兽药使用范围不断扩大,用量持续增长,给畜产食品质量安全带来了更大风险。导致兽药残留的主要原因是:①部分兽药企业违法经营,或企业存储条件较差,导致兽药质量下降;②饲养者在养殖过程中抗生素超过治疗量使用、不遵守休药期规定、非法使用违禁药品等;③其他风险因素,如:饲料加工中的交叉污染、非靶动物用药、动物个体代谢存在差异等。

(2)饲料及饲料添加剂残留

饲料是养殖业的物质基础,发展现代畜牧业离不开现代饲料工业(王宗礼,2007)。随着我国饲料工业的快速发展,近年来我国饲料产量稳定保持在 1 亿吨以上。饲料产品的总体合格率已达到 89.4%,添加剂预混合饲

---

① 中国养殖网 http://www. chinabreed. com/animalmedi/develop/2007/08/20070823138316. shtml,2007 – 8 – 23。

料、配合饲料合格率均保持在 90% 以上。根据农业部《饲料工业"十一五"发展规划》,我国"十一五"饲料工业的具体目标是,饲料产品总体合格率达到 95% 以上;饲料添加剂及其预混合饲料总体合格率达到 90% 以上,违禁药物检出率控制在 0.1% 以下。

（3）农药残留风险

广泛使用的农药有效地控制了植物病虫害、增加了作物产量,但也导致了畜产食品质量的风险,即在畜产食品中存在的农药残留。畜产食品中的农药残留主要来自于食物链中被农药污染的饲料、饲草和饮水等。

（4）"三废"污染风险

随着国民经济的快速发展,"三废"也大量产生和排放,污染了土壤、水源和空气等自然环境。受到污染的土壤、水源和空气,又直接或间接地进入畜禽体内,从而造成畜产食品质量风险。

（5）食品添加剂污染风险

我国食品添加剂总产量 2007 年达到 524 万吨,实现销售收入 529 亿元,创汇 27 亿美元。我国《食品添加剂使用卫生标准》（GB2760—2007）已于 2008 年 6 月 1 日起正式实施,该标准把食品添加剂分为 22 类,共 1 812 种。食品添加剂按来源分为天然食品添加剂和化学合成食品添加剂,除少数是无毒的天然物质,多数是人工合成的化学物质。食品添加剂按功能大致分为甜味剂、防腐剂、漂白剂、发色剂、着色剂、抗氧化剂等。食品添加剂必须按规定在一定范围内使用,并限定剂量,保证对人体无害,但滥用必然导致畜产食品质量风险。

（6）动物天然有毒物质

动物天然有毒物质指动物体内自然存在的对人体健康有害的一些非营养性天然物质成分,或者指由于贮藏方式不当而在一定条件下产生的某种有毒成分。和畜产食品质量安全相关的,主要有甲状腺激素、肾上腺皮质激素,以及存在于动物肝脏中的有毒物质。

6. 研究意义

中国政府历来高度重视畜产食品安全监管问题,通过畜产食品安全卫生管理部门的不懈努力,畜产食品安全状况大为改善。但当前中国畜产食品安全面临的形势仍然十分严峻,建立一套符合我国国情的畜产食品安全监管体系具有重要意义。

畜产食品质量安全关系到国民的健康和幸福,关系到经济的发展和社会的稳定,政府近年来对畜产食品安全问题的重视程度不断提高。研究分析当前畜产食品安全面临的新形势,采取有力措施,建立畜产食品安全长效监管机制,提高我国产品质量总体水平是畜产食品安全长期的重要任务。研究畜产食品安全监管对营造良好的消费环境、形成公平的市场竞争秩序,实现食品质量安全问题的根本解决有着极为重要的理论价值和现实意义。

本书对中美畜产食品安全监管体系进行比较研究,目的在于把握美国等发达国家畜产食品安全监管体系现状,通过比较分析,明确异同,进而提出我国完善畜产食品安全监管体系建设的理论性建议,推动我国畜产食品安全管理的法制化、科学化和现代化,促进畜产食品行业的健康发展,维护畜产食品消费者的合法权益,保护国民健康,为我国畜产食品跨出国门,突破技术性贸易壁垒,参与国际竞争提供理论指导和实践参考。

第二节　研究内容和方法

1.研究内容

关于畜产食品安全监管体系,国内外尚无明确的定义,不同国家的畜产食品安全监管体系也会有所不同。一般认为该体系主要包括畜产食品安全法律法规体系、畜产食品安全政府管理体制、畜产食品安全标准体系、畜产食品安全认证认可制度、畜产食品安全检验检测体系、畜产食品安全市场准入制度、畜产食品安全应急反应制度、畜产食品安全追溯制度、畜产食品安全信息交流、教育、培训以及产业界、非政府组织和消费者的作用等。我国近年来在畜产食品安全监管体制建设方面成效显著,颁布了一系列相关法律法规和标准,畜产食品安全水平也大幅度提高。但与发达国家和地区相比,我国畜产食品安全监管体系还存在一定差距。这些差距主要表现在法律法规、检验检测、认证认可制度不完善;管理体制和机构协调困难,难以发挥应有作用;标准的制定不够科学;信息体系建设滞后;未能充分发挥产业界、行业协会和消费者在保障畜产食品安全方面的作用等。

本课题对国内外畜产食品安全监管体系进行研究,对象包括美国和中国。研究内容包括畜产食品安全管理相关法律法规、畜产食品安全管理机构、畜产食品安全标准、畜产食品安全认证体系、畜产食品残留监控体系、畜产食品安全追溯制度、畜产食品召回制度、畜产食品应急反应制度、畜产食品技术性贸易措施以及监管制度的外部环境建设等。在此基础上,对这些内容逐项进行比较分析,进而提出完善我国畜产食品安全监管体系建设的理论建议。

2. 研究方法

本课题主要采用系统研究法(system research)、文献研究法(document method)、描述研究法(descriptive research)和比较研究法(comparison research)进行研究。资料和数据主要来源于中国和美国政府机构的网站或相关出版物,以及作者在美国和中国对政府管理机构、行业协会、生产商、经营者、消费者的实地调研。在对各研究内容整体认识的基础上,进一步融会贯通相关知识和信息,进而比较、分析、归纳和总结。

第二章 畜产食品安全监管的经济学分析

第一节 国内外研究现状

国内外对畜产食品安全监管问题已经进行了大量研究,成果丰硕,尤其是国外的研究更加系统深入。归纳起来,主要集中在以下几个方面:(1)影响食品质量安全的因素;②食品质量安全特性与质量控制;③食品质量安全的消费者行为;④食品质量安全的生产者行为;⑤食品质量安全与国际贸易;⑥有关食品质量安全的政府管理等。在此仅就与本书主题相关的文献综述如下:

1. 食品质量安全的影响因素

影响食品质量安全的因素有许多,根据国内学者赵霖等(2001)、阐学贵(2001)、谢敏(2002)等的研究,可以归纳为:

从整个食品产业链的角度看,食品风险的来源主要有:①产地环境污染;②生产过程中的污染,如农药污染、兽药污染、化学污染、重金属污染、抗生素污染等;③食品加工过程中产生的不安全因素,如食品添加剂(防腐剂);④包装容器对食品的污染;⑤运输、储存和销售环节可能的微生物污染。显然,产业链条越长、环节越多,发生食品污染的概率越大。

从检验检疫学的角度看,畜产食品污染主要有生物性污染、化学性污染和物理性污染。化学残留和微生物污染是畜产食品最主要的安全隐患,前者包括食品添加剂、激素、兽药残留、工业和环境污染物、天然化学毒物以及农药残留等;后者主要包括细菌、病毒和寄生虫等。

从科技进步的角度看,由于采用新原料、新工艺带来的食品风险,如转基因食品的安全性给畜产食品安全的控制和技术带来新的挑战。例如一种情况是在现有技术条件下,行为人主动完全履行了法律与道德义务,但仍然无法避免的畜产食品安全问题,如 DDT、"瘦肉精"等曾一度被作为科技成果被推广使用。另一种情况是现有技术水平能够避免,但由于不恰当或非法的使用和处理带来的食品安全问题,如"注水"猪肉、毒猪肉、毒大米等问题。

随着全球化趋势愈演愈烈,一国受到境外畜产食品安全问题的影响可能越来越大,增大了进口国家食品被污染的风险。此外,正如前所述,不同的饮食和生活方式也会导致不安全因素。

2. 食品质量安全特性与控制

Antle(1995)将食品安全信息分为不对称不完全信息(即消费者信息不完全)和对称不完全信息(即生产者和消费者信息都不完全)。按消费者获得商品信息的途径,Nelson 等(Nelson,1970;Caswell & Padberg,1992;Von Witzke & Hanf,1992)将商品分为三类:搜寻品(search food)、经验品(experience food)和信任品(credence food)。搜寻品是指购买前消费者已掌握充分的信息;经验品是指只有购买后才能判断其质量的商品;信任品是指购买后也不能判断其品质的商品。按此分类,食品的品质特性既是经验品(如产品的鲜嫩程度、汁的多寡、香味、口感、味道等)又是信任品(如食品中是否含有抗生素、激素、农药残留、兽药残留等)。

对于经验品,尽管消费者每次购买时信息不完全,但 Grossman(1981)认为同样可以取得与市场信息充分状态下一样的结果,即可通过信誉机制形成一个独特的高质量高价格市场均衡而不需要通过政府来解决食品市场的质量安全。Shapiro(1983)研究了无限重复博弈情况下企业的质量声誉形成机制,认为如果能够确保维持高质量而带来的未来收益,企业就不愿意榨取其声誉。

对于信任品,即当食品质量问题涉及到微生物、化学毒素残留、或化学结构时,因消费者知识限制无法判断,生产者很难建立质量声誉。因此需要有令消费者充分信任的第三方参与市场交易,通过设计管制性的干涉或第三方独立质量见证如进行质量认证、标签管理等,能有效地将信任品变为经验品,从而保证生产者向外界传达真实、准确的信息。Caswell 和 Mojduszka(1996)认为,在不对称不完全信息状态下,质量信号(例如标签)可以把商品的信任属性变为搜寻属性,使消费者在购买之前就可判断商品的质量。但如果信任品在对称不完全信息下,即生产者自身都不能完全了解品质特性时,因生产者无法提供满足法律或管理者所需的质量信息,标签管理等政策往往也会失效。因此,Antle(1996)、Caswell 和 Mojduszka(1996)指出,市场经济体制下畜产食品安全管理政策效果的大小关键取决于恰当的信息制度。这些信息制度主要指企业的声誉形成机制、法律和法规的制定、标签管理、产品质量认证体系、标准体系及消费者教育等。

有学者对食品质量安全问题从经济学角度进行分析。周应恒、霍丽明(2003)认为,当今社会广泛关注的食品质量安全问题实质是经济问题,食品质量安全的政策目标应是将食品质量安全风险尽可能控制在标准认可的范围内,食品市场大量存在的信息不对称和机会主义倾向是食品质量安全供给不足的主要原因之一,政府通过改善食品质量安全管理与控制,增加公共物品的供给有助于解决这一问题。张云华、孔祥智和罗丹(2006)提出的应用交易成本经济学等理论,从交易成本、风险和不确定性以及消费者需求与企业质量声誉角度,分析了安全食品供给中纵向契约协作的必要性,建立了一个简化的两阶段食品质量安全契约模型来分析食品产业质量安全契约中影响契约的设计、选择和执行的因素,为安全食品供给的食品产业纵向契约协作提供了一个理论分析框架。

有学者从食品交易特性出发探讨其规制问题。李勇、任国元等(2005)认为,与常规农产品相比,无公害农产品的交易特性主要体现在两方面:交易资产专用程度更高、交易的不确定性更大。并得出结论:在无公害农产品发展初期,无公害农产品交易的规制结构不宜采用市场形式,一体化和双方规制结构是比较适宜的形式。王玉环、徐恩波(2005)从农产品质量安全具有商品属性和准公共物品属性的二重性出发,提出农产品质量安全的供给,一方面要充分发挥市场需求、价格竞争对质量安全供给的调节作用和要素资源配置作用,另一方面还必须依靠政府力量来实现;并明确提出政府在农产品质量安全供给中的职能。

3. 食品质量安全的政府监管

由于食品市场具有不同于其他产品市场的许多重要特征,使畜产食品安全管理与一般消费品的管理有所区别,除了需要依靠市场主体在维护自身利益基础上采取自律行动来规范外,还需要由政府超经济的强制力量来规范。在畜产食品安全政府管理方面,许多发达国家建立了适合本国国情、而且与国际接轨的畜产食品安全与食品质量管理体系。较成功的横向管理体系体现法律法规健全、执行机构配套、政府和企业建立和实施"危害分析与关键控制点"的预防控制体系等特征,纵向管理实现从农田到餐桌的全过程管理。

发达国家政府管理手段上注重制度手段与行政手段等各种手段的组合。经常实施的制度手段包括:①制定和完善畜产食品安全标准,既包括产品本身的标准,也包括加工操作规程等的标准。②完善检验检测体系。③建立市场准入制度。④严厉的法律责任等。常用的行政手段包括:①监督检查。如质量、卫生抽查、查封、扣押、罚款,甚至禁止销售、禁止移动等强制性措施。②畜产食品安全宣传教育。③生产操作业务培训。④支持和鼓励与食品安全有关的科研与合作等(李生等,2003)。

为使畜产食品安全政府监管发挥最大效能,发达国家近年来开始对畜产食品安全管制职能进行成本效益研究。美国农业部(USDA)1995年成立了管制评估和成本收益分析办公室,同时国际经济合作发展组织(OECD)成员国的政府部门也都被要求采用一些科学方法对管制进行评估。在学术领域,经济学家如Arrow等(1995)提出了环境、健康和安全管制的成本收益分析原理;Antle(1995)提出了有效畜产食品安全管制的原理,并结合Rosen的竞争性企业生产品质差别的产品模型和Gertler、Waldman的质量调整成本函数模型,对畜产食品安全管制在牛肉、猪肉和家禽业等不同产品上产生的影响进行了估计,结果发现实施食品安全管制的成本会超过美国农业部估计的收益;Michael 等(1992)估计了企业履行食品加贴标签法规的成本。

在研究我国畜产食品安全政府管理方面,国内学者大部分集中在对现有政府管理失灵分析及政策面的描述上,而且一般是针对农产品或食品整体而言。学者提出的对策主要有:①食品质量安全管理法制化;②创建实施产地标识制度、施行追溯和承诺制度;③开展消费者教育;④完善质量保障体系,包括建立健全标准体系、强化检验检测体系、加快认证体系建设、完善农产品质量安全法制体系、加强技术研究和推广、建立信息服务网络(于冷,2000;谢敏,2002;张吉国、胡继连等,2002;范小建,2003;金发忠,2004;崔卫东、王忠贤,2005)。

从信息不对称角度,探讨畜产食品安全市场的信号及政府监管问题,并提出政策建议,也是研究的一个焦点。如王秀清等(2002)提出应从食品产业链整体出发成立一个涉及农业和食品部门的全国统一机构,最终促进食品质量信号的有效传递,确保畜产食品安全。周德翼、杨海娟(2002)指出政府的宏观管理是畜产食品安全控制的关键,政府通过认证、标识、市场准入和监测等信息显示方法来揭示质量安全信息,减少信息不对称和提供行为激励。周洁红、黄祖辉(2003)等指出政府可以结合市场准入、检查监督和安全标识三项制度节约信息的揭示成本和管理成本,同时应鼓励食品产业链主要厂商组成行业协会,由行业协会制定和管理畜产食品安全标准,为消费者提供食品安全信息,而政府的管理工作重点可放在对行业协会的资信评估、产品质量认证、对其推荐的产品和披露信息进行检测和管理、提供公共信息和教育等方面。张晓清、孙长学(2005)从食品监管主体角度对我国食品安全监管体制的现状、问题与对策进行了探讨,并提出具有较强可操作性的具体措施;周洁红(2005)以生鲜蔬菜为对象,从消费者的角度研究了政府管制,结果表明,当前不同类型的消费者在间接管制方式中,消费者最需要政府随时披露市场检测的结果,而对安全消费信息(如烹饪、储藏、食用方法等)的需求较低。罗杰、任端平(2006)等讨论了我国现行食品安全监管体制的缺陷,并提出完善该体制的建议。朱理、林洪(2007)论述了转型时期我国食品安全问题的政府监管;梁颖、雷鹏(2007)论述了食品安全监管的科学模式探索;王艳林(2007)提出建立中国食品安全法体系的若干构想;复旦大学的范丽珠(2007)等人认为政府行政监管是主要力量,在国家公权力之外还需要认识到社会公权力,即加强消费者、行业协会、中介组织、社区、传媒等社会良性力量的发展,在维护其基本权利和利益诉求的同时,这股合力将促使企业认识到应当承担的社会义务和道德责任。

对食品标签管理的研究,如马述忠、黄祖辉(2002)分析了我国转基因农产品国际贸易标签管理的现状、规则,并提出相关对策建议。仇焕广、李强(2005)研究了影响消费者对转基因标识政策选择的因素,结果表明,除了消费者对转基因产品的偏好、生产成本节约对消费者的转嫁、标识成本对消费者的转嫁外,转基因产品在产品中所占的比重也是影响消费者对转基因产品政策选择的重要因素。

4. 食品质量安全与国际贸易

食品质量安全问题与国际贸易联系紧密,这也是当前食品安全问题备受关注的原因之一。在 WTO 的诸多协议中,与畜产食品贸易技术壁垒密切相关的主要有两个协议:一个是《技术壁垒协议》,简称 TBT,另一个是《卫生与植物检疫协议》,简称 SPS 协议。技术性贸易壁垒是指一国以维护国家安全或保护人类健康和安全,保护动植物的生命和健康,保护生态环境,或防止欺诈行为,保证产品质量为由,采用一些强制或非强制的技术性措施,这些措施客观上成为其他国家商品自由进入该国的障碍。

许多学者从国际贸易角度对食品质量安全问题展开研究,Roberts D. 和 Deremer K. (1997)研究了技术性贸易壁垒对美国农产品出口的影响。Henson(1998)认为,SPS 等技术贸易措施导致产品成本的增加主要涉及两个方面内容:一次性的初始成本与持续成本。前者是指为达到技术性法规与标准的要求而在生产、检疫等环节进行技术改造或努力所导致的成本增加,包括一次性的技术设计更新与生产工艺改造、投资新设备的资本投入,以及改进企业内部的测试与检验程序并建立新的质量安全管理体系。后者包括产品进入市场后不断发生的长期质量安全控制成本、为进行卫生检疫造成周转速度下降以及因此产生的库存成本和运输成本的超额支出。Steve Hathaway(1999)分析了国际贸易中的食品安全管理问题,认为国际组织、政府、商业集团、消费者都受到WTO的SPS协议的严重影响,与食品安全有关的所有利益相关者都越来越集中在"从农田到餐桌"运用以风险为基础的成本效益分析的一体化战略。Hooker,N.和Caswell(1999)研究了与SPS管制措施有关的非关税壁垒的分析框架。Caswell(2000)探讨了政府和私人对食品安全的要求给食品贸易造成的影响。

学者们从经济学角度就技术性贸易壁垒(TBT)对中国食品出口的影响及对策进行定性分析。吴秀敏、林坚(2004)采用供求模型分析福利效应的方法,从出口国的角度分别在小国假设和大国假设下研究了TBT对中国农产品出口的消极影响。结果表明,进口国的TBT对中国农产品出口的影响是消极的;从短期来看,消极影响主要体现在数量控制效应;从长期来看,TBT可能导致中国农产品协同成本的增加和进口国消费者偏好的改变,从而产生成本控制效应和需求控制效应;根据影响效果的不同程度,TBT对中国农产品出口的消极影响可以分为贸易限制、贸易禁止和贸易转移效应。朱玉春、种胜兵(2005)主要从进口国的角度分别在小国假设和大国假设下对实施TBT的不同效果进行了经济学分析,研究表明,以产业保护为目的的TBT会降低一国的福利水平,而以保护消费者为目的的TBT在技术标准选择适度的情况下可以提高一国的福利水平,在进口商品含有对国内生产不利的有害因素时,实施TBT要优于禁止贸易的状况。

于爱芝、吴傲然(2005)以输日鳗鱼遭受TBT为例,对TBT的数量和价格作用机理及福利效应进行分析,指出了TBT实质是保护本国产业。

董银果(2006)建立局部均衡分析模型,研究了SPS措施对中国猪肉贸易的影响效应,结果表明,SPS措施会导致标准的遵从成本增加;SPS措施对猪肉贸易的影响在宏观上表现为贸易禁止、贸易限制和贸易扭曲三种贸易效应;微观上的影响短期和长期是不同的。

另外,有一些学者开始转向技术性贸易壁垒影响的定量研究。如董银果、万广华等(2005)采用BOX-COX函数对SPS措施及相关因素对中国猪肉出口贸易的影响进行了量化分析,结果表明,SPS 措施对中国猪肉出口的影响为负,即 SPS 措施对中国猪肉贸易产生限制作用。并认为,提高猪肉的质量安全水平,满足进口国的 SPS 要求,是当前猪肉贸易中必须着力解决的问题。

孙冬升、周锦秀等(2005)采用引力模型分析了日本技术性贸易壁垒措施对我国食品出口的经济影响。研究结果发现,日本蔬菜农药最大残留限量制定越严格,我国蔬菜出口阻力就越大,同时,由于与日本的标准相差甚大,我国蔬菜无公害标准的制定与实施对我国农产品出口日本没有发挥应有的促进作用。

李飞(2008)就我国出口食品安全监管的有效性进行了探析,提出对我国出口食品的检验检疫应以分类原则作为指导原则才能在加快通关速度的同时,保证检验结果的有效性。

5. 畜产食品安全的监管体系

曹利强(2006)分析了中国食品安全的制度性缺陷;王耀忠(2006)从外部诱因性和制度变迁的角度对食品安全监管制度进行解释;杨询、师萍(2006)从财政预算角度论述了多主体预算配置的低效率与我国食品安全监管的缺失;王中亮(2007)就世界主要发达国家的食品安全监管体制进行了比较,并从监管模式、体制改革、管理理念三方面对中国的食品安全监管体制建设提出了建议;杨秀英(2007)论述了关于完善我国食品安全刑事立法的观点;王细芳、谭宁(2007)从纵向角度分析了中国食品安全监管问题,运用"第三类交易成本"模型,说明加强食品安全监管的必要性;金玲玲(2007)详细论述了 WTO 对食品安全问题的规制;程显凯、刘颖(2007)分析了我国食品安全行政"监管链"断裂的原因;石萍(2007)论述了加强食品安全监管的措施;李耘、陈晨(2008)就美国的《食品质量保护法》进行探讨,认为该法推动了风险评估技术走向成熟,同时该法的出台强调技术数据的科学分析为基础。

刘秀梅(2004)对国内外食品安全监管体系进行了研究。作者将食品安全监管体系分为四大部分:标准体系、评估体系、监测体系和国家食品安全管理体系。说明了这四部分的概况以及与国际接轨,我国在完善食品安全监管体系中所取得的进步。不足在于没有针对我国食品安全监管体系提出进一步改革完善的具体建议。

吴建丽等(2003)对国内外畜产食品的安全标准和法规进行了比较研究。通过从农药残留限量、兽药残留限量、重金属残留限量、食品添加剂使用要求和微生物限量等五个方面比较了 CAC、欧盟、美国、中国在食品安全控制方面的要求,提出我国应加强畜产食品农兽药残留限量、微生物限量标准和检测方法制定工作,加快推行 HACCP 认证,加强对国外食品信息资源的收集研究工作。

Grace Skogstad(2003)对欧盟和北美的食品安全管理进行了比较研究,重点探讨了欧盟、美国和加拿大制定的食品安全标准尤其是有关激素、抗生素标准分歧的原因,包括政治目的、体制框架、历史变革和对科学技术的理解等。

中国兽医药品监察所(2003)对欧盟的兽药管理法规、兽药使用规定、兽药残留限量标准、兽药残留监控的相关规定、兽药残留检测实验室及其管理要求、残留检测方法的评价标准以及畜产食品安全管理机构、职责等方面的法规资料进行了集中翻译整理。

康俊生和张文斌(2005)对欧盟动物源性农产品安全卫生法规体系进行了研究,主要内容包括欧盟畜产食品安全管理和运行机制(欧盟畜产食品安全立法机制、立法原则及其管理制度、畜产食品安全监督管理机构)、进口动物源性农产品的安全卫生法规体系(基础性法规、动物疾病控制和兽医检查法规、残留法规、进口和投放市场的法规)、程序和要求(进口关税、贸易管理、认可注册和检验检疫)。研究的内容比较详实和具体,并且为我国的动物源农产品的安全和出口提供了启示。

对外经济贸易大学研究生唐华(2005)对欧盟食品安全法规体系进行了研究,内容包括欧盟食品安全立法发展历程及其考虑因素,欧盟食品安全立法特征,欧盟关于转基因食品的立法,欧盟食品安全法规的实施及其对贸易的影响等。研究提出了完善我国食品安全法规体系的建议。

2004 年 10 月，陈锡文、邓楠主编的《中国食品安全战略研究》出版。它是国务院发展研究中心和科技部组织力量开展的跨部门、跨学科协作研究的成果。它的总体目标是提出我国食品安全的战略目标以及中长期发展思路，为国家制定有关畜产食品安全政策、法规和法律提供依据。该书认为与畜产食品安全相关的研究应包括支持体系研究(包括科技支持体系、危险性分析、标准体系、检验检测体系、认证体系、信息体系、突发事件应急机制、管理体制、法律法规体系)、过程控制研究(包括产地环境质量、植物检疫、动物防疫、动植物进出境检验检疫、农药投入、兽药投入、饲料安全、食品供应组织体系、食品加工质量、市场准入制度、HACCP 体系应用研究)、转基因食品安全研究和技术性贸易壁垒研究。该书是针对解决食品安全问题而提出的一系列措施，因此对于本课题的研究具有很强的借鉴意义。但是，由于它主要是从战略角度去研究解决问题，所以它主要是把握大的方向，注重原则问题，在具体内容上缺乏细致性和针对性。

6. 文献综述

畜产食品安全控制不仅受到一国国内畜产食品安全管理现状及问题的影响，还受到国际上对食品风险和国际标准的认识的影响。不同国家在同一时期，同一国家在不同时期，由于畜产食品安全系统的风险因素和风险程度不同，畜产食品安全的内容和目标也不相同，对畜产食品安全研究的侧重点也不同。

西方国家关于食品质量安全问题的研究兴起于 20 世纪 80 年代后期，Caswel, Antle 等众多学者从经济学、管理学角度对食品质量安全问题进行了大量的卓有成效的开拓性研究。进入 90 年代，发达国家为使安全食品政策效能发挥最大，开始转向畜产食品安全管理各有关环节的激励、约束、行为、效率问题的实证研究，意识到畜产食品安全管制的制度安排需要考虑到相关各方的互动——政府的管制、消费者的参与、生产者的服从等(Buzby, et al. 1999；Starbird，2000；Henson, et al，2001)。国外学者非常注重对畜产食品安全管理中生产者行为、消费者行为和政府行为的研究，并对政府管制进行成本—效益分析。以这些研究成果为指导，在发达国家畜产食品安全管理实践中,广泛实施"从农田到餐桌"的全过程管理体系,并形成以法律法规体系、标准体系、信息服务体系、认证体系等为主要内容的畜产食品安全管理体系,企业逐步实施"危害分析与关键控制点"(HACCP)等预防性控制体系。总体来说,当前西方学者对食品质量安全问题的研究相对成熟,已建立了一套有效的理论和实证的研究体系,并取得了丰硕的研究成果,值得我们借鉴。

从国外文献可以看出,国外学者对食品安全监管的研究呈现出多角度研究的态势,并形成较系统的理论指导实践。国外长期的畜产食品安全监管制度制定和畜产食品安全监管的实践经验,为国外学者提供了大量现实且丰富的研究资料,这使得国外学者更容易在畜产食品安全监管学术方面形成系统的理论,并为国家的畜产食品安全监管立法与监管实践提供以科学分析为基础的有力指导。国外学者非常注重畜产食品安全监管的量化分析,即运用数量研究方法及数学模型工具对大量存在的畜产食品安全监管各领域的数据进行深入挖掘,探求畜产食品安全监管的内在规律。笔者注意到,从20世纪初到20世纪中后期,国外学者将研究重点放在畜产食品安全监管具体问题的研究上,而自20世纪末到21世纪初,国外学者开始部分地转移研究重点,即开始注重从改变人们的畜产食品安全意识入手改善畜产食品安全监管的效果,这也是国外畜产食品安全监管研究的一个显著趋势。

纵观这些文献特别是国内文献可以发现,从研究角度看,基本上集中在宏观角度的分析、集中在政策层面的探讨和建议上;从研究对象上,基本上集中在以食品、农产食品或转基因农产品为研究对象,缺乏对与人们生活密切相关的某种主要农产品的系统研究;从研究方法上看,基本上采用规范分析方法。中国作为畜产食品的生产大国和消费大国,对畜产食品的质量安全及其管理问题还缺乏系统、深入的研究。

综上所述,笔者认为还存在以下不足或值得进一步研究的领域:

(1)缺乏对畜产食品安全问题进行系统的经济学分析。目前对畜产食品安全问题的研究,比较多地应用信息不对称理论进行分析,还缺乏比较全面的经济学分析,缺乏管制经济学这一有力工具的应用。

(2)缺乏对畜产食品质量安全管理体系的建设进行深入、系统的研究。畜产食品安全管理研究上,我国起步较晚,目前国内学者对畜产食品安全管理研究问题的对策研究主要通过三方面进行分析。一是从畜产食品安全特性和信息不对称理论(王秀清等,2002;周德翼等,2002,周洁红,2003),二是宏观上借鉴发达国家建立畜产食品安全管理体系的经验,三是从国际贸易和技术壁垒角度。但无论哪个角度都主要集中在政策面上的描述上,集中在政策建议阶段,相应地从安全产品的监管实证比较上,寻找影响安全管理的关键因素以确定高效的安全产品政策体系的实证研究较少。

我国在畜产食品安全监管上的研究还落后于西方国家,从现有的文献看,甚少有学者通过量化分析工具基于现实数据对中国的畜产食品安全监管进行深入研究,中国学界对畜产食品安全监管问题的研究主要是以零散的形式对个别问题进行阐述,并未形成系统性的理论综述,特别是在制度层面的有益探讨还比较少。在现存文献中还缺乏从细微层面对中外畜产食品安全监管方式、制度、体系的比较研究的内容。但是欲从根本上建立起我国更为有效的畜产食品安全监管制度、体系,不能只看外国该类制度、体系的大概,而要从细微之处对外国制度、体系做深入的研究,探索出外国先进制度出台的背景、基础,运作的内在机理,总结出其有效的深层原因。本文试图从细微层面入手,对中美畜产食品安全监管方式进行研究。

第二节　畜产食品安全监管的成本收益分析

从经济学的角度来说,畜产食品监管不仅是加强监管的过程,而更重要的是能够以最小的监管成本获得最大的监管收益,这就涉及最优监管制度的建立。现阶段,对畜产食品安全监管起主导作用的主要是食品专家和政府监管人员。这种制度设计在畜产食品安全的法律制定和监管中,没有起到既有经济效率又使监管层次分明的作用。这两方面问题的突出需要相关法律进行修改,监管方法也进行重新制定和实施。这些要求促进了监管影响评估(RIA)在公共决策中的实施,而成本收益分析则是 RIA 量化的主要分析工具。

德姆塞茨(Demsetz,1969)认为对监管的质量评估应建立在成本收益分析框架内,他否定了监管应该矫正市场上存在的一切不合理因素的观点,坚持政府政策应该由这样的标准指导,即制度安排变化最好能够与经济问题相匹配。与此同时政策制定者和公众也越来越多地认识到政府的监管由于现有市场缺陷的存在不一定能改善脱离监管的市场,尤其是考虑到市场机制自身的积极作用,例如包括食品在内的产品质量声誉和责任在安全生产中的作用,因此需要对市场监管进行效益分析。

1. 畜产食品安全监管中的收益分析

进行畜产食品安全监管的收益可简单归纳为降低风险,即可能含有细菌或病原体以及其他危险的食品所引起的发病率和死亡率。当前基于经济学方法研究的畜产食品安全监管的成本收益分析已经发展为模拟和评估监管减少健康风险数量和概率的科学研究。当然在中国由监管引致的降低的国民健康风险即畜产食品安全监管中的收益。

在理论研究中,Antle 指出对于危险食品的消费者个体需求取决于其收入,食品价格,与食物相关的客观风险,能够被感知的食品风险,消费者被暴露于危险源的危险程度和对危险感受的可能性。食品的市场需求可能导致存在与收入和价格密切相关的健康风险,而且这种风险也取决于某些个人特征的因素,比如风险认识和风险感受如何在消费人口中分布,个人感受的差异等。这些因素一般包括人口统计学(如年龄,教育程度等)和政策(如产品标签,畜产食品安全信息的有效性)等许多方面。

随着理论研究的深入,一些评估健康风险的技术方法也得到了发展。其中最常用的也是较简单的方法是评估发病率的高低和为治疗疾病的成本估计。这种方法通过计算治疗一种疾病的支出再加上因为工作时间的损耗而带来的市场收入的减少对疾病的成本进行估计。这种方法对于一般研究者来说直观而且简单实用。

死亡风险是健康风险的一种极端形式,它可以利用一些统计学方法进行评估。有许多方法已经被采用来推断个人对于死亡风险的评价,例如评估其放弃的收入,同时考虑在职和不同风险间工资差别的影响等。不同的统计方法对于统计意义上的生命价值计算波动幅度较大,从少于一百万到数千万美元不等。但没有任何一种方法对单纯由食品引致疾病导致的死亡率方面专门做出研究。尽管有部分观点认为无论风险是否源自一个非食物的体系都最终必须归到食物风险上来。

2. 畜产食品安全监管的成本分析

畜产食品安全监管成本不仅包括由食品产业和食品消费者共同承担的食品产业为使产品合法而支付的成本,还包括由纳税人承担的行政管理成本,以及进行全面监管影响评估的成本等。如果这些成本太高以致足以影响市场价格,就需要考虑从事市场监管的均衡作用。畜产食品安全监管成本分析需要了解一家企业的生产规模,为了分析市场结构和竞争,需要考虑公司和工厂的区别,为方便讨论,假设每一家公司产品只由一个工厂生产,我们将研究重点放在以执行标准或程序标准的形式讨论监管菜单成本,而其他监管手段,例如产品认证或责任等,则超出了公司内部生产技术范畴。

畜产食品安全监管分析需要考虑产品存在质量差异的生产模型。根据 John M. Antle 的理论模型,假设一家公司只有一个工厂,生产的某种产品的单位产量用 y 表示,质量用 q 来表示。这里 q 是外生变量,因为在大多数情况下,食品质量是若干其他变量的函数,如味道、营养特征和安全等。此外,我们假定企业单位产量投入为 x,单位资本存量为 k。由微观经济学的生产函数理论得到企业的生产函数公式为:

$$y = f(q, x, k) \quad \cdots\cdots\cdots\cdots\cdots\cdots\cdots\cdots\cdots\cdots\cdots\cdots\cdots\cdots\cdots\cdots \quad (1)$$

公式(1)满足多重产出的产业技术标准,质量还可以解释为生产过程中的二次产出。如果生产过程中生产投入固定,即单位产量的投入 x 为常数,则生产函数可以由 y、q 和 k 来确定。其中质量控制方面最为重要,例如温度控制、设备清洁度和污染产品清除等,这些都应被纳入生产过程之中;而一些其他方面,例如有关记录的保存和测试,则是独立于生产过程的。因此,存在质量差异的产品的生产技术可采取如下形式:多重产出过程中的生产投入和一些质量控制的投入相结合,但并非必需用于严格质量控制的投入方面,这样,生产过程加入质量控制的成本函数满足如下关系:

$$c(y,q,\overline{w},\overline{\alpha},\beta,\overline{\gamma}) = vc(y,q,\overline{w},k,\alpha) + qc(q,\overline{w},k,\beta) + fc(k,\gamma) \quad \cdots \text{ (2)}$$

其中 $\overline{w}$ 代表工资水平,总成本 c 由三部分组成:vc 是传统的生产投入和质量控制成本;qc 是非传统的生产投入和质量控制成本;fc 是独立于产量和质量的传统固定成本。α、β 和 γ 分别为以上三个成本函数的参数。需要指出,vc 和 qc 都与 q 呈正相关关系,因此存在 $\dfrac{\partial vc}{\partial q} \geq 0$,$\dfrac{\partial qc}{\partial q} \geq 0$。

事实上,企业往往受到强制达到特定生产质量水平的要求,而这种要求就是执行标准,即使没有特定技术的企业也必须适应这一要求。在此过程中企业往往需要修改工艺流程,如改进现有车间和设备或其他相关车间的操作流程,这会导致成本函数的参数发生变化;同时可能还需要引进新的厂房和机器设备,那么资本存量也会随之发生变化。企业为达到执行标准而将生产流程改变之后,相应变量的符号分别记为 q_p、k_p、α_p、β_p 和 γ_p。则在企业服从执行标准的情况下,企业成本函数满足的关系为:

$$c(y,q_p,\overline{w},k_p,\alpha_p,\beta_p,\gamma_p) = vc(y,q_p,\overline{w},k_p) + qc(q_p,\overline{w},k_p,\beta_p)$$
$$+ fc(k_p,\gamma_p) \cdots\cdots\cdots\cdots\cdots\cdots\cdots\cdots\cdots\cdots \text{ (3)}$$

将公式(2)中的质量 q、资本存量 k 和三个成本函数参数 α、β、γ 分别加下角标"0",来表示企业还没有完全达到执行标准,然后用公式(3)减公式(2),从而得到企业因为适应执行标准而引起生产成本变更的系列方程:

$$\Delta c(y,q_0,q_p,\overline{w},k_0,k_p,\alpha_0,\alpha_p,\beta_0,\beta_p,\gamma_0,\gamma_p) = \Delta vc(y,q_0,q_p,\overline{w},k_0,k_p,\alpha_0,$$
$$\alpha_p) + \Delta qc(q_0,q_p,\overline{w},k_0,k_p,\beta_0,\beta_p) + \Delta fc(k_0,k_p,\gamma_0,\gamma_p) \cdots\cdots\cdots\cdots\cdots\cdots \text{ (4)}$$

$$\Delta c(y,q_0,q_p,\overline{w},k_0,k_p,\alpha_0,\alpha_p,\beta_0,\beta_p,\gamma_0,\gamma_p) = c(y,q_p,\overline{w},k_p,\alpha_p,\beta_p,\gamma_p) -$$
$$c(y,q_0,\overline{w},k_0,\alpha_0,\beta_0,\gamma_0) \cdots\cdots\cdots\cdots\cdots\cdots\cdots\cdots\cdots\cdots\cdots\cdots\cdots \text{ (5)}$$

$$\Delta c(y,q_0,q_p,\overline{w},k_0,k_p,\alpha_0,\alpha_p) = vc(y,q_p,\overline{w},k_p,\alpha_p) - vc(y,q_0,q_p,\overline{w},k_0,$$

$$\alpha_0) \cdots\cdots\cdots\cdots\cdots\cdots\cdots\cdots\cdots\cdots\cdots\cdots\cdots\cdots\cdots (6)$$

$$\Delta qc(q_0, q_p, \overline{w}, k_0, k_p, \beta_0, \beta_p) = qc(q_p, \overline{w}, k_p, \beta_p) - qc(q_0, \overline{w}, k_0, \beta_0) \cdots (7)$$

$$\Delta fc(k_0, k_p, \gamma_0, \gamma_p) = fc(k_p, \gamma_p) - fc(k_0, \gamma_0) \cdots\cdots\cdots\cdots\cdots (8)$$

通过以上系列方程可以看出,若要做到较准确地评估监管成本,必须将企业达到执行标准前后几乎所有变量全部作为影响因素来考查。但如出现生产技术和资本存量不发生改变的情况,就不需要做这么复杂的方式了,仅仅利用初始数据也可以完成监管成本的评估。

除执行标准外,流程标准或制定标准也规定了企业必须达到的质量水平,两种标准的严格程度相差无几。因此,流程标准与执行标准一样需要企业改进车间、机器设备和各种流程,所以,我们将相应变量分别加下角标"g",例如达到流程标准或制定标准时质量记为 q_g,其他变量以此类推。根据公式(4),企业因执行流程标准而造成生产成本变更的公式为:

$$\Delta c(y, q_0, q_g, \overline{w}, k_0, k_g, \alpha_0, \alpha_g, \beta_0, \beta_g, \gamma_0, \gamma_g) = \Delta vc(y, q_0, q_g, \overline{w}, k_0, k_g, \alpha_0,$$
$$\alpha_g) + qc(q_0, q_g, \overline{w}, k_0, k_g, \beta_0, \beta_g) + \Delta fc(k_0, k_g, \gamma_0, \gamma_g) \cdots\cdots\cdots\cdots\cdots (9)$$

根据执行标准建立的质量安全参数理论上是每个工厂必须达到的一个统一标准,但是制定标准中的 q 可能因实际制定和操作的不同而有所不同。

通过以上模型的分析,可以看出工厂的执行标准的成本是随着监管力度的大小而变化的,即监管成本会因监管强度的不同而变化。

3. 畜产食品安全监管的成本收益分析

尽管经济学家认为执行标准比制定标准对达到既定的安全水准可能更有效率,考虑到分析成本收益的因素,实际达到社会可以接受的畜产食品安全水平尚未确定,目标过高或过低,即使在成本收益上实现了,也是无效的(带来社会损失)。食品市场的发展离不开政府监管,但也不是政府监管越严格效果越好,应认真把握政府介入的"度"。

政府介入的"度"可以理解为对食品行业的市场准入、生产过程和产品检验等环节的控制和监督程度。我们可以用成本曲线来描述监管程度对食

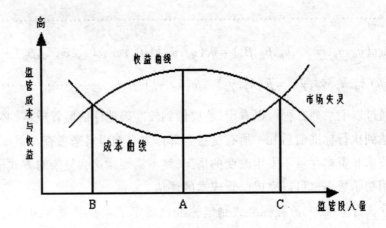

图 2 - 1　监管程度对食品市场的影响

品行业的影响。当监管程度较低时,单位食品生产中监管的成本相对较高,随着监管程度的增强,监管成本会逐渐降低,达到最低点后,又开始逐渐上升,成本曲线随着监管投入的变化是一条 U 形线。相应地,也可以用收益曲线来描述监管程度高低对食品行业收益的影响,曲线中可以看到:当监管程度较低时,市场的无序和混乱使食品行业的收益较低;随着监管投入量的增加,即监管严格化,市场运作良好,食品行业收益提高;当规制过分严厉时,由于企业需要更多地支出才能达到过高的标准,反而引起企业收益下降,因此收益曲线是一条呈倒 U 形的曲线。当政府监管达到某一程度,如图 2 - 1 中的 A 点,收益和成本之差最大,即市场效益最大,达到最优状态;监管严格程度继续提高,又使得收益成本差不断变小,直至导致市场失灵。同时,图 2 - 1 的分析表明当监管投入程度过低时(如图 2 - 1 中 B 点),市场效益也低。这一理论分析可以在我国畜产食品安全监管制度设计中应用,其基本要点是考虑监管尺度问题,尽可能找出使监管效率最大化的最优监管投入量。

第三节 畜产食品安全监管市场失灵与政府失灵

一、畜产食品安全监管中的市场失灵问题

市场经济是有史以来最具效率和活力的经济体制和资源配置手段,它具有很多其他机制和手段所不可替代的优势,极大地促进了生产技术、生产组织和产业产品结构的不断创新,提高了资源配置效率。在市场经济体制中,生产者和消费者对供求的变化能理性地及时做出灵活有效的反应,供需平衡能快速实现,从而减少资源浪费,提高决策效率。市场经济能够使每一个经济活动参与者获取和利用简单、明晰、高效的信息,从而提高资源配置的合理性。同时,市场经济的体制还有利于减少和避免直接行政控制下的可能出现的低效和腐败等。但是市场经济也有其局限性,例如外部性、公共物品"搭便车"问题、不完全竞争、信息不对称、收入或财富分配不公和宏观经济失衡等,这些局限仅仅依靠市场自身是难以克服的,完全摒弃政府干预,仅由市场调节会使其缺陷更为突出,导致"市场失灵"(market failure)①。市场失灵问题是市场本身无法解决的,必须进行政府监管。

1. 信息不对称

信息不对称形成和存在的原因主要有交易者知识的有限性和高昂的信息搜寻成本(施蒂格勒,1996)以及信息优势方对信息的垄断。在食品消费领域,尽管食品直接关系到消费者的基本权益和效用,消费者不可能获得有关食品的足够信息,如生产食用方法、安全性、产品质量和使用寿命等。交易者知识的有限性是由社会分工不同造成的。通过社会分工形成了不同的市场和不同的交易环节,交易者所拥有的知识、资源和时间有限,所以,在每笔交易行为中交易各方所拥有的与交易有关的信息是不对称的。这就形成

---

① [美]戴维·L. 韦默、艾丹·R. 维宁:《政策分析—理论与实践》,戴星翼译,上海译文出版社 2006 年版,第 105 页。

市场交易中存在的一个普遍现象:生产者或卖方所拥有的信息比消费者或买方拥有的信息更丰富。

经由市场机制能够部分缓解信息不对称问题。通过"信息传递"和"信息甄别"能有效地增加交易者之间的信息沟通。信息沟通的形式包括广告、信誉和产品"三包"承诺等。而市场机制缓解信息不对称的同时也可能会造成信息失灵。例如劣质产品发出的信息与优质产品相同,而消费者无法加以辨别;承诺了"三包"服务而不履行;假冒名牌产品破坏信誉机制等。基于信息不对称导致"市场失灵"问题的出现,政府有必要对信息不对称问题进行管制,以矫正市场失灵。

经济学家根据获取产品质量信息的难易程度,将产品特征①分为三类:(1)"搜寻特征",消费者在购买前能够进行检查和评价的特征,如苹果的颜色、果粒的大小等;(2)"经验特征",是消费者在购买前难以准确评价但可以在消费之后凭经验加以评价的特征,如牛奶的新鲜程度等;(3)"信任特征",在缺乏某种具体形式的信号提示的情况下,消费者即使是在消费后也不能检查或评价的特征,如兽药残留量、添加剂的性质和标准、生产加工的卫生条件等。由此可见,畜产食品安全属性具有"信任特征",或者食品更多地可以表现为是一种"信任品"。

消费者无论在购买前还是在消费食品后都无法及时准确地识别它们对消费者健康的影响。因此,很容易发生"信息不对称"。信息的获取需要花费一定的搜寻成本或交易成本,当然包括人力、物力、财力等各类经济资源的投入。当获取某种信息的搜寻成本大于获取信息可能带来的收益时,继续投入以获取信息是不合算的,此时,信息搜寻者只能选择宁愿处于信息劣势也不再对信息进行搜寻。所以,客观存在的搜寻成本是信息不对称现象存在的一个重要原因,其结果是消费者不可避免地因信息缺乏而遭受生产者对消费者的损害。信息不对称有两种表现方式,一种是"逆向选择",即

---

① [美]戴维·L.韦默、艾丹·R.维宁:《政策分析—理论与实践》,戴星翼译,上海译文出版社 2006 年版,第 13 页。

事前存在隐藏的交易信息而非公开;另一种是"道德风险",交易一方的活动在交易后不能被另一方发现。信息不对称使食品消费者在自我保护上处于弱势地位(图2-2),而生产者可能利用信息优势采取机会主义行为,甚至进行欺骗活动。

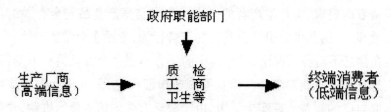

图2-2 畜产食品生产消费中的信息不对称

信息不对称不仅可能导致信息劣势方的损失,对畜产食品安全监管的影响也举足轻重。信息不对称对畜产食品安全监管的影响主要体现在以下几方面:

(1)政府畜产食品安全监管成本高昂

市场经济条件下,政府的重要职能之一是加强市场监管,规范市场秩序,综合运用行政、法律等手段,采用许可或认定的方式,对企业的进入、退出市场以及提供的产品或服务的质量、产量、价格、投资等行为加以规范和约束,维护公平竞争的市场秩序。有效的市场监管离不开特定的信息环境,信息的完备程度决定了监管成本的大小。如果关于食品质量安全的信息是充分的,每一环节的信息都能充分显示,食品生产链上的每一参与者在价格和偏好的约束下理性地选择所需生产资料、原材料和食品,市场机制就能充分发挥作用,政府只需投入保证市场正常运行的成本。但如果食品市场信息不够充分和完备,政府也很难获得所有食品的质量信息,必须对食品链上诸多可能出现畜产食品安全风险的环节都予以监测、检验,而这种全面监管具有范围广、环节多、监管手段专业性和技术性强等特点,当前在我国食品企业生产规模小、数量大、地域分散、流通范围广、畜产食品安全事故责任可追溯性较差的情况下,监管难度必然加大,监管成本高昂。

（2）生产者质量安全信用意识淡薄

食品质量安全信用即食品提供者向消费者提供安全食品的可靠程度。消费者在购买食品时已与食品生产者、加工者和经营者签订了明确或隐性的契约，要求供人们食用的食品是安全、卫生、健康、富有营养的。而且这不仅是消费者的要求，也是生产者的承诺。如果与畜产食品安全有关的信息能够有效显示，则其可以引导消费者的消费行为，激励企业诚实守信。

但在信息不对称情况下，参与其中的一方不能完全察觉另一方的行动，占有信息优势方可能隐瞒产品信息或制造虚假信息，采取机会主义或欺诈行为谋取自己的利益。现实生活中，由于缺乏有效的信息显示机制，食品市场的信息不对称往往非常严重，部分食品生产者的食品质量安全信用意识淡薄，甚至丧失了作为"道德产业"起码的社会道德准则，私欲极端膨胀，为了自身的利益和目的，不惜损害他人的健康乃至生命，欺骗消费者和整个社会。所以造假者如此猖獗，根源在于其掌握信息优势，而且为自身违法行为付出的代价较小。

（3）消费者畜产食品安全保障程度降低

由于信息不对称，消费者无法确切了解食品的质量安全信息，消费者由于知识和条件所限往往只能感受到食品的色香味等可直接体验的信息，而对加工原料的安全性、加工工艺的复杂性等不能直接观察的过程质量信息，消费者很难获得。对于包装食品，他们也只能借助生产日期、保质期等标签信息来了解是否符合畜产食品安全消费的基本要求，实际上对商品本身的安全性无从把握，购买到不安全食品的几率较高。此外，信息不对称会导致严重的市场失灵，食品市场成为"柠檬市场"，最终质量低劣、存在安全隐患、但价格便宜的食品将质量虽好但因成本较高而导致价格较高的食品挤出市场，市场上交易的最终只是价格便宜、质量低劣、无安全保障的食品，消费者购买到安全、优质食品的保证程度降低，质量风险加大。

2. 外部性

丹尼尔·F. 史普博（1999）指出，"外部性是指在两个当事人不经过任何相关的经济交易的情况下，由一当事人向另一当事人所提供的物品束"，外部性分为正外部性(外部经济)和负外部性(外部不经济)。正外部性(外部经济)是指一种经济行为给他人造成额外的收益,使他人减少生产成本,形成积极的经济社会影响。负外部性(外部不经济)是指厂商从事生产经营活动、实现自身利润最大化的同时其行为也对相关厂商或周围的利益相关者造成了损失(即造成了额外的社会成本),但该厂商却不需要因其不利行为支付任何费用。

由于具有正外部性产品的提供者不能获得全部的收益,所以往往会导致供给不足,而具有负外部性产品的生产者往往不用为其污染或损害他人利益支付成本,或者说负外部性的产品的私人成本小于社会成本,所以往往会导致供给过多。外部性的存在,最终导致市场失灵,需要政府介入通过行政强制或经济奖惩等办法,给造成外部不经济的生产者增加税收,使其社会成果和私人成本一致,或者使其负外部性内部化。而对具有正外部性产品的生产者,给予适当的补贴,以补偿其未得收益,从而增加产品供给。

畜产食品安全问题的外部性体现在两个方面:一是食品市场上的正规企业(生产安全食品的企业)对消费者和非正规企业具有正的外部性,二是非正规企业对于消费者和正规企业具有的负的外部性。正的外部性也具有非排他性,因而难以通过市场机制的价格调整来达到均衡,即存在市场失灵。假设某一地区有两个食品生产企业,一家非正规企业生产的不安全食品会对另一家企业的安全食品产生负的外部性,例如由于非正规企业生产的食品不符合安全食用标准,消费者在购买食用其产品受到伤害后,在下一次购买决策中,由于受上一次食用产生的负面心理影响,通过一定的信息传递,消费者会产生对该类食品的不信任,则正规企业生产的食品需求量也会下降,由此必然对正规企业造成一定的间接经营损失。反过来,我们同样可以分析得出正规企业会对其他企业(包括非正规企业)产生正的外部性。为了便于分析,我们假定经过加工处理的食品才是安全食品,而没有加工处理的是不安全食品,而在食品行业中只有 A、B 两家企业生产同种食品。假设畜产食品安全处理即加工的成本对于每家企业都为 8,不处理则成本为 0;如果两个企业都选择不处理,则每家企业的食品价值都为 5;如果一家企业处理而另一家企业不处理,则受不处理企业的外部性影响,整个行业即每家企业的食品价值都为5;如果两家企业都处理,则都有正的外部性,每家企业的食品价值都会提到20。每家企业的净收益为食品价值与食品处理成本之差,那么我们可以得到如下表所示的生产博弈矩阵(表2－1)。①

表2－1　畜产食品安全生产收益博弈矩阵

企业A 企业B	处理	不处理
处理	20,20	2,10
不处理	10,2	5,5

应用经典"囚徒困境"的分析可以得出结论,对于两家企业来说,各自认为的最好的选择都是不进行加工处理。由于生产安全食品的企业产生了正外部效应而得不到补偿,生产不安全食品的企业也没有为此付出代价,所以如果仅仅依靠市场的力量,很难实现社会福利的最大化。

3. 政府的作用

要矫正由外部性引起的市场失灵,政府可以定期向社会公布畜产食品安全信息,及时通报各种食品的安全状况和食品相关的质量信息,如定期公布抽检结果,对达不到合格标准、违规生产的食品及时曝光,发布食品健康指南等,为生产高质量食品的企业带来正的外部性,减轻或杜绝假冒伪劣食品产生的负外部性的发生和蔓延。

要矫正由于信息不对称引起的市场失灵,政府应建立有效的畜产食品安全信息传导机制,把传递有效信息作为畜产食品安全管理的重要手段。政府提供适当的畜产食品安全公共信息平台,使消费者能够尽快了解及时更新的食品信息,减少由于信息不对称性而引发的逆向选择问题,让消费者购买货真价实的商品,使用"良货"驱逐"劣货",让假冒伪劣无立足之地。

同时,政府应当提供一个消费者也能参与改善畜产食品安全的管理平台,针对消费者提出的反馈意见,食品生产企业应当积极采纳,促进下一步的生产安全管理。

另外,政府应进一步完善我国的畜产食品安全信用体系。畜产食品安全信用是指食品的生产、加工、运输和销售等企业向消费者提供的安全食品的可靠程度,目前我国企业信用在各行业总体上与市场经济发展的要求还有一定差距。在消费者购买食品时实际上已经与食品的生产者、加工者和经营者达成了明确的或是隐性的契约,该契约首先要求食品对人们的消费是安全的、卫生的、健康的和富有营养的等,这不仅是出于消费者的要求,也应该是生产者的承诺,因为契约是在双方交易之前就应订立的,是交易成功的前提。畜产食品安全信用的高低,能直观地表达食品生产企业对消费者的承诺在多大程度上与其所提供食品的质量一致。

二、畜产食品安全监管中的政府失灵问题

政府在矫正弥补市场失灵的过程中,不可避免地可能会出现另外一种缺陷,即政府活动的非市场缺陷——政府失灵(government failure)[①]。"应当认识到,存在着市场失灵,也存在着政府失灵……政府政策或集体行动所采取的手段不能改善经济效率或道德上可接受的收入分配时,政府失灵便产生了[②]。"政府失灵现象表明政府不能完全代替市场,某些情况下,市场(价格作为"看不见的手")解决不好的事情,政府作为"看得见的手"也未必能解决得好,甚至可能弄得更糟。

实行政府管制是政府的一种治理工具,用以弥补市场缺陷,矫正市场失灵。但由于不完全市场和不完全信息的问题无论是在公共部门还是在私人部门都普遍存在,导致政府管制失灵(Failure of Regulation)也是普遍存在的。政府管制失灵是指政府管制不能达到提高市场活力和维护社会公正的

---

① 刘晓红:《从"政府失灵"视角谈重塑政府》,《前沿》2003 年第 12 期。
② [美]保罗·A. 萨缪尔森、威廉·D. 诺德豪斯:《经济学》,高鸿业等译,中国发展出版社1992 年版,第 1189 页。

目的,或产生了负面效应,导致经济绩效和社会福利发生净损失。

根据科斯第一定理,如果产权能够明晰界定,存在零交易成本的情况下,即使出现外部性问题,也不一定要求政府管制,当事人之间的讨价还价就能解决问题。但现实中大部分情况下交易成本非常高,当事人之间通过讨价还价并不能达成有效率的结果,需要政府的控制和干涉才能解决。政府解决外部性问题的做法通常是通过制定经济政策和充分利用市场机制建立补偿机制或实行行政立法强制,当然制定政策时的目标之一是实现管制收益与成本之间的差额最大化。

委托—代理理论为解析政府失灵提供了理论工具。政府的公共权力来自于国民赋予,权力的授予必然伴随着相应的责任规定,政府获得国民直接或间接的授权的同时,也必须承担相应的责任。这种公共权力的委托关系表明,政府作为代理方对公共资源进行管理和经营,必须对公共资源的所有者——全体国民负有不断提高公共资源使用效率和效果的责任,权力的行使也必须是为公众的利益服务并对公众负责。国民与政府的这种授权与被授权关系,实质是一种委托—代理关系,正是由于存在这样一种基本关系,即权力来源于国民,所以作为代理人的政府行使权力的过程中,一定要对作为委托人的国民负责,成为一个对国民负责任的政府。当然,也正是政府与国民之间的这种委托—代理关系的存在,才引发委托代理问题,导致政府有时采取一些不负责任的行为或责任承担的缺失。在实际执行中,政府作为公共行政权力的直接掌握和行使者、各类重要的社会资源的实际拥有者,往往同时具有庞大的官僚体制和权力膨胀及扩张的欲望。而作为委托人一方的国民,却大都处于孤立无缘的分散状态,在与政府的契约关系中往往处于弱势,因此处于行动强势的政府极易利用其与国民的信息不对称优势,违背其初衷,导致道德风险,偏离公共利益最大化的责任方向,甚至损害国民的公共利益。

公共选择理论进一步解释了政府失灵问题。公共选择理论的核心主题之一是政府失灵理论,布坎南指出,政府干预行为的局限性或政府失灵问题是市场经济条件下现代西方社会面临的种种困难的根源。政府失灵的具体表现为公共决策失误、政府工作机构的低效率、政府的扩张和政府的寻租活动。布坎南进而指出："一方面是由利己主义和狭隘个人利益驱使的个人、'经济人'，……另一方面是超凡至圣的超级机器：国家，……我们必须从上述虚构中摆脱出来，把调查市场经济之缺陷和过失的方法同样应用于国家和公共经济的一切部门。"①。在政治生活中，政府官员与一个消费者或生产者一样也扮演着"经济人"的角色，部分人员也可能根据自身的成本—收益比较来指导选择个人行为。因此，政府官员追求个人收益的最大化可能导致某种不负责任的行为发生，造成政府行为目标与公共利益维护之间的差异，这也是政府失灵的原因之一。

矫正畜产食品安全监管中的政府失灵，政府自身角度和外部监管方法主要可采取以下对策：

1. 构建畜产食品安全法律体系

要实现畜产食品安全的法制化，需要从根本上构建一个合理、高效的畜产食品安全法律体系。第一，畜产食品安全法律体系应该覆盖全方面、多层次、分门类，包括立法、执法、法律监管、行政处罚以及刑罚等的综合性的法律体系。第二，法律体系功能的发挥需要通过法律体系的结构调整来实现，法律体系的结构本身也反映着法律体系的功能。所以，构建法律体系首先要为该体系设计科学合理的结构。鉴于我国畜产食品安全法律体系的现状，我国畜产食品安全的法制化水平与国际水准还有一定的差距，我国畜产食品安全法律体系的结构框架仍需要进一步科学化和合理化。当前仍需要就畜产食品安全加强立法，把现行的散见于各个法规间的有关食品的规定广泛涵盖进去，通过制定新的《食品安全法》来深化食品的安全的法律概念，统一畜产食品安全管理体制，建立有力的保障体制。

2. 建立独立食品监管机构

畜产食品安全监管机构执法的自主性至关重要，其自主性的高低，在公

---

① ［美］丹尼斯·C.缪勒：《公共选择理论》，杨春学等译，中国社会科学出版社1999年版，第4页。

共政策的制定过程中,就是公共权力运行免受相关利益集团等势力干预的程度,以及制定的公共政策与公共利益相一致的程度①。为了保持监管机构的自主性,必须确保机构的相对独立性,为此应该加快政府职能转变,围绕市场经济体制建设的要求,解决好职能越位、缺位、错位问题,借鉴发达国家成功经验,建立一个适合中国特点的独立性较强的畜产食品安全监管机构——食品安全委员会,并确保监管权利的独立行使,系统全面地考虑畜产食品安全问题,这有利于将畜产食品安全问题集中管理,改变现在谁都管但谁都管不好的"五龙治水"的局面。

3. 加大食品事故惩罚力度

当前我国畜产食品安全问题多发,现有法律法规中规定的惩罚力度较弱是重要原因之一。《食品卫生法》处罚力度过轻,罚款额太低,对责任人事后再次从事食品生产经营缺乏适当的限制,对造成食物中毒事件的相关责任人不能直接处罚,生产者的风险与收益不成比例,结果导致违法生产经营有毒有害食品的现象不断发生。由于违法被查的成本极低,法律法规不仅难以起到惩戒作用,实际上有时反而放纵了违法者,所以最终食品污染的态势愈演愈烈。因此,提高现有的畜产食品安全事故处罚标准,加大处罚力度,让假冒伪劣食品生产者和销售者一旦被查到就倾家荡产,情节严重的要追究刑事责任而不仅是简单的罚款补偿,是目前保证畜产食品安全较容易实施的方法。

4. 实施食品事故问责制度

严格畜产食品安全事故行政问责制度,对与假冒伪劣产品生产者、销售者相互勾结、收受贿赂,为虎作伥的部分政府官员,应依法严惩;对那些虽未收受贿赂,但对本地假冒伪劣食品故意进行地方保护主义者,要按玩忽职守论处。应将对畜产食品安全的治理绩效作为考核地方官员政绩的重要内容,定期或不定期地对各地畜产食品安全打击假冒伪劣行动进行检查,一旦

---

①　时和兴:《关系、制度、限度:政治发展过程中的国家与社会》,北京大学出版社 1996 年版,第 33 页。

发现畜产食品安全假冒伪劣问题严重程度超过"预警"指标或辖区发生严重畜产食品安全事故,相关部门要实行引咎辞职制度,使地方官员即使出于自身利益考虑,也不得不重视畜产食品安全工作,保证畜产食品安全工作方针逐级得到贯彻落实。畜产食品安全事故问责制度无论对工作责任制的落实,还是对其他政府公务人员的警醒都具有意义重大,通过问责制度以确保各项畜产食品安全监管措施的顺利执行。

5. 完善监管过程外部监督

为了尽可能地防止食品监管过程中的寻租风险,杜绝监管者被俘获的现象等,应该建立完善的行政程序制度,提高政府决策的透明度,广泛实行听证会制度,建立执法申诉程序和制度,吸纳公众代表参与决策过程,参与监督机构的工作。作为地方最具权威的监督机构的各级人大,依法加强法律监督和经济工作监督是宪法赋予的职权,更应充分发挥其监督作用,及时发现、纠正和撤销那些与法律冲突的不利于畜产食品安全的行政行为。

第四节 畜产食品安全监管信息供给与信息公开

一、食品质量安全监管信息公开的意义

1. 畜产食品安全监管信息公开缓解信息不对称

信息公开是将私有信息转变为公共信息的重要方式,信息不对称问题的解决重点也就在于信息的披露。在信息不对称存在时,如果对制度进行适当设计,能够缓解交易双方的信息不对称,防止信息占有方利用信息优势损害公共利益。信息公开缓解信息不对称的作用在于:

(1)降低信息搜寻和使用成本。通过信息公开将各类隐性信息公开化,有助于信息劣势方降低搜寻信息的成本,提高市场交易透明度,从而使各利益主体在交易谈判及进行交易过程中节约机会成本。

(2)更容易为公众和社会接受。信息公开对于公众来说是一种非管制性的治理工具。伴随着信息社会的发展,组织结构趋向于扁平化、分散化,

而与旧官僚体制相适应的管制性工具使用空间会越来越小。在当今信息社会,公众希望政府改变可获得信息受严格的规章制度约束的传统方式,为公众提供个性化、多样化的产品和服务。信息公开在一定程度上体现了公正与平等,因此这种非管制性的治理工具更能为公众和社会所接受。

(3)成本较低而且见效迅速。在当前发达的通信技术、网络技术条件下,信息传播速度不断提高,同时使用成本不断下降。信息可以被无损复制和反复传播而成本不会增加,信息的传播方和接收方可以在互动中达成默契和一致行动。信息可以跨越时空限制,减少传播方和接收方的物质、精力、时间等的损耗。政府拥有信息优势、负有社会指导责任和义务,理应通过信息提供和公开的方式,为消费者和企业提供全局性、宏观性、预见性的指导,帮助其减少决策失误、降低行动成本,用最小的代价获得最大的收益。从各国的实践和中国的国情来看,实现畜产食品安全信息公开是保障畜产食品安全的必然要求。

2. 畜产食品安全信息公开可提高政府管理水平

政府信息公开需要全面的信息采集能力,科学的综合分析能力,被公开的信息既要真实、客观,又要充分、全面,既要公开正面信息,也要公开负面信息,这些对政府的监管、检测能力,信息的采集、分析、发布等提出了更高的要求。政府在信息公开过程中会遇到许多问题,如保护商业秘密与信息公开的矛盾、保护公共利益与经济发展的矛盾、政府利益与信息公开的矛盾等。在实行政府信息公开中既要防止信息公开被企业利用成为企业间获取商业秘密的工具,又要保证公民享有获取有关产品和服务质量的全面真实信息的权利;既要保证公众的生命健康,又要促进经济的健康发展;既要保证负面信息不会影响政府政绩,又要保护公众权益。正确处理公共利益、政府利益和企业利益的关系,有助于政府法律意识、行政能力、管理问责等施政水平的提高。

3. 畜产食品安全信息公开可增强企业安全意识

信息公开可以调动消费者以及整个食品行业内部相互监督的积极性,使食品企业增强自我约束能力,增强食品企业质量安全信用意识。

（1）通过消费者监督增强企业质量安全意识

由于人们对企业信用状况缺乏了解，食品市场中的欺诈行为时有发生。通过强制手段实现畜产食品安全信息公开，促进企业畜产食品安全控制和管理变被动为主动，食品生产企业主动遵守各种法律、法规，可以降低畜产食品安全管理成本。承担市场秩序的监管责任的政府强制企业提供产品安全性、可靠性的相关资料，公布产品质量、企业信用档案信息。通过查阅这些信息，消费者得以了解某地某企业信用状况，生产的某种产品是否存在缺陷等。信用欠佳的企业由于消费者减少购买该企业的产品，会遭受一定的经济损失，甚至被淘汰出局。当然企业也会出于自身利益的考虑，实施召回和改进产品，食品质量安全意识会明显增强。

（2）通过同行监督来增强企业质量安全意识

往往是那些添加了有害化学物质或经过特殊处理的伪劣食品看起来质量更好，可能更受消费者青睐，制假者反而会获得更为丰厚的利润，这种情况对诚实守法的经营者极不公平。通过政府监管部门及时查处那些违法行为，全面公开有关信息，使食品生产经营者处于同行的监督之下，处于同行业的其他经营者为了维护自身的合法权益也会举报本行业某些企业的违法行为，这样劣质产品就会无处藏身。

（3）通过行业监督来增强企业质量安全意识

如果某行业存在的畜产食品安全问题被全面、彻底公开，那么整个行业的生存和发展将会面临严峻挑战。行业协会为了维护本行业长远和整体利益，必然会采取有效措施清除害群之马，切实加强行业自律。

4. 通过信息公开保护消费者规避安全风险

（1）满足消费者的知情权

知情权是由美国新闻记者肯特·库柏作为一项政治权利首先提出来的，他于1945年1月23日撰文呼吁：公民应当享有更加广泛的知情权，"不尊重（公民的）知情权，在一个国家乃至在世界上便无政治自由可言。"①知情权不仅是公民的政治权利，也是公民的基本权利，涉及人身财产权利、政治民主权利和社会经济权利等多个方面。

《中华人民共和国消费者权益保护法》第 8 条规定："消费者享有知悉其购买、使用的商品或者接受的服务的真实情况的权利。"消费者有权知悉的"真实情况"一般包括商品价格、产地、生产者、性能、用途、主要成分、生产日期、有效期限、使用方法说明书、检验合格证明、售后服务或服务的内容、费用、规格等相关情况。

《中华人民共和国产品质量法》第 17 条规定："依照本法规定进行监督抽查的产品质量不合格的，由实施监督抽查的产品质量监督部门责令其生产者、销售者限期改正。逾期不改正的，由省级以上人民政府产品质量监督部门予以公告。"第 24 条规定："国务院和省、自治区、直辖市人民政府的产品质量监督部门应当定期发布其监督抽查的产品的质量状况公告。"

我国法律不仅规定消费者从产品生产者、销售者处获得产品的知情权，而且对政府的产品质量监督抽查结果也享有知情权。政府监管信息公开拓展了消费者的知情权，使消费者能获取真实、准确、全面的信息，从而准确判断，选择安全、高质量食品，规避畜产食品安全风险。

（2）促进畜产食品安全宣传

宣传是畜产食品安全信息公开过程中将信息传至相关群体的主要手段。它利用信息公开的契机充分动员全社会参与畜产食品安全管理，强化各级政府、相关职能部门畜产食品安全监管的责任意识，强化食品生产者、经营者的法律意识，强化消费者的畜产食品安全意识和自我保护意识，营造全社会关注和参与畜产食品安全建设的良好氛围。畜产食品安全宣传还可以更清晰地向有关群体解释不同来源信息的意义，激励和协助各种社会机制（如市场机制、社区行动等）发挥作用，有效地促进畜产食品安全信息公

---

① 宋小卫：《美国"情报自由法"的立法历程》，《新闻与传播研究》1994 年第 2 期，转引自张明杰：《开放的政府》，中国政法大学出版社 2003 年版，第 80 页。

开。畜产食品安全信息公开提供的诸多信息,为畜产食品安全教育者提供了充分的素材,为畜产食品安全宣传提供了一个广阔的舞台。

(3)提高公众畜产食品安全意识

市场检查、监测和市场准入都会形成对食品生产的严格管制,但这些管制不可能完全、全面地保护消费者。绝对安全的食品是不存在的,所以消费者应当以自己的小心和智慧保护自己,以自己的判断来监督厂家的违法行为,消费者的自我保护行动本身就是对厂商有力的约束。我国消费者的消费模式和习惯还不太成熟,大部分仍习惯于被动接受保护,因此有必要帮助消费者建立起自我保护的意识和能力。借鉴美国等发达国家畜产食品安全管理的成功经验,消费者了解畜产食品安全现状并主动参与畜产食品安全管理政策制定,可以增强消费者对畜产食品安全的信心,使其牢固树立安全至上的观念,改善购买行为,加强对自身的保护,提高畜产食品安全意识。

(4)增强消费安全感和信心

如果食品市场秩序混乱、假冒伪劣产品蔓延,就会大大降低公众的生存和生活安全感,使公众感到自己的生命健康随时可能会遭到有毒、有害食品的侵袭,生活在惶恐中,最终逐渐丧失消费信心。为了增强公众对畜产食品安全的消费信心,需要通过改革来完善畜产食品安全监管体系,提高监管的公正性和效率,使政府愿意而且有能力对畜产食品安全实施全方位的监管的信念深入人心。更重要的是,信心的产生也需要信息的公开,信息公开是培植信任和理解的有效工具,是应付畜产食品安全消极影响的极好方法,是调和畜产食品安全矛盾的有效手段。

二、政府成为畜产食品安全信息的供给主体

与畜产食品安全相关的信息,既可以由政府提供,也可以由食品生产者或第三方组织提供。但是,食品生产者和第三方组织不可能成为畜产食品安全信息的供给主体。因为,如果食品生产者可以从提供的信息中获利,那么即使在其无法向信息获得者收费时也会提供。但生产者在决定提供什么以及提供多少信息时,他考虑的首先是自己的利益,而不是他人的利益,因

此他可能只提供对自己有利的信息，而隐藏对自己不利的信息。所以，食品生产者不可能成为畜产食品安全信息供给的主体。而对第三方组织来说，尽管第三方组织的独立性可以约束其不受利益的驱动，但是，由于整个食品链中都存在信息不对称现象，获得畜产食品安全信息的成本高昂，第三方组织很难有足够的财力、人力、物力监管整个食品供应链，因而难以获得准确、完整的信息，信息供给受限，所以第三方组织也不可能成为信息供给主体。食品生产者、第三方组织畜产食品安全信息供给的局限性，决定了畜产食品安全信息供给主体必须由政府承担。

信息作为一种重要的资源，对社会经济发展具有重要作用。信息不对称问题的存在损害市场经济运行机制，导致市场失灵，社会经济系统的不确定性因素增加，诱致经济主体之间相互欺诈、假冒伪劣等机会主义行为的发生。因此，政府应该把提高信息化及其社会共享程度作为自己的主要职责之一。如前所述，食品市场由于食品的性质存在着严重的信息不对称，信息劣势方在交易中处于不利的地位，其中往往是消费者的信息缺失程度最大，受到的危害也最严重。政府可以通过信息供给和公开的方式，对企业和个人给予预见性指导，以缓解信息不对称，帮助其减少决策失误、降低行动风险，从而提高社会生产生活效率。

政府能否提供畜产食品安全信息取决于以下几方面：

1. 政府畜产食品安全信息采集和处理能力

政府拥有丰富的畜产食品安全信息资源，包括畜产食品安全信息体系、内容、信息网络以及相关的人才、资金等，政府掌握畜产食品安全的基础性信息，例如涉及全国范围的和地方的畜产食品安全监测信息、各种食品检验检疫信息以及畜产食品安全专项整治信息等，政府有对信息进一步分析加工的基础和优势，有通过垄断传媒传播信息的能力。因此，在畜产食品安全信息的采集能力、处理能力、利用能力以及交流能力等各方面，政府都具有得天独厚的地位。

2. 政府有提供信息的组织和资金能力

畜产食品安全信息涉及到畜产食品安全生产环节的各个方面，从农户的种养植信息、加工阶段的生产信息到流通阶段的销售信息,从国内信息到国际信息,所有这些信息的组织和提供需要具有在全国甚至全球范围进行信息采集、处理、利用和交流等方面的能力,需要支付大量的人力、财力投入。只有政府才具备严密的、覆盖全国的组织系统,才能保证畜产食品安全信息提供的连续性和系统性。

3. 政府保证信息及时准确的行政权力

准确、及时提供畜产食品安全信息是信息价值实现的保证。政府利用其独有的公众认可的合法行政权力,制定以畜产食品安全信息公开为原则的法律或法规,在获取信息方面进行投资,保证在法律或法规规定的范围内准确及时地提供信息。

三、加强畜产食品质量安全信息公开的对策

1. 规范信息公开内容,扩大信息公开范围

畜产食品安全问题涉及范围广、影响面大。信息公开的对象包括消费者、生产者、科研工作者、管理机构等多个方面,相应地,为了体现权威性,满足多方面的需求,畜产食品安全信息的内容也要全面、完整。畜产食品安全信息内容应主要包括:

(1)畜产食品安全市场监管信息

应该披露的市场监管信息主要包括:产品质量检测报告、产品质量抽查和投诉信息、重大事故处理报告等。

市场监管部门发布产品质量检验报告的依据是对产品的化验、检测等结果信息。这些化验、检测报告本身也是市场监管信息的重要组成部分,因此也必须公开。

定期发布产品质量抽查结果和投诉信息。对于食品等日用消费品和生活必需品,政府应定期进行抽样检查,将检查结果及时公开。中央一级监管部门抽查的结果代表了国家权威机构对产品质量的抽查检测,对全国消费者都具有指导作用。地方监管部门的监管对象更加宽泛,对公众的影响更直接,所以更应该尽可能多地公开监管信息。除产品质量抽查信息外,还可

会同各级消费者协会,将查实的消费者投诉案涉及的生产企业、产品名称、投诉数量等定期向社会公布,以警示生产者,为其他消费者提供预警信息。

重大事故的发生反映了市场监管中存在的漏洞,因此重大事故处理报告也应公开。公开的内容应包括:事故发生的详细经过、主要原因、对相关责任人的处罚、事故的主要教训及整改措施等。

(2)相关教育与培训信息

在畜产食品安全监管中,消费者和生产者的参与支持不可忽视,强化对消费者和生产者的教育和培训引导非常必要。

对消费者进行教育和培训的主要内容包括:安全食品常识教育、安全消费观点教育、安全消费技术教育、安全消费习惯与消费方式教育、消费法律法规教育、消费者组织教育等。

对生产者进行教育和培训,就是给生产者传授有关知识和技能,培养其恰当的消费和生产理念,提高生产者自身的素质。对生产者进行教育的主要内容包括:畜产食品安全政策、法律、法规信息、关键的管理控制措施信息、国内外重要的畜产食品安全信息等。

(3)食品生产企业信用信息

食品生产企业信用信息指与企业保障产品质量安全的能力和意愿等相关的一系列信息,包括企业的车间环境、产品标准、生产设备、检验化验仪器和设备等硬件条件信息,以及质量管理体系、生产工艺、畜产食品安全问题救济措施、人员素质等软件条件信息。当然还包括监管部门食品抽查记录、终端销售机构的投诉记录、消费者协会投诉记录、媒体曝光记录等企业的畜产食品安全问题相关记录信息。

(4)国外重要的畜产食品安全信息

国外重大畜产食品安全信息主要包括:重大的国际畜产食品安全事件信息、国外与畜产食品安全有关的标准、政策信息、食品的国际贸易信息、国外先进畜产食品安全管理措施信息、国外畜产食品安全问题研究信息等。

2. 加大信息公开投入,增强信息采集能力

在对信息进行整理、甄选、统计、比较、演绎等加工处理过程中,信息收集是进行决策的第一步,及时、准确、充分的信息是高质量信息处理的基础。因此,必须采取措施提高信息的采集、收集能力。

(1)加大资金投入力度

政府增加畜产食品安全检测设备的投入,添置先进仪器,更新旧装备;对技术人员进行基础应用技术培训,对业务、法规、标准、计量进行培训;对畜产食品安全研究加大投入,规范实验室的管理和测试流程,完善畜产食品安全检测实验室质量控制规范,增强实验室管理水平和技术能力;发展新型低污染农药、兽药残留快速检测、一次检测、专用检测技术;发展饲料添加剂、食品添加剂、违禁化学品检验技术;完善新出现的重要人畜共患疾病病源检测技术等。

(2)整合现有的检测资源

根据合理布局、重点投入又能满足工作需要的原则,整合现有监测检测资源,对各畜产食品安全监管部门委托或授权的食品检验、监测机构资质实行统一认证,构建相对权威的畜产食品安全检测评价体系,开展全面畜产食品安全评估,解决重复检测造成的成本高、监测空白和盲区等问题,尽快形成布局合理、层次清晰、功能明确、反应敏捷的食品质量检验检测服务体系,建立我国的畜产食品安全预警机制,预防畜产食品安全风险,为食品质量安全管理和食品贸易活动提供强劲的技术支撑。

(3)加强国际信息的采集

重视畜产食品安全国际信息人力资源开发和能力建设,充分发挥驻外机构和驻外人员的信息收集作用,形成较为完善的国际信息采集网络。应重点关注世界粮农组织、世界卫生组织、欧盟委员会等权威组织机构发布的畜产食品安全动态,积极参与食品信息标准、规则的制定,加强国际农业和畜产食品信息与技术交流,并承担相应的责权利。同时,不断加强突发畜产食品安全事件的监测、预警、处理与有关方面的国际交流与合作,充分利用现有信息资源,寻求国际组织和机构的援助支持,借鉴学习其他国家的成功经验。

(4)进行全面的信息反馈

信息反馈是确保信息充分发挥作用的必要途径。充分利用统计部门的调查机构、教学科研院所的调查组织，政府部门的信息高级人才，强化畜产食品安全信息的反馈调查研究、分析和预测，充分利用现代通讯设备、网站、信箱、电话等多种渠道、多种方式进行调研，通过自动索引，分类储存，发现公众关注的问题，提出相应的解决方案，并纳入信息库。

3. 理顺安全监管体制，形成权威信息主体

（1）实行垂直一体化监管

随着经济和贸易的全球化，特别是食品生产加工技术和交通运输产业的发展与进步，食品生产和销售不再仅限于满足地方市场的需要，畜产食品安全的影响范围不再仅仅局限于某一特定的国家或区域，而是跨越了区域的限制。疯牛病、口蹄疫等畜产食品安全问题的传播途径表明，这些问题往往在一个地区或国家首先爆发，然后迅速扩散到其他地区或国家。这说明随着现代经贸和商品流通的发展，畜产食品安全问题早已跨越了区域限制，畜产食品安全监管的责任也已不仅仅是地方政府的责任。

美国在19世纪80年代末，随着跨州食品贸易的不断增加，畜产食品安全监管的溢出效应不断扩大，其影响范围不再仅仅局限于某个州，导致最终于1960年通过联邦食品与药品法案，实行了由中央监管机构垂直一体化监管模式，提供畜产食品安全监管的责任主要由中央政府承担，地方政府只是负责溢出效应相对较小的餐饮及食品零售店等的监管。

借鉴美国的经验，从畜产食品安全监管的纵向配置来看，我国有必要实行中央监管机构垂直一体化监管的模式，由中央政府直接承担畜产食品安全监管的主要任务，地方政府只负责溢出效应相对较小部分的监管，逐步形成以中央信息公开为主，地方信息公开为辅的信息公开主体。

（2）科学划分地方监管权限

从横向配置来看，有必要重新划分监管权限，明确地方职责，形成权威、高效、统一的信息公开主体。以畜产食品安全问题的基本特点为依据，按照品种管理的原则，界定划分行政机构畜产食品安全监管权限，把监管权力条理化，用明确有效的语言处理较具体的畜产食品安全问题，使得每个行政部

门在权力运用时都了解自己的"轨道",在信息公开时避免互相矛盾、互相冲突的情况。

在赋予食品和药品监督管理局综合监管权力的同时,考虑减少或取消与其职能相矛盾的其他部门的监管职权,或者成立更高级别的统一监管机构,在更高的层次上整合畜产食品安全监管资源,协调畜产食品安全各监管部门的利益,避免冲突,构建协调配合的监管网络。

4.统一信息公开平台,提高信息公开质量

(1)统一信息公开平台

打破畜产食品安全信息提供的部门分割状态,建立互通有无、高频交流和共建共享的信息收集、整理、分析以及传输利用机制,实现各部门间在投诉处理、风险信息评估和通报、行动决策以及重大事故处理方面的共享、共商。加强政府机构畜产食品安全信息体系建设,整理综合来自各有关部门的信息,建立协调统一的畜产食品安全信息监测、通报网络运行体系,构建政府各部门间的统一权威的畜产食品安全信息发布平台(食品安全信息政府网站),实现监管信息互联互通和资源共享,切实解决多头发布、相互矛盾、影响政府威信等问题。

(2)明晰公开信息类型

根据信息公开内容设定信息类型,使消费者可以查询到准确、全面、及时、透明的畜产食品安全信息;生产者可以了解畜产食品安全政策、法规,获得准确、及时的市场引导,享受到便捷、高效的政府管理;监管部门在食品监测、监控、监管时得到有力的信息支持,从而实时监控食品经营主体行为,促进食品企业信用体系建设,规范市场化运作,提高畜产食品安全管理力度和服务效率;各类媒体也易于获得可传播的权威畜产食品安全信息。

(3)提高公开信息质量

提高信息公开质量,关键是要根据食品质量安全例行监测、跟踪检测结果和执法监督检验结果,及时公开高风险危害因子和对应的产品,提醒公众及时关注和警觉,采取相应的防范措施,同时也要及时公布一些低风险危害因子及其对应产品,以达到正确引导生产和消费,增强消费信心的目的。

第三章 中美畜产食品安全
法律法规体系比较

通过法律、法规和标准等制度体系的建立与完善，一个国家关于食品安全方面的制度安排对保障和促进畜产食品安全有着重要影响。通过立法来规范畜产食品安全问题是各国的普遍做法，政府依法行政的前提就是有法可依。政府行使畜产食品安全监管职能的依据就是有关畜产食品安全的法律。畜产食品安全法律体系的构建对于政府畜产食品安全监管有着重大意义。

第一节 美国畜产食品安全法律法规体系

美国的畜产食品安全保障体系以联邦和各州的法律为基础，包括了食品企业生产安全食品的法律责任；地方政府和联邦、各州在管理食品和食品加工中，承担着相互依赖、相互补充的责任。美国畜产食品安全的法律法规体系包括以下指导原则：①政府具有强制责任；②法律法规的调整程序必须透明、公开；③食品企业、经销商、进口商以及相关人员必须严格遵循相关法律法规；④食品安全的调整以科学决策为基础；⑤只有安全卫生的食品才能进入市场。

从1906年的"食品和药品法"和1907年的"肉类检验法"开始，美国畜产食品安全方面迄今为止制定和修订了七部法律。包括《联邦食品、药品和化妆品法》（FFDCA）、《联邦肉类检验法》（FMIA）、《食品质量保障法》（FQ-PA）、《禽类产品检验法》（PPIA）、《公共卫生服务法》（PHSA）、《联邦杀虫剂、杀真菌剂和灭鼠剂法》(FIFRA)和《蛋类产品检验法》(EPIA)。这些法律从开始就集中于食品供应的不同领域,而且所秉承的畜产食品安全原则也不同。另外其他章节的法律对畜产食品的管理也发挥影响,主要有《食品运输卫生法》(SFTA)、《联邦进口乳品法》(FIMA)、《公共卫生服务法》(PHSA)、《公共卫生安全和生物恐怖准备与反应法》和《正确包装与标签法》(FPLA)等。

美国宪法明确规定由政府的立法、执法和司法三个部门负责国家的食品安全系统。国会和各州议会负责颁布立法部门制定的法规;执法部门包括美国食品及药物管理局(FDA)、美国农业部(USDA)、美国环保署(EPA)和各州农业部通过联邦备忘录(Federal Register)来发布法律法规并负责执行和修订工作;司法部门负责对监管工作、强制执法行动或一些政策法规产生的争端予以公正裁决。美国畜产食品安全法规的制定以危险性分析和科学性制定为基础,并拥有预防性的措施,是公认的较完备的法规体系。美国有关畜产食品安全法规目前以《联邦食品、药物、化妆品法》(FFDCA)为核心,为食品的安全管理提供框架和基本原则。按照此法律,食品企业的责任是生产安全和卫生的食品,政府赋予各个食品管理部门相应的管理权限,通过市场监督而不是强制性的售前检验对食品行业进行管理。

由美国众议院制定的《美国法典》(US Code)共分为50卷,涉及联邦规定的各个领域,是联邦政府发布的总的永久性法规。与食品有关的包括第7卷(农业类)、第9卷(动物与动物产品类)和第21卷(食品与药品类)。美国大部分食品法的精髓来自FFDCA,即第21卷第9章的《联邦食品、药品与化妆品法》(FFDCA)。美国农业部(USDA)和美国联邦食品与药物管理局(FDA)依据有关法规,在科学性与实用性的基础上制定了《食品法典》,以指导食品管理机构监控食品服务机构的畜产食品安全状况和零售业(例如餐馆、百货商店)以及疗养院等机构预防食源性疾病。地方、州和联邦以《食品法典》为基础制定相关畜产食品安全政策,保持了国家食品法规和政策的一致性。目前约有100万家零售食品厂商在其运营中应用《食品法典》。

1.《联邦食品、药品和化妆品法》(FFDCA)

1906 年,美国国会颁布实施《食品与药品法》,目的是防止掺杂使假、错误标签和有毒有害食品和药品的生产、运输和销售。在 1938 年,FFDCA 的颁布取代了《食品与药品法》,增加了对食品加工环节的控制,但是并未改变《食品与药品法》确定的畜产食品安全基本原则。FFDCA 为畜产食品安全的管理提供了基本原则和框架,是美国有关畜产食品安全法令的核心。按照此法令,食品企业负有生产安全和卫生食品的重任,政府通过市场监督而不是强制性售前检查来管理食品行业,并赋予各个食品管理部门相应的管理权限。FFDCA 第一次明确了掺假的定义,包括有毒有害的微生物、化学物、昆虫残体和毛发等物质以及欺骗性的产品等级;允许食品与药品管理局(FDA)检查食品加工和生产企业,禁止销售在不卫生条件下生产的食品;赋予 FDA 监控兽药、饲料和兽医器械的权力,并对其具体的任务作了明确规定。FFDCA 食品安全管理范围不包括肉禽类及其产品,即 FDA 的管理范围和 FFDCA 的法律权限没有覆盖所有食品。

FFDCA(21USC,Chapter 9)在食品方面的内容主要包括:①食品的定义和标准;②食品掺杂使假的定义和类别;③错误标签的定义和类别;④食品紧急事件控制;⑤食品中有毒有害成分的容许量;⑥农药化学残留的容许量或者豁免;⑦食品添加剂;⑧新饮食成分;⑨食品企业记录的保持和检查;⑩食品设施的注册。

2.《联邦肉类检验法》(FMIA)

FMIA 颁布于 1906 年,最初目的在于保证美国生产的肉类产品销售在欧洲市场能够畅通无阻。目前其主要用于保护消费者,确保上市销售的肉类或肉制品卫生、不掺假以及正确标记、标签和包装。要求检查的肉类产品包括用于商业行为的猪、牛、绵羊、山羊、马和骡以及其他马属动物及其产品,不包括禽类产品和其他的用于非商业行为肉类。FMIA 对肉类产品的掺假和错误标签、标识等行为进行定义和分类。其所要求检查内容包括动物屠宰前的检查、屠宰的方法、患病动物的分离、胴体检查、胴体和产品的标记和标签以及合格认证,强制对不合格产品进行销毁;屠宰和包装企业卫生检查与管理;进出口动物的疾病和胴体相关检查以及豁免检查的要求等。肉类加工和其他相关企业对生产安全卫生的肉类产品负有重要责任。FMIA要求美国农业部(USDA)对动物屠宰和加工企业进行持续的检查并为企业制定相应的卫生标准。联邦政府和地方政府通力合作是确保肉类产品安全卫生的基本前提。

3.《禽类产品检查法》(PPIA)

美国国会于 1957 年通过了 PPIA,目的在于确保上市销售的禽类产品的卫生、不掺假以及正确标记、标签和包装,涉及的动物主要指鸡、火鸡、鸭、鹅等家禽。该法要求美国农业部(USDA)对用于商业流通和对外贸易的家禽和家禽产品必须进行屠宰前和屠宰后的检查,内容主要包括定义、联邦与地方合作制定禽产品检查计划、官方企业检查、经营场所设施和设备的检查、标签和包装物标准、禁止行为、违法与处罚、非法行为的举报、豁免行为、进口、行政扣留等。

《蛋品检查法》(EPIA)于 1970 年生效,要求 USDA 负责确保蛋产品的安全和卫生、正确标签。其定义的产品掺假和错误商标类似于 FFDCA 的规定。主要内容包括定义、蛋产品的检查要求、官方企业的卫生操作规范、产品的巴氏杀菌和标签要求、禁止行为和与其他联邦机构和地方的合作项目、检查的记录、强行规定、豁免行为、检查报告、进口规定、拒绝和撤销检查以及听证、行政扣留、处罚程序等。

《禽类产品检验法》(Poultry Products Inspection Act, PPIA)、《蛋类产品检验法》(Egg Products Inspection Act, EPIA)和《联邦肉类检验法》(Federal Meat Inspection Act, FMIA)要求并指导农业部下属的食品安全检验局(FSIS)实行禽类、蛋类和肉类产品的检查计划。根据这些法律,FSIS 的职责主要是确保销售给消费者的禽类、蛋类和肉类产品合乎卫生、不能掺杂使假,并进行了正确标记、标识和包装。禽类、蛋类和肉类产品只有在盖有美国农业部检验合格的标记后,才允许销售和运输。另外,这三部法律要求向美国出口禽类、蛋类和肉类产品的国家必须具有等同于美国检验项目的检验能力和项目。这种等同性要求不仅针对检验体系,而且包括该体系中生产产品的等同性。

4.《联邦进口乳品法》(FIMA)

该法于 1927 年颁布实施,规定任何个人、企业和其他组织未经美国健康与人类服务部(DHHS)的许可,不得进口任何乳制品和奶酪。FIMA 列举了五类不适宜进口乳品和奶酪的条件:①产奶的奶牛处于非健康状态,并且在进口奶制品前一年内此类奶牛未进行体格检查;②如果是鲜奶或奶酪,其来源的奶牛没有通过由美国或进口国批准的官方兽医进行结核杆菌检测的不得进口;③根据 USDA 乳品工业办公室的方法对牛奶场和企业的卫生状况进行评分,如果分数低于 50 分(总分为 100 分),其所生产的乳品和奶酪不得出口美国;④鲜奶中每毫升菌群数超过 30 万,每毫升鲜奶酪菌群数超过 75 万;每毫升巴氏杀菌乳菌群数超过 10 万,每毫升巴氏杀菌奶酪菌群数超过 50 万,不得进口;⑤乳品或奶酪的温度超过 50 华氏度不得进口。FI-MA 要求由 DHHS 组织针对这些情况例行检查,合格的方可进口;不合格的不允许进口,违者将会受到处罚。

5.《食品质量保护法》(FQPA)

《食品质量保护法》(Food Quality Protection Act,FQPA),由 FDA 和环境、公共卫生、农业和工业协会倡导,于 1996 年经国会全体一致批准,是关于农药食品安全具有划时代意义的法律。FQPA 的重要意义在于,彻底改变美国环境保护署(EPA)管理农药的方式,并对《联邦食品、药品和化妆品法》(FFDCA)和《联邦杀虫剂、杀真菌剂和灭鼠剂法》(FIFRA)进行了修订。EPA 的两项最重要职责是根据 FIFRA 对农药进行登记注册;根据 FFDCA 制定包括畜产食品在内的所有食品中的农药最大残留限量(MRL)。在超过 20 年的时间里,FFDCA 和 FIFRA 两部法律在农药采用方面表现出一定的冲突,必要的改革一直处于酝酿中。FQPA 的颁布意味着重大突破,基于科学基础建立了一致性和保护性的管理措施。FQPA 的目标包括:①所有食品中的农药残留必须具有单一的、以健康为基础的标准;②对婴儿和儿童提供特殊的保护;③促进更安全农药的审批;④鼓励为美国农民开发和维持有效的作物保护工具;⑤要求对农药注册和 MRL 进行定期再评价。

《联邦杀虫剂、杀真菌剂和灭鼠剂法》(FIFRA)和《联邦食品、药品和化妆品法》(FFDCA)联合赋予国家环境保护署(EPA)用于特定作物杀虫剂的审批权,并要求其严格规定食品中的最高残留限量(容许量)。随着《食品质量保护法》(FQPA)的颁布,EPA 此项职能得到了进一步加强,严格规定了杀虫剂残留的卫生标准,并且授权 EPA 监督累积风险,还制定了保护婴儿和孩子额外安全因素的可能需要。

根据《联邦食品、药品和化妆品法》(FFDCA)规定,食品与药品管理局(FDA)的管辖范围为除肉类、禽类和部分蛋产品以外的国产和进口食品的生产、加工、包装、储运和保存,还包括对新型动物药品、加药饲料和可能成为食品成分的所有添加剂(包括颜料、防腐剂、食品包装和消毒杀菌剂)的销售许可和监督。同时,《公共健康事业法案》(Public Health Service Act,PHSA)还赋予了 FDA 两种额外权利:拥有较大的防止传染病传播方面的法规制定权,向州和地方政府相应机构提供有关传染病法规帮助的能力。FDA 负责实施并指导其行动的食品管理法案还包括:《食品质量保护法》(Food Quality Protection Act,FQPA)、《正确包装与标签法》(Fair Packaging and labeling Act,FPLA)、《膳食补充与健康教育法》(Dietary Supplement Health And Education Act)、《食品卫生运输法》(Sanitary Food Transportation Act)和《营养标签与教育法》(Nutrition Labeling And Education Act)等。

《美国联邦管理法典》(Code of Federal Regulations,CFR)是联邦政府机构和执法部门出版于《联邦注册》(Federal Register)上的综合性和永久性的法规汇编。与 USC 一样,共分为 50 卷,广泛涉及联邦政府管理领域,每卷内容都会进行季度性更新。第 7 卷(农业)、第 9 卷(动物和动物产品)和第 21 卷(食品与药品)与畜产食品密切相关,这 3 卷囊括了畜产食品安全管理的多项规定,法规见表 3 - 1。

关于畜产食品安全责任问题,美国将其划入产品责任法的调整范围之内,食品和其他工业产品一律适用产品责任法的规定,而没有另行制定农产品质量基本法。1979 年的美国《统一产品责任示范法》第 102 条 C 款的产品定义:"指具有真正价值的、为进入市场而生产的、能够作为组装整件或者作为部件、零售交付的物品;但人体组织、器官、血液组成成分除外",显然该法的调整范围包括了食品。

　　除了以上畜产食品安全管理法规,还有一系列程序性法规规范了立法程序和实施国家样本检验及监测计划。程序性的法规包括:《行政程序法》(Administrative Procedure Act,APA)、《自由信息法案》(Freedom Of Information Act,FOIA)和《联邦顾问委员会法案》(Federal Advisory Committee Act,FACA)。《行政程序法》对法规制定要求进行说明,即联邦机构制定、修正或撤销法规的程序,以及允许任何感兴趣的团体请求发行、修正或撤销法规的程序。《联邦顾问委员会法案》委托一些政府可以信赖的团体成立了顾问团,其任务是保持各部门的均衡、避免利益冲突,以及召开公开的委员会会议获得来自委员会外的建议和评价。《自由信息法案》赋予了公众从联邦机构获得信息和发表自己立法意见的权利,保证了立法与实施过程的透明度。

　　此外,《美国联邦管理法典》第21章食品与药品部分还包括了各种具体的食品管理规则。根据《联邦食品、药物、化妆品法》(FFDCA),FDA还制定并颁布实施了《FDA食品法典》(FDA Food Code)和相关食品生产卫生标准。前者主要适用于食品零售业包括餐馆和杂货店等,指导其在操作上提高食品的安全性;后者包括现行制造、包装和保存的食品行业"良好生产规范"(GMP)。

表3-1　美国《联邦管理法典》中畜产食品相关管理法规

卷	部分	基本内容
7	57	蛋的检查
	59	家畜强制性报告
	60	鱼类和甲壳类动物生产国标记
	62	家畜、肉类质量体系认证规划
	94	禽和蛋产品分析(USDA/AMS)
9	50	关于感染结核病的动物

51	关于感染布氏杆菌病的动物
52	关于感染伪狂犬病的猪
53	关于畜禽口蹄疫、胸膜肺炎、牛瘟和其他传染性疾病
54	绵羊痒病的控制
72	关于牛德克萨斯热
73	关于牛疥螨病
75	关于马属动物传染性疾病
77	关于结核病
78	关于布氏杆菌病
79	关于绵羊和山羊病
80	关于家畜慢性痢疾
82	关于新城疫和衣原体病
85	关于伪狂犬病
88	屠宰用马属动物商业运输
91	出口家畜的检查和管理
92	进口动物和动物产品地区识别程序
93	进口某些动物、禽类及其产品的运输工具要求
94	牛瘟、口蹄疫、禽瘟、新城疫、非洲猪瘟、古典猪瘟和疯牛病的禁止或限制进口
95	进入美国的动物副产品的卫生控制
98	某些动物胚胎和精液的进口
301	动物产品掺假和错误标记的定义和标准
302	家畜及其产品和生产企业检查的要求
305	企业的官方编码、检查的开始、撤销和违法的报道
306	检查人员的分配和权限
307	检查所需的设备
309	动物屠宰前检查
310	动物屠宰后检查
311	患病的和其他掺假的动物胴体或产品的处理
312	官方检查标志及认证
313	家畜的人道主义屠宰方式

	314	官方检查企业内有害和其他不可食用产品的处理
	321	与各州和地方的合作
	322	关于出口
	325	关于运输
	327	关于进口产品
	351	动物性脂肪出口技术认证
	352	非本土动物和动物产品的检查
	354	兔及其可食组织的检查
	362	禽检查的规定
	381	禽产品检查的规定
	416	关于肉禽生产企业卫生操作规定
	417	危害分析和关键控制点(HACCP)体系
	424	关于肉禽中使用的物质和食品辐照的规定
	430	特殊种类产品的要求
	590	蛋和蛋制品的检查
21	101	食品标签
	109	食品和包装材料中不可避免的污染物
	110	现代食品生产、包装和保存良好操作规范(GMP)
	115	带壳蛋
	123	关于鱼和水产品
	131	乳和奶油
	133	奶酪及其相关产品
	160	蛋与蛋产品
	161	鱼类和贝类
	510	新兽药
	514	新兽药申请书
	520	口服剂型新兽药
	522	植入或注射剂型新兽药
	524	眼科及外用剂型新兽药
	526	乳房给药剂型

	529	其他剂型新兽药
	530	药物标签外使用
	556	食品中兽药残留耐受限量
	558	动物饲料中使用的新兽药
40	180	畜产食品中农药最高残留限量

第二节 中国畜产食品安全法律法规体系

随着对畜产食品安全问题重视程度的提高,我国政府制定并实施了一系列的旨在保障畜产食品安全或者与之相关的法律法规,为我国畜产食品质量安全的监管工作奠定了法律基础。经过长期建设,我国畜产食品安全法律法规的体系日趋完善。目前形成了以《食品安全法》(草案)、《食品卫生法》、《农产品质量安全法》、《产品质量法》、《农业法》、《动物防疫法》等为基础,涉及畜产食品安全要求的大量技术标准法规为主体,以各省和地方政府关于畜产食品安全的规章为补充,与其他法律如《中华人民共和国刑法》相配合的畜产食品安全法律体系基本框架。出于形势发展的需要,《食品安全法》已经提上议事日程,2007年10月31日国务院常务会议讨论并原则通过了《中华人民共和国食品安全法(草案)》,并决定该草案经进一步修改后,由国务院提请全国人大常委会审议,通过其正式实施以进一步完善我国的畜产食品安全监管法律体系。

目前我国主要的与畜产食品安全相关的法律列举如下:

(1)《中华人民共和国食品安全法》(草案)

(2)《中华人民共和国食品卫生法》

(3)《中华人民共和国农产品质量安全法》

(4)《中华人民共和国农业法》

(5)《中华人民共和国进出口商品检验法(修正)》

(6)《中华人民共和国进出境动植物检疫法》

(7)《中华人民共和国动物防疫法》

(8)《中华人民共和国消费者权益保护法》

(9)《中华人民共和国产品质量法》

(10)《中华人民共和国标准化法》

(11)《中华人民共和国国境卫生检疫法》

我国目前与畜产食品安全相关的主要法规,列举如下:

(1)《流通领域食品安全管理办法》

(2)《工业产品生产许可证试行条例》

(3)《突发公共卫生事件应急条例》

(4)《粮食流通管理条例》

(5)《中华人民共和国认证认可条例》

(6)《散装食品卫生管理规范》

(7)《农业转基因生物安全管理条例》

(8)《粮食收购条例》

(9)《生猪屠宰管理条例》

(10)《中华人民共和国农药管理条例》

(11)《食盐专营办法》

(12)《食盐加碘消除碘缺乏危害管理条例》

(13)《学校卫生工作条例》

(14)《〈中华人民共和国国境卫生检疫法〉实施细则》

(15)《兽药管理条例》

另外,我国颁布了大量的食品安全行政法规,与畜产食品安全相关法律一起,构成了我国的畜产食品安全法律体系。我国目前与畜产食品密切相关的法规如下表:

(1)《保健食品管理办法》

(2)《餐饮业食品卫生管理办法》

(3)《出口食品生产企业向国外卫生注册管理规定》

(4)《出口食品质量管理办法》

(5)《蛋与蛋制品卫生管理办法》

(6)《调味品卫生管理办法》

(7)《动物防疫条件审核管理办法》

(8)《动物免疫标识管理办法》

(9)《工业产品生产许可证管理办法》

(10)《工业产品生产许可证注销程序管理规定》

(11)《公共场所卫生管理条例实施细则》

(12)《集贸市场食品卫生管理规范》

(13)《街头食品卫生管理暂行办法》

(14)《进出口商品检验法实施条例》

(15)《进出口商品认证管理办法》

(16)《进出口食品标签管理办法》

(17)《进口食品卫生质量管理办法》

(18)《禁止食品加药卫生管理办法》

(19)《绿色食品标志管理办法》

(20)《农药限制使用管理规定》

(21)《农业转基因生物安全评价管理办法》

(22)《农业转基因生物标识管理办法》

(23)《农业转基因生物进口安全管理办法》

(24)《食品罐头内壁环氧酚醛涂料卫生管理办法》

(25)《食品广告发布暂行规定》

(26)《食品广告管理办法》

(27)《食品容器内壁涂料卫生管理办法》

(28)《食品生产加工企业质量安全监督管理办法》

(29)《食品添加剂卫生管理办法》(卫生部第26号令)

(30)《食品卫生监督程序》

(31)《食品卫生行政处罚办法》

(32)《食品卫生许可证管理办法》

（33）《食品用橡胶制品卫生管理办法》

（34）《食物中毒事故处理办法》

（35）《兽药标签和说明书管理办法》

（36）《兽药产品批准文号管理办法》

（37）《兽药生产质量管理规范》

（38）《兽药质量监督抽样规定》

（39）《兽药注册办法》

（40）《水产养殖质量安全管理规定》

（41）《水生野生动物利用特许办法》

（42）《饲料添加剂和添加剂预混合饲料产品批准文号管理办法》

（43）《卫生监督员管理办法》

（44）《卫生行政许可管理办法》

（45）《卫生行政执法文书规范》

（46）《无公害农产品管理办法》

（47）《消毒管理办法》

（48）《新资源食品卫生管理办法》

（49）《学生集体用餐卫生监督办法》

（50）《有机食品认证管理办法》

（51）《预包装食品标签通则》（GB7718 - 2004）

（52）《中华人民共和国国家质量监督检验检疫总局令》

一、我国畜产食品安全国家法律

1.《中华人民共和国食品安全法（草案）》

2008 年 4 月 20 日，十一届全国人大委员会第二次委员长会议决定，由全国人大常委会办公厅向社会全文公布《中华人民共和国食品安全法（草案）》，广泛征求社会各方面意见和建议，以便更好地修改、完善这部法律草案。这是新一届全国人大常委会向社会全文公布并广泛征求意见的第一部法律草案。

《中华人民共和国食品安全法(草案)》是在现行食品卫生法基础上拟定的,它针对当前畜产食品安全监管中的薄弱环节,对食品卫生安全制度作了重要的补充和完善。其特点主要有以下几方面:

(1)建立畜产食品安全风险监测和评估制度,把畜产食品安全风险评估结果作为制定畜产食品安全标准、确定食源性疾病控制对策的重要依据。统一发布畜产食品安全重大信息,做到及时、客观、准确。

(2)建立食品生产、加工、包装、运输、储藏和销售等各个环节的质量安全相关制度,防患于未然。

(3)建立食品生产经营许可制度、查验记录制度、标签制度、索票索证制度和不安全食品召回制度,强化生产经营者作为保证畜产食品安全第一责任人的责任,加大对食品生产经营违法行为的处罚力度。

(4)加强食品进出口质量管理。进口到我国境内的食品、食品添加剂以及相关产品应当符合我国畜产食品安全国家标准。出口食品应当符合进口国(地区)的强制性要求,并经出入境检验合格。

(5)健全畜产食品安全监督体制。进一步明确地方政府对本行政区域畜产食品安全的监管负总责,赋予行政机关必要的监管权力,如不依法履行职责必须承担法律责任。

(6)建立畅通、便利的消费者权益救济渠道。消费者有权检举、控告侵害消费者权益的行为,并有权依法获得赔偿。

2.《中华人民共和国农产品质量安全法》

2006年出台的《农产品质量安全法》标志着我国农产品步入了安全管理的轨道,填补了我国农产食品只有卫生法规没有安全法规的空白。该法所称的农产品,是指来源于农业的初级产品,包括动物及动物产品。该法规定:县级以上人民政府农业行政主管部门负责农产品质量安全的监督管理工作,将农产品质量安全管理工作纳入本级国民经济和社会发展计划,并安排畜产食品质量安全经费用于开展畜产食品安全工作。国务院农业行政主管部门设立由有关方面专家组成的农产品质量安全风险评估专家委员会,对可能影响畜产食品质量安全的潜在危害进行风险评估。各级农业行政主管部门应当发布有关畜产食品质量安全状况信息。国家引导、推广畜产食品标准化生产,鼓励和支持生产优质畜产食品,禁止生产、销售不符合国家规定的畜产食品质量安全标准的畜产食品。此外,国家支持畜产食品质量安全科学研究,推行科学的质量安全管理方法,推广先进安全的生产技术。该法对畜产食品质量安全标准、产地、生产、包装和标识、监督检查作了具体规定。

3.《中华人民共和国食品卫生法》

该法于1995年10月30日由第八届全国人民代表大会常务委员会第十六次会议审议通过并公布实施。它是目前我国食品卫生法律体系中法律效力层次最高的规范性文件,是我国食品卫生法律体系的核心法,是制定从属性的食品卫生法规、规章标准及其他规范性文件的依据。该法对食品的卫生、食品容器、包装材料和食品用工具、设备的卫生、食品添加剂的卫生、食品卫生标准和管理办法的制定、食品卫生管理、食品卫生监督等方面进行了比较详细的规定。

《食品卫生法》共计9章57条,适用于包括畜产食品在内的一切食品。在关于食品的卫生中,该法明确了所有的食品应当无毒、无害,并且列出了食品生产经营过程必须符合的10项卫生要求,同时也列出了12项禁止生产经营的食品。其中禁止生产经营的畜产食品包括:①含有毒、有害物质或者被有毒、有害物质污染,可能对人体健康有害的;②含有致病性寄生虫、微生物的,或者微生物毒素含量超过国家限量标准的;③未经兽医卫生检验或者检验不合格的肉类及其制品;④病死、毒死或者死因不明的禽、畜、兽、水产动物等及其制品。在食品卫生管理方面,该法明确规定国家实行食品卫生监督制度,并赋予国务院卫生行政部门主管全国食品卫生监督管理的权力,国务院有关部门在各自的职责范围内负责食品卫生管理工作。此外,该法也对食品卫生标准和管理办法的制定、食品卫生管理和监督以及法律责任等方面作了具体规定。

4.《中华人民共和国产品质量法》

它是我国加强产品质量监督管理,提高产品质量,保护消费者合法权益,维护社会经济秩序的主要法律。该法于 1993 年 2 月 22 日由第七届全国人民代表大会常务委员会第三十次会议通过,1993 年 9 月 1 日正式实施。2000 年 7 月 8 日第九届全国人民代表大会常务委员会第十六次会议对该法进行了修改,明确了我国产品质量的监督管理机制,由国务院产品质量监督部门主管全国产品质量监督工作。国务院有关部门和县级以上地方人民政府在各自的职责范围内负责产品质量监督工作。规定了产品质量国家监督抽查、产品质量认证等产品质量监管制度,规范了产品生产者、销售者、检验机构、认证机构的行为及相关法律责任。

《产品质量法》规定:产品质量应当检验合格,不得以不合格产品冒充合格产品;可能危及人体健康和人身、财产安全的工业产品,必须符合保障人体健康和人身、财产安全的国家标准、行业标准;未制定国家标准、行业标准的,必须符合保障人体健康和人身、财产安全的要求;国家对产品质量实行以抽查为主要方式的监督检查制度。该法指明了我国产品质量的监督管理体制,明确由国务院产品质量监督部门主管全国产品质量监督工作,县级以上产品质量监督部门主管本行政辖区内的产品质量监督工作。

5.《中华人民共和国农业法》

该法于 1993 年 7 月 2 日由第八届全国人民代表大会常务委员会第二次会议通过,2002 年 12 月 28 日由第九届全国人民代表大会常务委员会第三十一次会议修订。《农业法》规定:一是国家采取措施提高畜产食品的质量,建立健全畜产食品质量标准体系和质量检验检测监督体系。按照有关技术规范、操作规程和质量卫生安全标准,组织畜产食品的生产经营,保障畜产食品质量安全。二是国家支持建立健全优质畜产食品认证和标志制度。扶持发展无公害畜产食品生产;符合标准规定的畜产食品,可以申领绿色食品标志和有机食品标志;建立畜产食品标识制度。三是国家建立健全畜产食品加工制品质量标准,完善检测手段,加强畜产食品加工过程中的质量安全管理和监督,保障畜产食品安全。四是健全动植物防疫、检疫体系,加强监测、预警和防治,建立重大疫情和病虫害的快速扑灭机制,建设无规定动物疫病区,实施植物保护工程。五是采取措施保护农业生态环境,防止农业生产过程对畜产食品的污染。六是对可能危害人畜安全的农业生产资料的生产经营依法实行登记或者许可制度,建立健全农业生产资料安全使用制度。不得使用国家明令淘汰和禁止使用的农药、兽药、饲料添加剂等农业生产资料和其他禁止使用的产品。

6.《中华人民共和国动物防疫法》

《动物防疫法》于 1997 年第八届全国人大常委会第二十六次会议通过,该法律适用于在中华人民共和国领域内的动物防疫活动。《动物防疫法》对动物疫病的预防、控制和扑灭,动物和动物产品的检疫以及动物防疫监督做出了明确规定。明确了国家对动物疫病实行预防为主的方针,国务院畜牧兽医行政管理部门主管全国的动物防疫工作。所有的动物和动物产品必须经过检疫,经检疫合格的,由动物防疫监督机构使用验讫标志;经检疫不合格的,由货主在动物检疫人员监督下作防疫消毒和其他无害化处理;无法作无害化处理的,予以销毁。该法从法律层面上保障了畜产食品免受生物性的危害。禁止经营的动物和动物产品包括:封锁疫区内与所发生动物疫情有关的;疫区内易感染的;依法应当检疫而未经检疫或不合格的;染疫的;病死或者死因不明的;其他不符合国家有关动物防疫规定的。

7.《中华人民共和国进出境动植物检疫法》

该法于 1991 年 10 月 31 日由第七届全国人民代表大会常务委员会第二十二次会议通过,对进出境的动植物及其产品的检疫进行了规定,规定进出境的动植物、动植物产品和其他检疫物,装载动植物、动植物产品和其他检疫物的装载容器、包装物,以及来自动植物疫区的运输工具,实施检疫。国务院设立动植物检疫机关,统一管理全国进出境动植物检疫工作。国务院农业行政主管部门主管全国进出境动植物检疫工作。

8.《中华人民共和国进出口商品检验法》

该法于 1989 年 8 月 1 日正式实施,2002 年第九届全国人大常委会第二十七次会议修订。该法规定了对进出口商品进行检验,明确了对进出口食品进行卫生检验,并制定了进出口商品的检验监督管理和法律责任。

9.《中华人民共和国标准化法》

该法于 1988 年 12 月 29 日由第七届全国人民代表大会常务委员会第五次会议通过,于 1989 年 4 月正式实施。规定了对包括食品在内的工业产品应制定标准,并明确了标准制定、实施和相关职责及法律责任,规定食品卫生标准为强制性标准。

10.《中华人民共和国传染病防治法》以及《中华人民共和国传染病防治法实施办法》对人畜共患病做出了具体规定。

二、我国畜产食品安全部门规章

1. 国务院及其相关部门法规

为确保畜产食品安全相关法律的规范执行,弥补立法机关在相关领域的空白,国务院各相关部门在自己的立法权限内制定了与法律相配套的部门规章。

《生猪屠宰管理条例》 为了保证生猪产品质量,必须加强生猪屠宰管理。1997 年国务院令第 28 号公布了《生猪屠宰管理条例》。《条例》规定了国家对生猪实行定点屠宰、集中检疫、统一纳税和分散经营的制度。国务院商品流通行政主管部门主管全国生猪屠宰行业的管理工作。县级以上地方人民政府商品流通行政主管部门负责本行政区域内生猪屠宰活动的监督管理。另外,该条例还规定了牛、羊和其他动物的屠宰管理办法,由省、自治区、直辖市根据本地区的实际情况,参照此条例规定。

《兽药管理条例》 最初于 1987 年由国务院制定发布,2001 年我国为了改造有关知识产权保护方面的承诺,曾对该条例的个别条文作了修订,2004 年,国务院第 45 次常务会议对其作了全面修订。《条例》要求兽药的生产、经营和使用,必须保证质量,确保安全有效。在中华人民共和国内从事兽药的研制、生产、经营、进出口、使用和监督管理,应当遵守本条例。国务院兽医行政管理部门主管全国的兽药管理工作。《条例》对新兽药研制、兽药生产、兽药经营、兽药进出口、兽药使用、兽药监督管理和法律责任作了明确规定。

《兽药管理条例》 其第四十五条规定,兽药应当符合兽药国家标准。国家兽药典委员会拟定的、国务院兽医行政管理部门发布的《中国兽药典》和国务院兽医行政管理部门发布的其他兽药质量标准为兽药国家标准。目前,我国已全面废止兽药地方标准,一些地方标准将会上升为国家标准,未能进入国家标准的兽药将被列入废止目录。

《饲料和饲料添加剂管理条例》 要保障畜产食品的安全,就必须要保证动物所摄入的饲料的安全。为了加强对饲料和饲料添加剂的管理,提高其质量,国务院于1999年颁布实施了《饲料和饲料添加剂管理条例》。这是我国有关饲料的第一部权威性法规,其中明确提到了饲料的安全性问题。2001年国务院对该条例实施了修订。《条例》规定了国务院农业行政主管部门负责全国饲料和饲料添加剂的管理工作。

《进出境商品检验法实施条例》 1992年经国务院批准由进出口商品检验局公布。该条例对《进出境商品检验法》的实施细则作了具体规定。

《进出境动植物检疫法实施条例》 1996年国务院令第206号公布施行。该《条例》规定国家动植物检疫局统一管理全国进出境动植物检疫工作,收集国内外重大动植物疫情,负责国际间进出境动植物检疫的合作与交流。

另外,2007年5月1日开始施行的《流通领域食品安全管理办法》和2007年7月26日颁布施行的《国务院关于加强食品等产品安全监督管理的特别规定》,也是目前我国畜产食品安全监管的主要依据。

2. 农业部规章

农业部制定了《生猪屠宰管理条例》、《进口兽药管理办法》、《兽用生物制品管理办法》、《无公害农产品管理办法》、《水产品卫生管理办法》、《绿色食品标志管理办法》、《农业转基因生物安全管理条例》、《农业转基因生物安全评价管理办法》、《农业转基因生物进口安全管理办法》和《农业转基因生物标识管理办法》等一系列规章制度。

1997年农业部(农牧发〔1997〕8号)发出了《关于发布允许作饲料药物添加剂的兽药品种及使用规定》的通知。2001年农业部发布了《饲料药物添加剂使用规范》,对饲料药物添加剂使用进行了具体规定。农业部第105号公告公布了《允许使用的饲料添加剂品种目录》,共计173种(类)。

1998年,农业部对1988年发布的《兽药管理条例实施细则》进行了修订,对兽药生产、经营企业的管理,兽医医疗单位的药剂管理,兽药生产许可证、经营许可证、制剂许可证的审批程序,兽药的标准,新兽药审批,进出口兽药管理,饲料药物添加剂管理等问题进行了规定。

为加强和规范兽药质量监督抽样工作,保证抽样工作的科学性和公正性,根据《兽药管理条例》的有关规定,农业部于2001年出台了《兽药质量监督抽样规定》。2002年农业部第11号令颁布了《兽药生产质量管理规范》(简称《兽药GMP规范》),对兽药生产和质量管理、机构与人员、厂房与设施、设备、物料、卫生、验证、文件、生产管理、质量管理、产品销售与收回、投诉与不良反应报告、自检等问题进行了非常详细的规定。

根据《动物防疫法》,农业部于2002年5月24日发布了《动物检疫管理办法》,对在中国境内的动物检疫活动进行了规定。

农业部令第31号发布了《水产养殖质量安全管理规定》,对养殖用水、养殖生产、渔用饲料和水产养殖用药作了具体要求。

3. 国家质量监督检验检疫总局规章

为从源头加强食品质量安全的监督管理,国家质检总局制定了《中华人民共和国出口食品卫生管理办法(试行)》、《中华人民共和国进出口食品标签管理办法》、《进口商品质量监督管理办法》、《进出口商品封识管理办法》、《进境水果检疫管理办法》、《食品生产企业危害分析与关键控制点(HACCP)管理体系认证管理规定》等规章。

例如2003年发布实施了《食品生产加工企业质量安全监督管理办法》(质检总局第52号令)。《办法》适用于中国境内从事以销售为目的的食品生产加工活动,规定了食品生产加工企业在环境条件、设备、加工工艺、原材料、标准、人员、检验能力、质量管理体系、包装材料、储存、运输等10个方面必须具备的条件,规定了对食品生产加工企业实施生产许可,对食品质量安全实施强制检验和市场准入"QS"标志制度,明确了对食品生产加工企业监督管理、检验人员、审查人员的具体要求及相关法律责任。

2007 年 8 月 31 日国家质检总局发布第 98 号令,公布并正式实施了我国的《食品召回管理规定》,主要内容包括食品召回的管理体制,畜产食品安全信息管理,畜产食品安全危害调查和评估、食品召回的实施及法律责任等。

4. 卫生部规章

卫生部在食品及食品原料监管方面制定了《粮食卫生管理办法》、《水产品卫生管理办法》、《食品添加剂卫生管理办法》、《保健食品管理办法》、《新资源食品卫生管理办法》、《转基因食品卫生管理办法》、《辐照食品卫生管理办法》、《蜂蜜卫生管理办法》、《乳与乳制品卫生管理办法》、《调味品卫生管理办法》、《防止黄曲霉毒素污染食品卫生管理办法》、《酒类卫生管理办法》和《茶叶卫生管理办法》等。

在食品包装材料和容器监管方面制定了《食品用塑料制品及原材料卫生管理办法》、《食品用橡胶制品卫生管理办法》、《食品包装用原纸卫生管理办法》、《陶瓷餐具容器卫生管理办法》、《铝制餐具容器卫生管理办法》等。

在餐饮业和学生集体用餐监管方面制定了《餐饮业食品卫生管理办法》、《学生集体用餐卫生监督办法》、《街头食品卫生管理办法》、《食物中毒事故处理办法》等。

在食品卫生监督处罚监管方面制定了《食品卫生监督程序》、《食品卫生行政处罚办法》、《卫生行政处罚程序》、《卫生行政执法处罚文书规范》、《卫生监督员管理办法》以及《健康相关产品国家监督抽检规定》等。

5. 部委联合规章

为了确保我国生产与进出口的畜产食品安全,农业部与国家质检总局于 1999 年制定了《中华人民共和国动物及动物源食品中残留物质监控计划》。

为强化对无公害农产品的管理,保护农业生态环境,2002 年农业部和国家质检总局联合发布了《无公害农产品管理办法》,对无公害农产品的产地条件与生产管理、产地认证、无公害农产品认证、标志管理、监督管理和罚则进行了具体的规定。

6. 其他法规和规章

在食品卫生法律体系中,还有一些既不属于卫生法律、法规和规章,也不属于食品卫生标准等技术规范的规范性文件。如省、自治区、直辖市人民政府卫生行政部门制定的食品卫生许可证发放管理办法以及食品生产者采购食品及其原材料的索证管理办法(如《山东省食品卫生许可证发放管理办法》与《山东省采购食品索证管理办法》)。这些文件依据《食品卫生法》授权,委托相关单位制定,属于委托性的食品卫生法律规范,同样是食品卫生法律体系的重要组成部分。

在制定国内法律和规章外,我国还不断加强与国际组织在畜产食品安全规制领域的融合与沟通。例如1986年我国正式加入食品法典委员会(CAC),它是世界粮农组织(FAO)和关贸总协定(GATT)于1962年建立的政府间协调食品安全标准的国际组织,旨在通过制定食品添加剂、污染物、食品标签、农药残留等方面的横向标准,以及鱼、肉、奶、油脂、水果等食品的纵向标准,构筑完整的食品国际标准体系,并以食品法典的形式向所有成员国发布。目前CAC已有成员国165个,覆盖全球人口的98%。通过加入CAC等国际组织,不断完善畜产食品安全标准等相关制度体系,我国在提高食品卫生质量、维护本国经济利益、保护公众健康等方面发挥了积极作用。

第三节 中美畜产食品安全法律法规体系比较

一、美国畜产食品安全法律法规体系特点和经验

美国是典型的法制社会,这种治国理念同样体现在畜产食品安全管理中。美国的食品立法最早可以追溯到1641年马萨诸塞州的《肉类和鱼类产品检查法》,经过三百多年的发展演变,形成了今天比较完善的畜产食品安

全法律体系,并且成为了畜产食品安全水平最高的国家之一。其畜产食品安全立法的特点是注重"从农田到餐桌"的立法理念,美国制定的食品法规数量多、内容翔实、操作性强。

1.法律法规数量较多,监管内容广

美国等发达国家普遍制定了大量的畜产食品卫生质量法律法规。这些法律法规在逐渐完善的过程中,将涉及畜产食品供应链的几乎所有领域都涵盖了进去,使畜产食品卫生质量的控制有了国家强制力的足够范围和程度的保证。同时,美国非常重视加强与畜产食品安全管理有关的机构设置,在法律上赋予各机构明确的责权,例如成立了"总统食品安全委员会",并在《食品安全基本法》中用大量的篇幅赋予了其明确的责权,通过一定的协调机制,由多个政府部门分工合作,以便对食品安全进行集中管理。美国还制定了畜产食品安全的长远规划或改革计划,加强畜产食品安全管理前沿问题的研究,不断增强职能部门的作用,及时发现问题,确保畜产食品卫生和安全。

2.法律法规技术性强,可操作性好

因为美国立法中的技术论证能力较强,这些法规条款中的具体指标一般来说都经过了技术论证,有足够的证据表明其列出的指标就是最合理的,所以美国等发达国家相关法律法规的立法质量较高。

仔细审读美国有关的法律法规,除陈述基本原则的条款采用原则性、目标性的话语外,其他更多的内容是详细而具体的技术性内容。例如《美国联邦法典》第9卷《动物及动物产品》中第一部分 APHIS 职能下管理法规的 D 分部"动物及动物产品的进出口"一章中,不仅规定了动物及动物产品进出口的一般原则,还更详细地叙述了各类动物及动物产品进出口的检查程序、准许交接的港口、运输工具的要求、重点检查的疫病、工作人员职责和加班待遇以及执法中发生争议如何处理等。这些内容都非常具体,如特定的标识尺寸应该多大,实施消毒处理时使用消毒剂类型,时间多长、浓度多大等都有具体规定。因为法律法规内容详细具体,执法人员具体执行时可操作性非常强,同时又减小了其徇私舞弊的可能性。正是因为有良好的技术支

持,才保证了法规条款的详细具体,才保证了执法中真正做到有法可依。

3. 法律法规修订及时、时效性强

美国不论在畜产食品安全立法还是在畜产食品安全管理上都十分重视结合食品产业的发展和食品贸易的国际化趋势,注重与国际组织的国际食品标准和其要求采取的一系列措施相接轨,最大限度地满足人们对畜产食品安全等方面的要求,及时对旧法律规定或管理体系中不合理的部分进行改革和更新。当畜产食品贸易及畜产品卫生形势发生较大变化时就需要适时调整法律法规,对还没有法律约束的新领域及时制定出相关法律,对一些过时条款及时补充修正。美国联邦法典的修订是制度化的,在国家档案与记录管理局(National Archives and Records Administration,NARA)官方网站上有近10年来联邦法典每年的修订版本。因为法律法规充分得到及时修订,美国有关畜产食品卫生质量控制的法律法规保持了很好的时效性。

4. 制定过程公众参与,透明程度高

在立法过程中公众参与程度是管理部门进行管理活动是否具有一定透明度的重要体现。管理部门的工作透明程度不仅需要使公众了解管理部门在做什么,更要让公众有表达意愿的机会,让管理部门知道公众需要管理者做什么。只有在法律制定过程中提出更多的意见,才能相对来说在法律颁布后出现更少的负面反馈。发达国家除美国有非常制度化的公众参与机制外,其他国家也很重视公众参与。

二、中国与美国畜产食品安全法规体系对比分析

随着社会经济和科学技术的快速发展,人们对畜产食品安全问题认识不断深化,我国目前的畜产食品安全法律体系在有些方面已不能适应畜产食品安全形势的需要。与美国等发达国家以及国际组织的畜产食品安全法律制度相比,我国畜产食品安全法律法规体系还存在着一定的差距,主要体现在以下几个方面:

1. 畜产食品安全法律法规不够完善

《食品卫生法》作为我国食品安全监管的基本法律,颁布时间较早,有

些条款已不太适用于变化后的现实情况。第一，其立法目的是为了"保证食品卫生，防止食品污染和有害因素对人体的危害，保障人民身体健康，增强人民体质"，而不是保障食品安全。第二，《食品卫生法》只适用于食品的生产、加工、存储、运输、流通等环节，并不包括种植、养殖和捕捞、采集等，不可能实现从农田到餐桌的全过程管理，存在一些执法空隙和隐患。第三，《食品卫生法》颁布于1995年，难以适应现在的国情，特别是最新的国务院对食品监管环节的划分，卫生部门只负责餐饮业的监督检查，《食品卫生法》的执法主体发生了重大变化，而法律未作相应修改。第四，从实际执法情况看，虽然卫生部门是《食品卫生法》的行政执法主体，但其日常的行政监督管理工作，多由卫生防疫站承担。卫生防疫站大都是差额拨款的事业单位，需要通过对外服务来获得一定收入，本身存在利益驱动问题，造成了卫生监督执法和有偿服务难以区分的结果，在一定程度上影响了《食品卫生法》的执法力度。

在生产领域主要由质监部门依靠2006年正式实施的《农产品质量安全法》进行监管，在流通领域，《消费者权益保护法》明确了政府保护消费者权益的规定，但两法针对缺陷产品的防范和处理的规定过于原则，缺少实施"细则"，因此可操作性差，真正实施起来难度很大，尤其是对生产商和经销商的经营行为未作明确规定，它们都不是食品监管的专门法律，而且《产品质量法》的执法主体是质量技术监督部门，造成了工商执法的尴尬。

2. 法律适用对象间存在交叉和选漏

由于目前我国的食品立法采用的是部门立法模式，即《食品卫生法》由卫生部门牵头制定；《产品质量法》由质监部门牵头制定；《消费者权益保护法》由工商部门牵头，没有一个完全覆盖从农田到餐桌全过程的法律法规。从立法理念上，这几部法律都不是基于畜产食品安全为出发点的法律法规，《食品卫生法》是从食品卫生的角度来进行的立法，《产品质量法》是从食品质量的角度来立法，而《消费者权益保护法》则侧重于对食品市场销售中的掺杂使假和假冒问题。部门立法造成相关法律法规之间职责分割，责权不统一，有关畜产食品安全监管条文不严密，约束性不强。由于实行分段监管的模式,各种法律之间的衔接存在一些问题,部分违法行为难以查处。

如《食品卫生法》规定,生产经营不符合卫生标准的食品,导致食物中毒或重大食品安全事故的,没收违法所得,处以 1 000 至 5 万元不等的罚款。此条款本身的问题是处罚起点较低,执法仲裁空间较大。对于同样的违法行为,《产品质量法》规定,责令停止生产销售,没收全部违法生产的产品,并处以违法生产销售产品货值 50% 以上、3 倍以下的罚款。这两条款的矛盾给执法带来了漏洞,不利于保证执法的公平性,容易导致人情案、关系案和半截案的发生,损害执法监管部门的公信力。

还有对猪肉的规定就有三种不同的立法。对在市场上发现的没有经过检疫的猪肉,(1)按《动物防疫法》,已出售的没收其违法所得;未出售的,首先依法补检,合格后可继续销售,不合格的,予以销毁;(2)《食品卫生法》却规定对未经检疫的畜产食品,已出售的要立即公告收回;公告已回收和未出售的猪肉,应停止销售并销毁;同时应没收违法所得并处以违法所得 1 倍以上、5 倍以下罚款;没有违法所得的,处以 1 000 元以上、5 万元以下罚款;(3)国务院《生猪屠宰管理条例》又规定,未经定点、擅自屠宰生猪的,由市、县人民政府商品流通行政主管部门予以取缔,并由市、县人民政府商品流通主管部门会同其他有关部门没收非法屠宰的生猪产品和违法所得,可以并处违法经营额 3 倍以下罚款。以上三个法律文本分别规定了三种力度不同的惩罚措施,给执法带来困难。虽然现在《食品卫生法》被《食品安全法》代替,但是并没有彻底解决这个问题。

在立法理念方面,我国的畜产食品安全违法判定原则也值得商榷。我国食品安全违法行为判定的原则是是否符合相关标准,而美国的违法行为的判定原则是消费者受到伤害的程度。由于立法理念的不同,在处理因法律法规不健全而使消费者造成损害的案件时,美国的受害者往往会获得高额的赔偿,而我国的受害者则可能因为违法事实无法判定而遭遇维权困难。而且我国食品相关法律大都是侧重于事后惩治,而非事前预防,未能充分体现风险性分析和基于风险性分析的预警体系的立法理念。在食品企业起点低,监管的难度大的情况下,运用法律来整合监管资源显得格外重要。

3. 对食品违法行为处罚轻威慑力弱

我国关于畜产食品安全方面的两部重要法律《食品卫生法》和《产品质量法》在处罚力度上都比较轻,罚款较少,如《食品卫生法》中规定的最高罚款额为 5 万元,《刑法》中对于严重犯罪行为最高判处 10 年有期徒刑,罚金最高也仅为销售额的 2 倍,这种法律规定显然较轻,起不到惩戒作用,从违法成本收益角度看目前在中国制售假、劣、毒食品的成本与收益相比较低。依法确定具体赔偿数额时,也只对受害人的实际损失进行计算,而没有考虑到受害人为追讨损失而付出的时间、金钱和精力,因此这种赔偿并不能完全补偿受害人的全部损失。更为严重的是,如果不法商家实力雄厚,由于违法成本远低于所获的利润,这种赔偿根本不可能对他们的非法生产低劣食品和危险食品的行为产生有效的威慑。而且,由于缺乏违法者的退出机制,往往是违法者今天受到处罚,吊销营业执照,明天又重新申请开业,法律对于违法者再次经营限制条件规定不明,导致违犯生产经营现象屡屡发生。

4. 缺乏权威性协调性强的管理机构

虽然我国现在明确由国家食品药品监督管理局在全国畜产食品安全监管中的综合监督、组织协调和依法组织重大畜产食品安全事故的查处工作等法律地位,但其行政级别与其他部门平行,同级之间进行综合监督、组织协调目前仍有一定难度,因此,尽管设立了国家食品药品监督管理局,畜产食品安全事故仍时有发生,其组织协调综合监管能力有待提高。

5. 食品安全法律法规可操作性较差

我国现行的关于畜产食品卫生和质量的法律法规都是给出了一些概要性规定,有些条文过于笼统,内容不够翔实,加上法律或法规程序性规定和实施细则制定不能及时进行,致使部分法律法规难以操作。而美国即使是某一类食品的安全监管法律也都十分具体,例如,FMIA 要求检查的内容包括动物屠宰前检查、患病动物的分离、胴体检查、屠宰的方法、胴体和产品的标记和标签、合格认证、强制不合格产品销毁、屠宰和包装企业的卫生检查与管理、进出口动物疾病和胴体的相关检查以及豁免检查的要求等,联邦机构还根据 FMIA 的要求制定了更加具体的法规进行补充。与美国相关内容相比,我国在法规操作性上还存在一定差距。

6. 缺乏畜产食品安全的专门性法律

由于畜产食品的特殊性和重要性,美国还制定了针对性法律或法规。在美国,FMIA 是专门针对牛、猪、绵羊、山羊、马、骡以及其他马属动物及其产品的安全管理,PPIA 是鸡、火鸡、鸭和鹅等家禽安全管理的最高准绳,EPIA 是去壳蛋类产品的最高检查法律,而 FFDCA 则覆盖了所有其他类动物产品,包括乳制品、水产品、海产品、部分蛋类以及野味等。在我国,畜产食品安全管理的法律依据主要套用《食品卫生法》、《动物防疫法》、《产品质量法》和《农业法》等,缺乏针对畜产食品安全监管的专门性法律。

7. 畜产食品安全监管责任规定不明

首先,有关法律、法规没有详尽规定"主管部门监管不到位"的责任。尽管有毒、有害、假劣食品不断在市场出现,但消费者往往只看到有些记者冒着生命危险潜入制假、贩假者内部进行采访曝光,最终经过媒体曝光后,监管部门才开始查处。这一现象反映了部分监管部门的监管不到位,但有关法律、法规很少对"怎样处罚监管部门履责不力"做出详尽的规定。

其次,有关法律、法规也缺乏明确规定"监管人员不主动依法履责"的责任和相应的赔偿责任。例如,《食品卫生法》虽然规定了行政执法工作人员"违法作为"的责任,但却没有明确规定其"不作为"的责任。甚至一些市场准入的审批者,放松市场准入的条件和程序,使一些不合格的厂商、不合格的食品进入了市场,但怎样处罚这些审批者,并没有法律、法规做出规定。尽管有"玩忽职守,造成重大事故者应追究责任"的规定,但究竟何为"重大事故",有关法律、法规并没有具体规定,而且这一规定也疏漏了对造成一般事故的责任人的处罚。食品安全有关法规虽然规定了违法行政致害人的民事赔偿责任,但却没有规定违法行政主体的行政赔偿责任。在致害人无力赔偿的情况下,受害人显然就无法获得赔偿。虽然有关法规规定了致害人应对受害人承担的民事赔偿责任,但却对其责任的范围(如受害人为寻求救济而花费的诉讼费、律师费、交通费等各种费用)和承担方式等没有做出明确的规定。

三、完善我国畜产食品安全法律法规体系的建议

针对我国现有畜产食品安全管理法律法规存在的问题，以及借鉴美国有关畜产食品安全管理法律法规方面的经验，提出如下建议：

1. 利用法律权威，覆盖整个产业链

目前我国对于畜产食品卫生质量的监管还存在着一些法律空白，而不断出现的新问题也有待法律的规范。重视在畜产食品卫生质量监管中运用法律手段，首先应该根据全程控制的思想将整个畜产食品产业链完整地置于法律权威之下。从我国现有的畜产食品法律框架来看，要继续充实和完善这个框架还需要站在整个产业链的高度思考问题。

首先应该明确整个产业链中哪些环节是需要由法律规范的关键点，也就是应该找到立法的准确切入点，如动物饲养、屠宰、加工、运输、贸易等作为产业链中最基本的几个大的环节就可以作为立法的切入点。其次，对于这些大的环节又可包含若干较小的关键影响点，比如在饲养环节就有产地环境、各种投入品、人员流动、疫病防控、操作方法等较为具体的一些较小的关键点。在将那些大的环节置于整个法律体系的节点之后，就每个环节而言，我们还应该控制这些较小的关键点，将各个节点向纵深延伸，丰富由各个节点形成的基本框架。比较完善的畜产食品法律体系应该是通过控制大的环节形成贯穿产业链的完整的线，再从大的环节辐射到所有小关键点的一张全面的网。

2. 弱化现有弊端，制定框架性法律

我国目前以集合法群形态存在的畜产食品立法模式是大部分国家在畜产食品立法上普遍采用的模式，但这种模式的弊端已越来越明显。特别是由于管理机构的职能划分较为分散，各部门在缺乏互相沟通的情况下各自立法，造成各种部门法律存在交叉和选漏。我国目前还不能完全通过采用综合性立法模式的手段来消除这种弊端，但参考国外做法，我国应该在提高现有各单项法立法水平的基础上，出台高于各单项法的畜产食品卫生质量控制基本法或畜产食品安全基本法。通过完善各单项法并制定具有协调作

用的框架性法律,弱化当前立法模式下可能存在的影响法制统一和实效的问题。

制定畜产食品卫生质量控制基本法并不是要废除或取代现有的集合法群式的各单项法律,而是要为群法确定其首,使各单项法拥有一个总的统领。因此,加紧对存在矛盾或重叠的单项法进行修订,形成统一、协调和有序的整体是应与制定基本法同步进行的重要工作。同时在各单项法修订时要注意统一指导思想,统一立法技术。各法修订过程中应该打破传统的就某一部法律进行修订的套路,应把所有单项法一起进行修订,避免各自为政,最终仍然不统一不协调的状况。

制定基本法的过程,可以参考欧盟和日本相关立法。作为一部框架性的立法,除了起到协调现有法律法规的作用外,还应当确立畜产食品卫生质量控制中的基本观念,因此,在国际上得到普遍认可的"全程控制"和"风险分析"观念应该在基本法中得到法律化。

各单项法的制定与修改,总体上要依宪而行,此外还要从"基本法"的基点出发,按照基本法所确定的指导思想、原则、制度等进行,既不能违背宪法也不能违背基本法。基本法是核心,其他单项法必须围绕核心而展开,并纳入基本法创造的框架之中。从结构篇章的角度讲,基本法可作为"畜产食品法典"总篇章部分,各单项法可以组合而成为分篇,两者之间是统和分的关系。

3. 加强技术论证,重技术性操作性

畜产食品质量安全管理的技术属性要求在畜产食品监管的立法中体现技术规范作用。我国当前的畜产食品立法大都对这一点重视不足,使很多本应是技术立法的内容却以强制性标准的形式出现。强制性标准虽然在法律意义上具有强制力,但是在实际执行中,其影响力和强制力要明显弱于法律法规。另外,由于标准往往针对的是更为具体的问题,所以这些强制性的规定通常会比较分散。由于将技术内容更多地放到了标准的领域,导致我国相应的技术法规内容有些比较空洞。为充分利用法律的强制力,我国应将大量分散的强制性标准的内容转化为技术法规,加强畜产食品监管中强

制性要求的严肃性和系统性,同时也可以提高技术法规的技术性和可操作性。

加强技术法规的制定要求提高立法的技术论证能力,而我国目前技术法规部分内容流于空泛的原因之一就是缺乏技术论证。因为没有足够的技术资料和科学数据进行支持,立法者无法对法律条款进行量化。而技术要求如不能量化、不够具体,它们在执行中的可操作性就会相应较低。对此,我国在畜产食品立法中应当重视科学研究部门的参与,同时应该尽快建立畜产食品质量安全调查和监控数据的反馈、收集、分析、应对系统,通过科学的指导和数据支持,提高我国畜产食品立法的技术论证能力,使其具有更强的技术性和可操作性。

4. 重视修订工作,保证法规即时性

法律法规在维持阶段性稳定的前提下,还需要不断进行微调。当前科学技术和畜产食品贸易不断发展,人们生活水平不断提高和生活习惯的持续改变等在深刻影响着畜产食品的生产和贸易。这些不断发展变化的因素都要求法律法规能做出积极应对,以防出现法律真空,而法律法规的修订工作就是减少和防范出现法律真空的有效手段。

进行法律法规的修订,除了定期对法律法规的内容进行审查外,还需要建立评价法律法规实施效果的信息反馈机制。任何法律法规制定后都不可能是一劳永逸或没有漏洞的,因此需要建立发现和收集反馈信息的机制,根据这些信息,可以更加合理、科学地对相应法律法规进行修订,而通过适时的修订,法律法规能够更加完善、更加适应现实需求。

5. 加大惩戒力度,提高法威慑作用

法律法规的作用之一就是可以利用国家强制力对违法者进行惩罚和威慑,而威慑是主要目的,惩戒是必要手段。畜产食品质量安全问题所带来的风险通常会危及到公民的人身安全和财产安全,人身权作为公民的基本人权必须得到高度保护,财产权也是公民基本权力之一。对这一有理由、有必要进行高度保护的领域,我国相关法律法规中处罚条款的严厉程度在一定程度上低于其应有的高度。处罚不严、违法者违法成本较低,是我国近年来

畜产食品质量问题不断出现,假冒伪劣屡禁不止的一个重要原因。对此我国应当加大相关法律法规中惩戒条款的严厉程度,无论经济制裁还是刑事处罚都应当对意欲犯罪的不法分子起到使其"不敢犯"、"犯不起"的威慑作用。

第四章 中美畜产食品
安全管理机构比较

第一节 美国畜产食品安全政府管理机构

　　美国食品管理涉及多个层次,体现在联邦政府、各州和地方机构以及它们之间的相互合作。这些管理机构主要通过以下措施促进食品的安全:一是制定规则、标准和程序来控制食品供应中的风险;二是指导或引导研究,应用现代科学技术解决畜产食品安全问题和决策;三是监测食品供应中的风险;四是监控和监督畜产食品安全措施的有效性;五是为所有生产、销售和保存食品的相关人员提供教育。美国畜产食品安全管理的联邦机构主要有农业部(USDA)、食品药品管理局(FDA)、疾病控制和预防中心(CDC)、环境保护署(EPA)、国家海洋渔业局(NMFS)、海关总署(USCS)等。

表4-1 美国畜产食品安全监管机构

监管机构		监管对象	监管职能
国家级监管机构	主要机构 美国食品药品管理局（FDA）	所有国产和进口的包装食品（不包括肉类和禽类）、药品	具有召回权，可要求加工商召回其不安全食品并采取相应的执法行动。执行畜产食品安全法律；收集分析样品；制定美国食品法典、条令、指南和说明；与外国政府合作确保进口食品的安全；行业和消费者畜产食品安全处理规程的培训
	美国食品安全检验局（FSIS）	监督管理国产和进口的肉、禽与相关产品、蛋制品	执行畜产食品安全法律，管理国内和进口肉、禽产品和蛋制品，进行监测和检验；建立食品添加剂和配料使用生产标准；确保进口肉禽蛋符合美国标准；教育行业和消费者安全的食品处理规程
	美国国家疾病预防和控制中心	监管所有的包装与非包装食品	调查由食品传染的疾病的根源；维护国家食品传染病调查体系；及时报道由食品造成的感染；开发调查病原菌的技术；培训地方和州的畜产食品安全人员
	美国环境保护局	监管饮用水及植物、海产品、肉制品的包装	建立安全饮用水标准；帮助各州监测饮用水的质量，发布杀虫剂安全使用指南；检测新的包装材料是否符合环境保护要求
	辅助机构 国立健康研究院（NIH）	所有食品	对所有的食品进行畜产食品安全研究
	美国海关总署（US）	进口食品	根据所提供的指南对进口货物进行检验或偶尔进行扣押，以协助畜产食品安全管制机构的工作
	美国经济作物部酒精、烟草局（DTBATF）	含有酒精的饮料和烟草	对烟草和酒精饮料（酒精含量大于7%）进行管制
	美国海洋渔业署（NMFS）	海产品	按照联邦卫生标准对鱼类和海产品进行检验。
	食源性疾病教育信息中心（FIEIC）、美国农业部联合研究教育服务局（CSREES）	有关畜产食品安全的教育	主要从事畜产食品安全的研究和教育工作
	联邦贸易委员会（FTC）和美国司法部（US）	食品生产者	在畜产食品安全上主要起到监管生产者和保护消费者的作用
地方性监管机构		监管其辖区内的所有食品与包装安全	FDA以及其他联邦机构合作，实施鱼、海产品、牛奶及其他国内生产的食品的安全标准、检验

一、美国农业部(USDA)

在 USDA 众多的管理事务中,确保肉、禽、蛋等畜产食品的安全是其肩负的重要职责之一。对这些食品的安全管理主要由其下属的食品安全检验局(FSIS)承担。另外,USDA 所属的动植物卫生检验局(APHIS)、农业营销局(AMS)、农业研究局(ARS)和州研究、教育和推广服务合作局(CSREES)等在此类食品的安全管理中也发挥不同程度的作用。

1. 食品安全检验局(FSIS)

FSIS 是 USDA 下属的公共卫生机构,其管理所有美国国产和进口的生鲜牛肉、猪肉、山羊肉、绵羊肉、马肉、鸡肉、火鸡肉、鸭肉和鹅肉,以及不同种类的肉禽加工产品和液态的、冷冻的和干燥的蛋产品,确保它们的安全、卫生和准确标签(Cynthia A. Roberts,2001)。FSIS 通过检测这些畜产食品中病原微生物的污染和农药、兽药以及其他化学物质的残留从而对此类食品进行安全管理。在监督和管理的过程中,FSIS 所依据的联邦法律主要包括FMIA、PPIA 和 EPIA。FSIS 主要畜产食品安全管理权限包括(FDA,1998):①在屠宰前后检查食品动物是否患有疾病;②检查肉禽屠宰和加工车间;③与 USD/AMS 共同监测和检查加工的蛋产品;④采集和分析样品,检查是否含有生物、化学污染和传染性毒性物质;⑤制定生产标准,用于监管肉禽产品生产和包装中食品添加剂与其他成分的使用、车间卫生、热处理工序等;⑥检查并确定向美国出口的所有肉禽加工车间都达到美国的标准;⑦要求肉禽生产厂商自愿召回不安全的食品;⑧资助肉禽安全性研究;⑨教育食品行业和消费者关于安全食品的操作规范。FSIS 下设 9 个主要的办公室,每一办公室具有不同的职责分工,并且每一办公室又细分为不同的处或室。

局长办公室(Office of the Administrator,OA)监督 FSIS 的八大主要计划(分属于其他 8 个不同的办公室),其中局长对所有的检查和标准制定活动负全面的责任。内设美国食品法典委员会办公室和民权特别助理办公室,前者是国际食品法典委员会(CAC)及其活动的美国联系点,后者的主要作用则是维护机构内雇员的合法权益。

食品防护和应急反应办公室（Office of Food Defense & Emergency Response，OFDER）管理所有的国土安全活动，确保政策的制定者、科学家、地方雇员和管理部门对防止任何畜产食品安全威胁能做出快速反应有所准备。例如，在自然灾害或带有目的性的袭击情况下，OFDER 将会引导民众如何保持食品供应的安全。OFDER 下设科学技术处和应急反应处。

计划评估、强制和审查办公室（Office of Program Evaluation，Enforcement & Review，OPEER）对 FSIS 的计划进行评估、强制和审查。OPEER 通过提供确保 FSIS 效率和效益所需的调查研究、强制和审计能力在政策的制定过程中发挥着重要的作用。OPEER 下设 5 个处：内部控制处、计划评估和改进处、评估和强制处、执法和调查处、审查处。

公共事务、教育和推广办公室（Office of Public Affairs，Education & Outreach，OPAEO）职责是保障"从农田到餐桌"的食品链的所有部分能够获得有价值的畜产食品安全信息。它不但制定和引导公共系统计划以此通知和教育消费者、国会、产业界、联邦和州政府、学术界以及媒体关于 FSIS 的活动、畜产食品安全政策和实践、食源性疾病以及安全食品的操作规范，而且管理许多机构活动的行政方面，包括在《信息自由法》和《隐私法》的框架下的行政水平方面的通信及信息的询问和公开揭露，除此之外，它还通过推广到所有组成部分支撑长期政策的制定和执行。OPAEO 下设 4 个处或室：国会和公共事务办公室、食品安全教育处、行政通信和发布管理处、战略行动、合作和推广处。

政策、计划和员工发展办公室（Office of Policy，Program & Employee Development，OPPED）职责是为 FSIS 制定和建议所有的国内政策；制定和审查产品、过程和技术执行标准；评估企业的标签和添加剂使用情况；制定和管理员工培训；为食品安全和公共卫生保障体系所需的政策提供技术建议；以及制定和评估计划、检查和强制方法、体系和技术。OPPED 下设 2 个办公室和一个中心：计划制定办公室、政策分析和正式化办公室、学习中心。

管理办公室（Office of Management，OM）为 FSIS 提供全面的管理和支持服务，范围涉及财政预算管理到人力资源和民权计划。其下设许多部门：管理服务处、民权处、首席人力资源长官办公室、首席信息资源长官办公室、首席财政长官办公室。

地方运行办公室（Office of Field Operations，OFO）管理全国范围内的检查和强制活动，确保国产的肉、禽和蛋类产品的安全、卫生和准确标签。OFO下设3个处：资源管理和规划处、州规划联络处、召回管理处和15个地方办公室。

公共卫生科学办公室（Office of Public Health Science，OPHS）为所有FSIS关心的公共卫生和科学问题提供专门的科学分析、报告、资料和建议。其下设多个部门：管理处、人畜共患病和残留监督处、微生物学处、人类健康科学处、风险评估处、地方服务实验室、实验室质量保障和质量控制处、食品应急反应网络处。

国际事务办公室（Office of International Affairs，OIA）负责领导国际食品安全活动。下设4个处：国际等同处、进出口计划处、进口检查处、FSIS食品法典计划处。

2. 动植物卫生检验局（APHIS）

APHIS负责保护和推动美国农业健康发展，实施《动物福利法》，并执行野生生物损害管理活动。APHIS没有管理畜产食品安全的权力，但是它的许多计划会影响畜产食品安全（Cynthia A. Roberts，2001）。在APHIS下属的机构中，与畜产食品安全相关的机构主要有两个，一是动物护理（Animal Care，AC），二是兽医服务（Veterinary Services，VS）。前者通过检查和教育活动制定和推动动物的人道护理和治疗标准；后者通过预防、控制消除动物疾病，监测和促进动物健康与生产力来保护和改善全国动物、动物产品和兽医生物制品的卫生、质量和适宜销售性。VS下设流行病学与动物健康中心（CEAH）、兽医生物制品中心（CVB）、国家动物健康紧急事件管理中心（NCAHEM）、国家兽医服务实验室（NVSL）、国家动物健康计划中心（NCAHP）和国家进出口中心（NCIE）等。

3. 农业营销局（AMS）

AMS负责为蛋、奶、肉和禽产品等制定质量（非安全）标准和等级标准，检查蛋产品加工车间保证蛋产品卫生、不掺假和诚信标签(Cynthia A. Roberts,2001)。

4. 农业研究局(ARS)

ARS 是 USDA 首席科学研究机构,职责是为美国"从农田到餐桌"过程中的相关农业问题寻求解决办法。ARS 目前拥有 2 100 名科学家,6 000名其他工作人员,100 个分布于全世界的研究点。食品安全工程是其共计 22 项国家计划中 1 200 个研究工程之一。ARS 进行食品安全研究的目的是支持 FSIS 的检查和教育计划(Cynthia A. Roberts,2001)。

5. 州研究、教育和推广服务合作局(CSREES)

(CSREES)与美国的学院和大学共同为农民、食品工业、零售业和消费者制定关于食品安全的研究和教育规划。

二、美国食品药品管理局(FDA)

FDA 的职责是确保美国生产或进口的食品、化妆品、药品、生物制剂、医疗设备和放射产品的安全,它是最早以保护消费者为主要职能的联邦机构之一。该机构与每一位美国公民的生活息息相关。在国际上,FDA 被公认为世界上最大的食品与药品管理机构之一。其他许多国家都通过寻求和接收 FDA 的帮助来促进并监控本国相关产品的安全。FDA 主要由六个中心和两个办公室组成(见图 4 - 1),通过这八个机构的相互协调来完成其职权范围内的任务。在这些机构当中,食品安全与应用营养中心(CFSAN)、兽药中心(CVM)和管理事务办公室(ORA)执行 FDA 的食品安全管理和质量控制活动。

FDA 在食品管理方面的主要职责是确保除 USDA 管理的食品以外的所有其他国产和进口食品的安全、卫生、营养和正确标签。也就是 FDA 监管除肉、禽和部分蛋产品以外的所有其他畜产食品,包括水产品、海产品、乳制品、全蛋和野味等。

在监督和管理的过程中,FDA 所依据的联邦法律包括 FFDCA、PHSA 和 EPIA。FDA 畜产食品安全管理权限包括(FDA,1998):①检查食品生产企业和仓库,并且采集和分析样品,确定是否含有物理、化学和生物性污染;②在销售前评估食品添加剂和色素的安全性;③评估兽药对靶动物和人类的安全性;④监管食品动物饲料的安全性;⑤制定指导性规程、法规、准则和法律解释,协助各州共同执行,以便监管牛奶、贝壳类海鲜和食品零售业;⑥制定切实有效的食品生产方式和其他生产标准,如工厂卫生、包装要求以及危害分析与关键控制点(HACCP)计划等;⑦与外国政府合作,确保进口食品的安全;⑧要求生产商召回不安全的食品,并监督之;⑨采取合适的强制措施;⑩进行畜产食品安全研究,并且教育食品行业和消费者关于安全食品的操作规范。

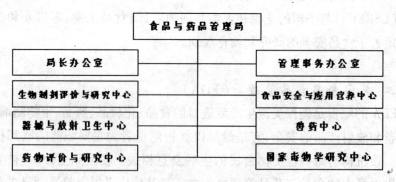

图 4 - 1　FDA 主要组织机构

1. 食品安全与应用营养中心(CFSAN)　该中心是 FDA 工作量最大的部门,它负责除 USDA 管理的肉、禽、蛋以外所有食品的安全。CFSAN 致力于减少食源性疾病,促进畜产食品安全和各种计划的推广实施等。CFSAN 的职能包括:①确保在食品中添加的物质及色素的安全;②确保通过生物工艺开发的食品和配料的安全;③负责在正确标识食品和化妆品方面的管理活动;④制定相应的政策和法规,以管理膳食补充剂、婴儿食物配方和医疗食品;⑤确保化妆品充分及产品的安全和正确标识;⑥监督和规范食品行业的销售行为;⑦进行消费者教育和行为拓展;⑧与州和地方政府的合作项目;⑨协调国际食品标准和安全等。

2.兽药中心（CVM） 该中心主要职责是管理兽药、饲料添加剂和兽用医疗器械的生产和销售,其目的是保护动物和人类的健康。保障畜产食品的安全是该中心最优先考虑的任务之一。该中心下设三个主要的办公室负责畜产食品安全管理,包括新兽药审评办公室（ONADE）、监督与执法办公室（OS&C）和研究办公室（OR）。

新兽药审评办公室（ONADE） ONADE 的主要任务是负责对新兽药进行审批,以决定新兽药是否可以生产和上市销售。一种兽药只有取得了相应的新兽药申请（NADA）才被认为是安全有效的。在获得 FDA 对新兽药进行审批之前,其必须在靶动物中进行临床有效性和安全性研究。新兽药同时必须进行消费者安全性研究,并且可食性动物产品中不能含有不安全的药物残留。新兽药的研发人员必须进行所有必要的研究,其中一项要求药物研发人员提供药物残留的分析方法。也就是说,美国畜产食品中兽药残留的控制从新兽药的审评开始。事实上,根据美国 FFDCA,所有的兽药都可以被视为新兽药,所以 ONADE 也就监测所有兽药残留物对人类的安全性。

监督与执法办公室（COS&C） 新兽药上市后的监督是评估药物安全性必不可少的步骤。因此,OS&C 会同 FDA 地方办公室、USDA、EPA 以及其他联邦机构监测上市后的兽药、饲料添加剂和兽用医疗器械以确保它们的安全性和有效性。

研究办公室（OR） 主要引导应用研究以支持现有的和可能出现的 FDA 管理问题,它与消费者一道提供研究方法来确保畜产食品的安全以及动物产品的卫生。该办公室主要下设三个处:化学残留处（DRC）、动物研究处（DAC）和食品与动物微生物学处（DAFM）。三者在管理畜产食品方面各司其职:DRC 主要负责建立和评估动物组织、体液和饲料中药物残留的分析方法;DAC 利用动物和动物系统进行基础和应用研究以支持现有和即将出现的管理问题,为动物健康、畜产食品安全和其他相关问题提供解决办法;DAFM 的任务是引导基础和应用研究以支撑 CVM 的管理决策,包括可能对动物和人类健康构成危害的微生物的分离、鉴别和定性,尤其是抗菌药物在动物的有效性研究,包括药物耐药性问题。

三、美国疾病控制和预防中心(CDC)

CDC 与 FDA 同属美国健康与人类服务部(DHHS),其主要职责是保护国家的公共卫生安全。CDC 畜产食品安全管理的大部分工作是围绕着食源性疾病的监测而展开的,其法律指南是《公共卫生服务法》(PHSA)。CDC 畜产食品安全管理活动主要包括(FDA,1998):①会同各州和地方部门以及其他联邦官员调查食源性疾病爆发的根源以及发生的因素;②维持一个全国范围内的系统用来报道食源性疾病的爆发,与其他联邦和各州机构一道监测爆发的频率和趋势,包括设计和实施快速的电子系统报道食源性疾病;③建立和维护公共卫生政策,预防食源性疾病;④引导科学研究,帮助预防食源性疾病;⑤培训地方和各州的畜产食品安全检查人员。

CDC 食源性疾病的监测系统包括食源性疾病自动监测网(FoodNet)和 PulseNet。FoodNet 建立于 1995 年,由 FDA、CDC、USDA 和其他 8 个州合作管理。它是一个食源性疾病的监测规划,目标在于监测食源性疾病发生的频率和严重程度;监测食用具体食品(如肉、禽和蛋)所导致的病例数;描述细菌、寄生虫和病毒性病原的流行病学。PulseNet 是一个全国性由公共卫生实验室和食品管理机构的实验室组成的电子网络系统,成员包括 CDC、FDA、FSIS 以及各州和地方卫生部门。PulseNet 成员通过脉冲场凝胶电泳(PFGE)对食源性疾病的致病菌执行标准化的分子亚型(或 DNA"指纹")鉴定。PFGE 能够在 DNA 水平上鉴别大肠杆菌 O157:H7、沙门氏菌、志贺氏菌、李斯特杆菌和弯曲杆菌等食源性致病菌。某种食源性致病菌的 DNA "指纹"通过电子的方式被提交到 CDC 的动态数据库,进而与上述致病菌进行快速比对。

四、其他联邦机构

环境保护总署(EPA) EPA 主要负责美国的环境保护与监测,制定饮用水安全标准,监管毒物或废物,防止进入环境和食物链以及对农药进行审批注册等。在畜产食品安全管理中,EPA 为食品(包括畜产食品)中农药残留制定 MRL 标准和检测方法;参与 FSIS 和 FDA 制定国家年度残留监控计划(NRP)。

国家海洋渔业局(NMFS)　NMFS 隶属于美国商务部(USDC),主要对海产品的安全进行检查和认证。虽然 FDA 对保障海产品的安全负有主要责任,但是 NMFS 则按照海产品生产企业自愿的原则对海产品进行安全卫生检查、产品分级和颁发证书,所以企业需要对此类检查活动付费。其法律指南包括 1946 年《农业市场法》和 1956 年《渔业和野生动物法》。如果按照合同给相关企业提供服务,NMFS 将依据联邦卫生法规和标准,检查和认证捕鱼船只、海产品加工企业和零售商店;评估海产品总体卫生状况,并进行合理的产品分级和正确标签;检查海产品的分类、污染和腐烂情况。

海关总署(USCS)　USCS 隶属于美国财政部,在畜产食品管理方面,与 FDA、USDA 合作,确保所有此类食品在进入和离开美国时都符合美国法律法规的要求。

联邦贸易委员会(FTC)　FTC 监管所有食品,执行各种法律,保护消费者,防止不公平、虚假的或欺诈性的行为,包括虚假和不实的广告。

食品传染疾病发生反应协调组(FORC－G)　1998 年,总统食品安全行动开始实施一项重要计划——DHHS(包括 FDA)、USDA 和 EPA 联合签署备忘录成立 FORC－G。FORC－G 由美国卫生部(包括其下属机构 FDA)、农业部和环境保护总署联合建立,其职责是加强联邦、州和地方食品安全机构之间的协调与联络,在疾病发生时引导资源和技术力量的有效使用,采取措施防止危害美国食品供应的新的和潜在的威胁。该机构设有几个协会:联邦政府官员协会、食品与药物官员协会、全国市县卫生官员协会、州与领地公共卫生实验室主任协会、州与领地流行病学家委员会以及全国各州农业局协会。

为了加强畜产食品安全有关职能部门的协调,克林顿总统于 1998 年 8 月 25 日签署食品安全监管行政执法体制重构的第 13100 号总统令,成立总统食品安全委员会,成员包括农业部、商务部、健康与人口部的部长,管理与预算办公室(OMB)、环境保护署、总统科技助理、总统国内政策助理等。三部部长和总统科技助理为委员会的联合主席。总体来讲,美国消费者对畜产食品安全监管工作是满意的。但美国众多的畜产食品安全监管部门不可避免地产生了职能重叠和低效,因此,不断有人呼吁成立单一的食品安全监管机构。伊利诺伊斯州的民主党参议员杜宾早在几年前就提议建立单一的联邦食品安全监管部门——"食品安全署(Food Safety Administration)",但这一问题争论了多年仍未有定论。部分支持者认为,联邦职能的过于分散可能会削弱其监管力度。

第二节 中国畜产食品安全政府管理机构

在 2007 年 10 月国务院审议通过并将提交全国人大讨论的《食品安全法草案》中,对我国畜产食品安全监管机构进行了责权的划分:国务院农业主管部门主管全国初级食用农产品生产的监督管理工作;国务院质量监督检验检疫主管部门主管全国食品生产加工的监督管理工作;国务院工商行政管理部门主管全国食品流通的监督管理工作;国务院卫生主管部门主管全国餐饮业和食堂等食品消费的监督管理工作以及全国食品生产加工和流通的卫生监督管理工作;国务院食品药品监督管理部门主管全国畜产食品安全的综合监督,组织协调和依法组织重大畜产食品安全事故的查处工作。其结构如下图 4 - 2 所示。

一、农业部(MOA)

在畜产食品安全方面,农业部主管动物养殖过程的安全。其负责农田和屠宰场的监控以及相关法规的起草和实施工作,负责食品畜产食品中使用的农业化学物质(兽药、渔药、饲料及饲料添加剂)等农业投入品的审查、批准和控制工作,负责境内动物及其产品的检验检疫工作。在农业部内部,主要有六个下设部门负责畜产食品的安全。它们分别是市场与经济信息司、畜牧业司、渔业局、兽医局、产业政策与法规司和科技教育司。其中,产

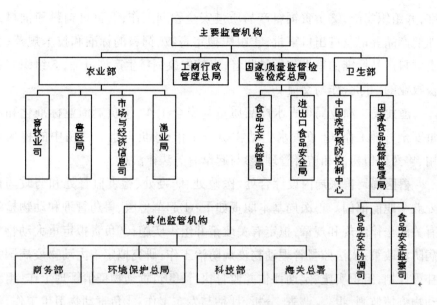

图4-2 中国畜产食品安全监管机构结构图

业政策与法规司负责与畜产食品安全有关的法律法规方面的工作;科技教育司负责与畜产食品安全有关的科技与教育工作。

市场与经济信息司 该司是综合性协调部门,在畜产食品安全管理方面的主要职责是:①指导畜产食品市场准入管理;②组织开展畜产食品市场预警;③负责畜产食品质量安全管理工作的综合协调、归口管理和监督检查;④组织拟定畜产食品质量安全管理方面的法律法规、规章和政策建议;⑤组织畜产食品质量安全风险评估和官方评议工作;⑥组织制定畜产食品质量安全体系及农业标准体系、检验检测、认证认可体系建设规划和项目计划并组织实施;⑦综合协调管理农业投入品和农业各产业质量标准、监督、监督、认证工作;负责农业部质检中心的审查认可和日常管理工作;组织实施农业标准化建设;⑧负责无公害畜产食品、绿色食品和有机食品管理工作,实施认证和质量监督;⑨承办畜产食品质量安全、市场和信息的国际交流与合作。

畜牧业司 该司负责饲料管理方面的工作:①拟定畜牧、饲料方面的标准,并组织实施;②负责饲料产品质量安全管理工作;③负责饲料和饲料添加剂产品登记及进出口审批;④组织拟定畜牧、饲料的标准和技术规范;负责饲料产品标准的审批和质量监督;审核发放饲料生产许可证;⑤组织有关畜牧业的国际合作与交流。

渔业局 渔业局负责水产品质量与安全工作:①负责渔业标准化和质量安全管理工作;②负责水生动物防疫工作;③负责水产养殖中的兽药使用、兽药残留检测和监督管理,参与起草有关法律法规。

兽医局 兽医局内设综合处、医政处、防疫处、检疫监督处和药政药械处五个职能部门。兽医局基本职责如下:①起草兽医、兽药管理和动物检疫有关的法律法规和规章,拟定有关政策并组织实施;②负责拟定重大动物疫病防治政策,依法监督管理动物疫病防治工作;研究拟定重大动物疫病国家扑灭计划,组织实施、定期评估并监督执行;③负责动物疫情管理工作,组织动物疫情监测、报告、调查、分析、评估与发布工作;④负责动物卫生工作,组织动物及畜产食品检验检疫、兽药残留监控、动物及动物产品卫生质量安全监督管理工作;⑤负责兽药监督管理和进出口管理工作;⑥组织制定、修订药物饲料添加剂品种名录和禁止使用的药物及其他化合物目录;⑦组织拟定动物卫生标准,负责制定、发布兽药国家标准、兽药残留限量标准和残留检测标准,并组织实施;⑧承办兽医、兽药和动物检疫多边和双边合作协议、协定的谈判和签署工作,承办我国与世界动物卫生组织等国际组织的交流与合作工作;⑨分析评估国(境)外有关动物卫生信息,负责发布动物疫区名单;拟定禁止进境的动物及动物产品名录,承办发布禁令和解禁令工作。

二、国家质量监督检验检疫总局(AQSIQ)

国家质量监督检验检疫总局是国务院主管全国质量、计量、出入境商品检验、出入境卫生检疫、出入境动植物检疫、进出口畜产食品安全和认证认可、标准化等工作,并行使行政执法职能的直属机构。在畜产食品安全管理方面,AQSIQ 主要负责食品生产、加工和出口领域内的安全控制工作。它负责畜产食品安全的抽查和监督,并从企业保证畜产食品安全的必备条件抓起,采取生产许可,出厂强制检验等监管措施对食品加工业进行监督,建立与食品有关的认证认可和产品标识制度,特别是出口食品加工厂的注册,出口食品检查,活体动物的进出口检疫、出口检验检疫证书的发放等。

食品生产监管司 食品生产监管司的主要职责是研究拟定国内食品生产加工环节的食品质量安全卫生监督管理的规章、制度;负责并组织实施国内食品生产加工环节的食品质量安全卫生监督管理;组织实施国内食品生产许可、强制检验等食品质量安全市场准入制度;组织实施国内食品生产加工环节的食品质量安全风险分析及预警,负责调查处理国内食品生产加工环节的畜产食品安全重大事故;督促、指导地方质量技术监督部门做好食品生产加工环节的质量安全卫生监管工作。

进出口食品安全局 进出口食品安全局的主要职责是研究拟定进出口畜产食品安全、质量监督和检验检疫的规章、制度及进出口食品、化妆品检验检疫目录,组织实施进出口食品的检验检疫和监督管理;收集国外有关畜产食品安全、卫生质量信息,组织实施进出口食品卫生风险分析评估和紧急预防措施;管理重大进出口食品卫生质量事故查处和食源性污染源处理工作。

三、卫生部(MOH)

卫生部主要负责国内市场的食品卫生政策和管理工作。在畜产食品安全管理方面的工作主要体现在以下几个方面:一是制定食品卫生法规和标准。卫生部门是《食品卫生法》、与《食品卫生法》相配套的部门行政规章、与《食品卫生法》相配套的地方性法规和地方政府规章、食品卫生标准及检验规程的起草部门。加入 WTO 后,卫生部抓紧修订和完善食品卫生有关的管理规章,基本完成了食品卫生标准的修改审定工作,满足了入世后食品安全管理的要求。二是开展食品卫生监督。从 1983 年至今,卫生部一直对食品卫生情况进行监测。每年都要对肉及肉制品、水产品和乳制品等进行抽检。三是推行食品卫生监督量化分级管理制。依据《食品卫生法》等的规定,在原有食品卫生监督管理的基础上,依据危险性分析的原则,对卫生许可证审查和经常性卫生监督项目进行量化,重点加强对关键环节的管理。四是建立食源性疾病监测,食品中毒报告体系。2008年3月十一届全国人大一次会议第五次全体会议通过关于国务院机构改革方案,明确国家食品药品监督管理局由卫生部管理。

国家食品药品监督管理局(SFDA)　国家食品药品监督管理局是国务院综合监督食品、保健品、化妆品安全管理和主管药品监管的直属机构。在畜产食品安全监管中负责畜产食品安全管理的综合监督,组织协调和依法组织开展对重大事故查处等工作。需要指出的是,SFDA作为综合监督和组织协调部门,不代替具体监管部门的职能,但是负责监督各项畜产食品安全监管工作的实施。SFDA下设四个部门负责畜产食品安全协调监督工作。

政策法规司　主要职责是组织有关部门起草畜产食品安全管理方面的法律、行政法规并拟定综合监督政策,提出立法规划建议。

食品安全协调司　主要职责是:组织有关部门拟订畜产食品安全管理的工作规划并监督实施;依法行使食品、保健品安全管理的综合监督职责,组织协调有关部门承担的食品、保健品安全监督工作。根据国务院授权,组织协调开展食品、保健品安全的专项执法监督检查活动;组织协调有关部门健全食品、保健品安全事故报告系统;研究拟订食品、保健品重大事故的各种应急救援预案,组织协调和配合有关部门开展应急救援工作。综合协调食品、保健品安全的检测与评价工作,指导、协调畜产食品安全监测与评价体系建设;承担研究、协调畜产食品安全统一标准的有关工作;组织拟订国家畜产食品安全重大技术监督方法、手段的科研规划并监督实施。收集并汇总食品、保健品安全信息,分析、预测安全形势,评估和预防可能发生的畜产食品安全风险;会同有关部门制定食品、保健品安全信息发布办法并监督实施,综合有关部门的食品、保健品安全信息并定期向社会发布,承办局交办的其他事项。

食品安全监察司　食品安全监察司的主要职责是:依法组织开展对重大、特大事故的查处,负责国家畜产食品安全监察专员日常管理工作,承办局交办的其他事项。国家畜产食品安全监察专员受国家食品药品监督管理局的委托,监督检查有关部门、单位对重点环节和重点领域食品、保健品重大安全危害因素的监控与整改情况,参加对重大、特大事故调查处理和应急救援工作。

国际合作司 组织开展与外国政府、国际组织间的畜产食品安全管理有关的国际交流与合作。

疾病预防控制中心 负责食源性疾病及食品污染物监测体系的建设工作,负责食物中毒的报告。

四、其他中央管理部门

商务部(MOFCOM) 商务部主要相关食品安全的职责是研究拟定规范市场运行和流通秩序的政策法规,促进市场体系的建立和完善,深化流通体制改革,监测分析市场运行和商品供求状况,负责组织协调包括畜产食品在内的各类反倾销、反补贴的有关事宜和组织产品损害调查等。

国家工商行政管理总局(SAIC) 国家工商行政管理总局是国务院主管市场监督管理和有关行政执法工作的直属机构。主要职责是:依法组织监督包括食品行业在内的各类市场竞争行为,查处紧急违法行为;依法组织监督市场交易行为,组织监督流通领域商品质量,组织查处假冒伪劣等违法行为,保护经营者、消费者合法权益;依法对各类市场经营秩序实施规范管理和监督。

科技部(MOST) 科技部主要负责畜产食品安全科研工作,具体工作主要由农村与社会发展司负责。重点工作包括关键检测技术、监控技术与仪器设备研究开发;标准体系提升与完善;畜产食品安全科技战略与对策研究;地方科技综合示范。根据提高畜产食品安全水平的需要,科技部设立了"食品安全关键技术"这一重大专项研究项目,主要内容包括:①共性技术研究,包括污染物、农药残留、兽药残留、生物毒素、病原微生物等检测、控制、监测技术研究;②标准体系研究,包括畜产食品安全标准总体设计,重要标准和技术措施的制定;③综合示范,以市场为导向,政府、科技界、产业界紧密合作,实现"从农田到餐桌"全程监管;④进行畜产食品安全战略和政策研究,制定畜产食品安全科技发展纲要,出版畜产食品安全科技年度报告。

环境保护总局 环保局主要相关畜产食品安全的职责是由其下属的国家环境保护局有机食品发展中心负责有机食品认证管理,有机农业和有机食品的培训、宣传、研究和推广,为相应的国家标准和管理办法的制定提供技术支持。

海关总署 海关的主要相关畜产食品安全的职责是对进出口的包括畜产食品在内的货品进行监管,防止外来的有毒有害食品、食源性疾病的侵入。

第三节 中美畜产食品安全管理机构比较与借鉴

一、中美畜产食品安全监管机构的共同特征

(1)监管体系上都采用多部门多级别架构的体制。比较发现,两者在横向上,中央或联邦政府都有各司其责的庞大机构;在纵向上有中央与地方或联邦与地方各级的监管。对各方来说,这种方式比较符合畜产食品问题的复杂性、多样性、技术性和社会性交织等特点,全方位的对畜产食品安全问题进行监管,最大限度的满足了国民对畜产食品安全监管的心理预期。

(2)在监管体系中都有相应统一监管的职能机构。美国以农业部食品和药品管理局为主要监督机构,中国为了加强畜产食品安全和安全生产监管体制建设,在国家药品监督管理局基础上组建了国家食品和药品监督管理局,成为畜产食品安全领域的统一监管机构。这种设置方式的初衷在于保障在多部门分享管理权力的条件下,由某一部门可以协调权力分配后在运作中的矛盾,充分发挥多元体制的效率。

(3)监管机构都享有一定的准立法权和准司法权。例如,美国食品和药品管理局"制定美国食品法典、条令、指南和说明,并与各州合作应用这些法典、条令、指南和说明",以及美国行政程序法中关于听证和自由裁量

权的规定,中国食品和药品管理局"组织有关部门起草畜产食品安全管理方面的法律、行政法规",负责畜产食品安全方面的行政执法监督和听证工作,承担行政复议、应诉和赔偿等工作。

(4)两者都要求不同监管机关之间有合作的义务。食品问题涉及经济、政治、社会、科技多层面、多角度、多方位,特别是安全食品的生产、销售、监管是一项综合性强的系统工程,广泛地涵盖了农业、环保、市场、质量监督等多个管理和技术学科,在畜产食品安全法律的执行过程中必须多部门、多学科共同配合。中国和美国在行政权分解的现实状态下最大程度地寻求行政资源的整合,以有效解决非传统的跨领域的社会问题。

这种合作包括2个层次:一是中央(联邦)各部门的合作,如美国海关总署与其他联邦管制机构合作防止有毒有害的食品进口到美国,中国食品和药品管理局与卫生部等合作对食品卫生的监督检查等等。二是中央(联邦)与地方的合作,如美国地方和州政府与联邦管制机构合作确保本辖区的畜产食品安全标准的实施,中国农业部和下级农业部门合作对畜产食品市场的调查等等。

(5)监管机构设置方面重视技术部门的支持作用。美国和中国的疾病预防控制中心和其他的各类研究机构都为政府的畜产食品安全行政管理提供了科学技术的保障,这是畜产食品安全监管的一个显著特点。

二、中美畜产食品安全监管机构差异与启示

1. 行政机构权责划分的特质不同

在各部门权责划分上,美国式与中国式权责划分的基础不同。美国对畜产食品安全监管机构划分的一个重要基础是畜产食品安全本身的特性,而中国式的监管体系主要是从行政本身的角度来划分,即美国式的划分主要建立在食品安全学的基础上,而中国式的划分是建立在行政学的基础上。美国对于肉、蛋、禽、海鲜品等分别规定了不同的监管机关,同时各监管机关之间监管范围没有出现冲突的地方,这是社会管理水平精确化、成熟化的表现。

中国式划分对各部门职能的描述主要是概括化、政策化的语言,其模糊性和随意解释度较大,导致部门之间的协调困难。中国在畜产食品安全管理上形成的多部门管理格局是不同部门仅仅负责食品链的不同环节的结果。畜产食品安全管理权限分属农业、商务、卫生、质检、工商、环保、法制计划和财政等部门,形成了"多头分散,齐抓共管"和"多头有责,无人负责"的局面,影响了监督执法的权威性,职责不清,政出多门,相互矛盾,管理重叠和管理缺位现象突出,常常导致管理活动的重复,法律实施的不稳定,管理活动缺乏一致性和出现管理盲区等,还可能导致公共健康目标和贸易便利化及产业发展之间出现矛盾。

2. 对监管权力的层次架构不同

美国对畜产食品安全监管权力的统一进行了精心设计,它有从概念到现实的对畜产食品安全管理的最高权力机关——总统食品安全委员会。该委员会是一个具有代议制的食品安全委员会,从机构的组成到总裁的任命均由总统指定,它向国会报告并拥有对资源的管理权力,它是一个领导机构,其主任具有独立的特权,是一个内阁水平的机构。它是由农业部、商业部、环保署以及有关财务、科技、资源等部门组成,为联邦政府食品安全活动制定全面规划,目标是建立一个完美的有科学基础的畜产食品安全体系。它从实质上改变了畜产食品安全监管权力分散的局面,并从更高层次上弥补了食品和药品管理局对其平行机构的制约力的薄弱。

中国政府 2003 年机构改革中,在原国家药品监管局基础上组建了食品和药品监管局,并授予其综合监督管理畜产食品安全的权力,这无疑是"实现综合监管的重大举措,对于理顺现行行政监管体制和加强关乎公众健康安全的措施有着特殊重要的意义"。但食品药品监管局要履行自己的综合管理的职责可能会遇到双重阻碍:(1)从机构设置来看,食品和药品监督管理局属于国务院直属机构,在地位上不比其他国家机构高,在中国这样一个较严格的效力等级的行政体制下,其"综合管理"能力较难发挥;(2)从职能划分来看,许多中央国家机关在某种程度上都被授予"综合监管"的职能,当它们的监管领域发生重叠和碰撞时,从行政组织法的角度来说,每个部门都名正言顺的有理由捍卫自己的"领地"。因此既要解决问题又不能违反法治精神,在现实中表现为一个逻辑困境。

3. 行政机构之间合作的权力基础和效果不同

根据美国宪法的第十修正案的规定"没有被宪法授予合众国的权力或者没有被宪法禁止授予各州的权力是为每个州以及人民而保留的",以及美国联邦制的国家体制,地方政府具有独立性和自主性,因此在畜产食品安全领域,地方政府与联邦管制机构的合作是平等的合作,不是一方服从于另一方的被动式合作,换言之,地方机构对本辖区内的畜产食品安全问题拥有"绝对权力"。这样才有可能保证对畜产食品安全问题的监管是在两种行政主体独立权力既合作又制衡的条件下,对相对人也比较公平。

中国现行的畜产食品安全管理监控工作由国家和地方政府的管理机构共同负责。中央政府一级的畜产食品安全管理工作主要由卫生部、农业部、国家质检总局和商务部等部门共同完成,这些部门则向国务院报告工作。这几个机构都自成体系,在省、市、县一级都分别设有相应的省级机构,每个机构的具体结构和管理范围都很复杂。大部分省、市、县一级都分别设有与卫生部、农业部和国家质检总局对应的畜产食品安全管理机构。一般情况下这些畜产食品安全管理机构直接对当地的本级政府负责,但接受中央机构的管理和技术指导,但也有些地方的畜产食品安全管理机构直接接受中央机构的领导,比如省级的进出口检验检疫局。各部门从中央到地方的垂直系统亦十分复杂。卫生部、农业部从中央到地方均分级管理。质检总局的高检系统属于垂直管理,其余机构属于分级管理。原药监局中央和省一级部门属于分级管理,而省以下部门属于垂直管理。地方政府也有权制定自己的规章和标准。而地方的畜产食品安全管理机构都是地方财政自给,所以可能更多的关注于本地区利益而不是国家的标准。

中国行政等级制度较严格,上级机构对下级机构有着巨大的影响力甚至控制力。假设在某地方出现了重大的食物中毒案件,有关的畜产食品安全监管的中央机关会组成联合调查组,尽管当地的畜产食品安全监管部门也有参与,但大多数情况下只能沦为调查组的办事机构,没有决策权力。

4.对技术部门的定位不同

美国畜产食品安全的国立技术部门承担的完全是辅助性的技术支持的工作,它们没有行政上的权利,在畜产食品安全问题上完全是中立方。中国的有关技术部门还被赋予"开展包括畜产食品安全在内的各项公共卫生业务管理工作",这样就更加造成了行政机构的权力混乱,也有可能影响技术工作的中立性。

通过对中美畜产食品安全政府管理机构的共同特征和差异的分析,借鉴美国畜产食品安全管理机构设置经验,我们可以得到如下启示:

1.应该进一步明确各食品安全监管部门的责权

从食品安全学及法学的角度来说,有必要将我国的畜产食品安全监管的行政机构在畜产食品安全监管的权责用明确有效的语言通过法律的形式进行界定,针对具体的畜产食品安全问题,把监管权力条理化,使每个行政部门在权力运行时都有自己的确定范围,避免多头执法,也避免出现太多无人管理的真空地带。

2.有必要设置更高级别畜产食品安全管理机构

在中国这样权利层次明确的国家,在赋予国家食品药品监督管理局综合监管权力的同时,有必要提高其行政级别,或者成立更高级别的统一监管机构,以消除在权力运行中因不能协调同级别的其他部门而引起的"内耗"。通过整合食品安全监管资源,既包括整合人力资源、装备资源,又包括整合技术资源、信息资源,更好地发挥相关部门在畜产食品安全监管方面的职能优势、技术优势,充分利用现有的人力、物力,形成合力,降低监管成本,提高监管效率。

3.畜产食品安全研究的技术部门需要重新定位

为保持畜产食品安全研究的技术部门的客观性和独立性,应使其仅承担完全辅助性的技术支持工作,剥离其某些行政权力,如"开展包括食品安全在内的各项公共卫生业务管理工作"等。

三、改革中国畜产食品安全管理机构的建议

1. 建立协调统一畜产食品安全监管体制

加强畜产食品安全管理各部门之间的协调是畜产食品安全管理体制改革的核心。以科学的风险评估为基础、通过各部门之间协调一致的行动来防范"从农田到餐桌"全过程中可能出现的各种风险,最终确保消费者的畜产食品安全。

各国食品安监管体制可归纳为两种类型:一类是以加拿大、丹麦、爱尔兰、澳大利亚为代表,为了控制风险,将原有的畜产食品安全管理部门统一为一个独立的食品安全机构,由这一机构对食品的生产、流通、贸易和消费全过程进行统一监管,彻底解决部门间分割与不协调问题;另一类是以美国和日本为代表,虽然畜产食品安全的管理机构依然分布在不同部门,但是却通过较为明确的分工来避免机构间的扯皮问题,在明确分工基础上通过协调实现畜产食品安全。后一类监管体制的重要特征就是根据食品类别(美国)或按照环节(日本)进行分工,以保证对"从农田到餐桌"全过程的监管。实际上,即使在美国也一直存在着要求畜产食品安全管理机构完全统一到一个部门的声音,美国国家科学院曾专门就建立统一的食品安全管理机构问题向政府提交研究报告,美国国家审计署(GAO)更是每年向国会提交有关食品安全管理经费及其效果的报告,极力主张借鉴其他国家经验把美国的食品安全管理机构统一起来。

我国长期以来形成的分段和多头管理模式在一定程度上不利于对畜产食品进行更高水平的管理。考虑到畜产食品的生产是一个各环节相互联系,不可分割的有机链条,应该对现有管理部门的管理职能进行梳理和重新整合,原则上这些职能应尽可能的向农业食品安全部门靠拢。从长远看,我国应该建立国家水平的独立、综合、全面、协调管理畜产食品质量工作的单一机构。该机构对畜产食品卫生质量的管理应按照国际通行的"从农场到餐桌"思路实施全程监管。即牲畜的饲养管理、饲料管理、疫病控制、兽药使用、残留监控、加工贮运、包装销售等都应在该机构的综合协调之下处于

国家级的统一监管中。同时,该机构还应负责协调安排有关畜产食品质量监管的科学研究;负责畜产食品质量基本法规的制定;负责国内畜产食品质量具体管理活动的监督检查;负责收集、分析国内外有关畜产食品管理的政策法规变动,并提出应对策略;负责同相关国际组织及国外机构的交流,增强我国在这些国际组织中的活动力等。

长期来看,应该建立这样一个对畜产食品卫生质量管理进行综合协调的单一部门,使其成为我国畜产食品管理体系的核心。采用此种管理模式将有助于保证监管措施的快速执行和执行的一致性;有助于提高管理的成本效益,有助于更有效的利用资源和技术专家;在应对突发事件时也可以迅速果断地采取措施,减少多部门沟通所导致的时间浪费。但是从我国目前的情况看,现有多头和分段管理的格局是历史以来形成的,短期内无法进行大的改动。就短期内可以采取的行动来看,我们可以参考国外情况首先建立起多部门的共同协调机制,对各部门职能进行责、权、利明确划分,对部门间的相互合作和相互制衡模式进行制度化的规定。通过建立这种协调机制,可以在一定程度上克服多部门监管模式固有的一些缺陷,但仍需要简化部门、综合职能,只有这样才能使机构之间协调更加便利和清晰。

2. 成立国家食品安全委员会并明确职责

美国在多个部门共同监管的基础上专门成立了总统食品安全委员会。美国国家食品安全委员会的目的是制定联邦食品安全的综合性战略计划,研究公众对于如何提高现存畜产食品安全体系有效性的意见和建议。委员会负责就如何提高食品供应的安全和促进联邦机构、州及地方政府和私有部门之间的协调向总统提供建议,因此美国成立食品安全委员会具有重要意义。

我国对畜产食品安全的管理部门众多,各部门之间缺乏统一协调。由于职责划分不够明确,在生产过程和市场流通中常出现"谁都管和谁都不管'的现象。因此我国成立了国家食品药品监督管理局,随后从国务院到地方都成立了食品安全委员会,负责组织协调政府各主管部门对畜产食品安全的监管,但由于各部门的职责不清,没有明确的责任追究办法,有些部门之间缺乏统一协调的机制,监管不到位,体制不畅,机制不顺,一定程度上导致我国畜产食品安全事故多发。当前的重点工作就是要进一步明确各部门的在畜产食品安全监管上的职责,建立畜产食品安全监管部门间协调机制和责任追究机制,坚持"谁主管,谁负责"的原则,哪个监管环节出了问题,就追究哪个部门的责任,真正做到在畜产食品安全监管问题上守土有则,确保一方平安。

为加强产品质量和食品安全的监管,国务院2008年8月成立了国家食品安全协调领导小组,统筹协调产品质量和食品安全重大问题,统一部署有关重大行动,督促检查产品质量和畜产食品安全有关政策的贯彻落实和工作进展情况。省级政府也成立省食品药品安全协调委员会,作为加强食品药品综合监管的协调议事机构。但是这个小组作为一个协调机构,是由于集中整治行动的需要产生的,更多的带有临时机构的性质,而且与食品药品监督管理局"负责食品安全的综合监督、组织协调、依法组织开展对重大事故的查处"的职能矛盾,下一届政府机构改革中,可能会面临新的机构调整。

同时应进一步调整充实国家食品安全协调领导小组的职责,将国家食品安全协调领导小组工作职责日常化,全面负责组织协调政府各部门对畜产食品安全的监管,为政府制定畜产食品安全政策提供建议,评估畜产食品安全状况并提出、改进措施。同时赋予该领导小组更多的考核检查权,对各级政府和各部门落实畜产食品安全监管职责的有效性进行定期和不定期的检查,提高各级政府落实食品监管职责的自觉性。在协调领导小组内部,可以按畜产食品安全类别和性质,重新划定监管职能,将分散在现有各部门之间的同类别和同性质的监管职能重新归并,如按食品质量类、卫生类、准入类等性质同一的职能合并,构成不交叉、不重复、协调一致的监管职能。

3. 政府畜产食品安全管理机构合理分工

结合了中国畜产食品生产加工量大规模小的特点,分散的监管模式也有其优势,一是可以避免成为一个巨大的官僚组织,为以后的调整提供路径优势;二是可以促进部门之间的优势互补,而又展开良性竞争。针对畜产食品产业链的三个环节:种植、养殖等畜产食品生产环节;食品加工和流通环节;食品特殊的加工环节(即现制现售和餐饮环节),每个环节分别由一个部门负责,明确分工,其他部门退出,职能上避免交叉,选择最优部门负责无人监管的盲区,从而使畜产食品安全监管覆盖整个食品链。同时解决好分工后各环节之间的协调和衔接问题,可通过国务院食品安全委员会或通过制定协议等来处理。

具体的各政府管理部门在加强畜产食品安全管理工作中的主要任务分工建议如下:(见表4-2):

表4-2　畜产食品安全管理部门的职能设计框架表

序号	部门	主要职责
1	国家质量监督检验检疫总局	负责食品生产加工环节的监管,包括:审定、发布畜产食品安全相关的标准;收集标准执行情况和效果并进行反馈,与相关部门沟通修订;监督管理食品的质量安全(不包括农产品,但包括投入品);生产、加工的管理体系认证和管理;监督管理产品检验检测机构
2	国家工商管理总局	负责食品流通环节的监管,包括:规范食品市场秩序(流通和市场);打击假冒伪劣食品经营
3	国家食品药品监督管理局	负责对畜产食品安全的综合监督,包括:拟定畜产食品安全管理的规划;计划并协调,监督实施;组织协调有关部门共同实施食品全管理工作;依法组织协调查处重大事故
4	农业部	负责初级农产品生产环节的监管,包括对农产品生产领域加强管理,生产无公害农产品(操作和产品)
5	卫生部	负责对餐饮业、食堂、农产品市场等消费环节的卫生监管
6	商务部	负责国际贸易中畜产食品安全的监管;国际畜产食品安全信息收集、发布
7	国家环保局	负责农产品产地环境的安全检测和监督

(1)食品监督管理部门

①制定国家畜产食品安全管理的发展战略、控制水平和计划措施,建立国家畜产食品安全管理体系;②组织、协调各管理部门参与和合作,监督畜产食品安全管理实施的效果,研究相应的解决对策和思路;③建立国家层面的畜产食品安全监控网络(含数据库)和信息交流平台,建立可追溯和召回制度;④成立畜产食品安全问题的政府专家组和派遣检察员,提高畜产食品

安全管理的参与度和科学性;⑤跟踪国际畜产食品安全形势发展动态和先进技术,及时发现问题重点控制;⑥开展畜产食品安全宣传和教育活动,增强人们对畜产食品安全的意识;⑦建立畜产食品安全问题应急系统,应对突发畜产食品安全事件。

（2）农业管理部门

①加强农业投入品使用的管理,加强畜产食品生产过程的安全控制;②建立农业标准化生产基地,加强标准化生产技术推广;③强化生产领域标准的实施与推广,形成良好的农业生产操作规范;④普及农业标准化,重点探索农户参与农业标准化的模式;⑤对畜产食品加工企业实施 HACCP 管理,控制整个生产过程。

（3）质量监督管理部门

加强畜产食品安全立法,协调、完善标准体系;加强畜产食品安全检测机构的认证和管理工作。

（4）环境保护部门和工商管理部门

环保部门应协调好与农业管理部门的关系,负责农业生产环境的监测、监督和管理工作。工商管理部门应在加强流通领域,特别是对在市场上经营的农业投入品。对畜产食品加工品进行假冒伪劣方面的监督和治理。

4. 合理配置中央与地方政府的监管权限

中央政府与地方政府行政事务的划分和政府所提供国家职能的溢出效应关系密切。一般来说,如果一种政府职能的溢出效应是跨区域的,则应由中央政府负责提供;如果一种政府职能的溢出效应仅限于某一特定的地区,则应由地方政府负责提供。有时,虽然溢出效应更多地受益于某一特定的地区,但不仅限于该地区,由于经费或技术等原因,如非地方政府所能承担,也应由中央政府来承担。随着现代运输业和商品流通体系的发展,畜产食品安全作为一种公共产品,其溢出效应早已不再仅仅局限于某一特定区域,而是跨越了区域的限制,所以提供畜产食品安全的责任也已不仅仅是地方政府的责任。

在《国务院关于进一步加强食品安全工作的决定》（国发〔2004〕23 号）

和2007年7月公布的《国务院关于加强食品等产品安全监督管理的特别规定》中都明确规定地方政府对本区域内的畜产食品安全监管负总责,某种程度上不能适应畜产食品安全外溢效应日益突出的特点。可以考虑根据畜产食品安全的溢出范围对目前中央与地方政府的监管权限做出相应调整;对于跨省域的重点食品生产加工企业、畜产食品生产基地,由于其产品是跨省际流通销售,溢出效应较大,影响范围较广,因此要加强中央一级政府监管部门对畜产食品安全的直接监管,中央一级监管部门应当直接派驻现场检验人员,加强监督检查,保证畜产食品安全具体执法监督的合法和公正;对于跨市域的食品生产加工企业及畜产食品生产基地,要加强省一级监管部门对畜产食品安全的直接监管;对于食品只在本地生产销售的小型企业以及溢出效应相对较小的餐饮、食品零售等企业,由于其受益群体主要是本地居民,所以由地方政府进行直接监管并负总责,以提高畜产食品安全监管的有效性。

5. 有效完善畜产食品安全责任追究制度

现代政府作为一个责任政府,如果在现有的能力范围内能够提供服务而没有积极主动向公众提供服务,也应该承担相应的行政责任。鉴于此,《国务院关于进一步加强食品安全工作的决定》(2004)中明确指出要按照责权一致的原则,建立畜产食品安全监管责任制和责任追究制。但由于相关的具体措施和配套制度建设不足,导致责任落实在实践中操作性不高。

因此应该在现有的责任追究制度的基础上,进一步增强制度的可操作性并使之不断完善从而能够有效地约束监管部门的监管行为。比如建立责任倒查机制,对于已经发生的畜产食品安全事故,除对当事人严肃查处,还要对其上级主管部门实行倒查追究制度,让那些没有认真履行执法责任的失职人员也承担相关责任。再如引入行政领导辞职制,对于应该主动监管而没有监管到位从而导致重大畜产食品安全事故发生的主要领导启用引咎辞职制,明确规定由于畜产食品安全导致的财产、生命损失到何种程度,哪个部门、哪一级别的领导应引咎辞职;对查处案件应当追根溯源而没有追根溯源的、案件超出本部门/地区职权范围,应当及时通知相关部门/地区执法而没有通知的或者应协助相关部门/地区执法而不作为的,造成查处不力的、接到投诉、举报电话不及时回应的或受理举报案件后不及时通知的、案件应当移送司法机关处理而没有及时移送的,必须要追究单位领导和有关责任人的责任。

同时应加强各级人大的监督作用。人大作为地方最具权威的监督机构,其监督权是宪法赋予的,应充分发挥其监督作用,在遏制地方政府畜产食品安全监管不作为中起到应有的监督作用,及时发现、纠正和撤销违法的危害畜产食品安全的行政行为。

6. 健全社会畜产食品安全监管群控网络

完善的社会参与机制是畜产食品安全监管体制有效运转的重要保障。一是拓宽消费者的信息获取渠道,建立有效的消费者利益表达机制和投诉、举报回应机制。知情权是消费者参与畜产食品安全监管的前提,由于食品市场中存在信息不对称,消费者个人在畜产食品安全信息获取方面处于弱势地位,因此政府作为公共利益的代表者有必要建立统一的信息发布平台,及时公布畜产食品安全信息。同时要畅通消费者投诉、举报畜产食品安全案件的渠道,规范投诉、举报回应机制,既要方便消费者投诉,又要及时对投诉案件做出回应,从而激发消费者对畜产食品安全监管的积极性。二是积极培育畜产食品行业协会。由于行业协会的成员来自畜产食品产业链条中的相关企业,他们置身畜产食品行业中间,对于畜产食品安全拥有较政府和消费者更多的信息,行业协会可通过协调、沟通、服务等方式,在行业自律和引导消费等方面发挥积极作用,从而减少食品市场中存在的信息不对称。当然行业协会的发展有赖于政府的支持和重视,必须通过法律手段规范和支持行业协会的合法设立和正常运转,引导行业协会在畜产食品安全监管领域发挥应有的作用。三是鼓励新闻媒体参与监督工作。政府要创造宽松的环境鼓励新闻媒体开展深入广泛的舆论监督工作,大力支持和积极配合新闻媒体对畜产食品安全案件的调查和报道,使其更好地发挥舆论监督作用。

第五章 中美畜产食品
安全标准比较

畜产食品安全标准是指人们为了对整个食品链中影响畜产食品安全的各种要素以及其全过程环节进行控制和管理,经过协商一致制定并由公认机构批准,共同使用的和重复使用的一种规范性的文件。畜产食品安全标准体系具有规划性、层次性、协调性、复杂性和开放性特点,是用来保障消费者健康、提高国家食品产业竞争力、规范市场经济秩序的重要依据。按照标准的强制性质不同,可以将畜产食品安全标准分为强制性畜产食品安全标准和推荐性畜产食品安全标准两种。按照标准的等级和适用范围不同,可以将其分为畜产食品安全国际标准、国家标准、地方标准和企业标准等等。

第一节 美国畜产食品安全标准

美国的标准有三个层次,包括国家标准、行业标准以及企业操作规范。畜产食品类标准可以分为产品标准(肉蛋乳及其制品标准),农业投入品以及其合理使用标准(农药、兽药、饲料评价与登记标准),畜产食品安全卫生标准(农药的兽药残留限量标准、微生物及化学物质残留检测方法标准),生产技术规程(HACCP操作规范、动物饲养技术规程),农业生态环境标准,畜产食品的包装、储藏、运输、标签标识标准等。

美国长期推行民间标准优先的标准化政策,一直鼓励政府部门参与民间团体的标准化活动。一般情况下联邦政府仅仅负责制定一些强制性的标准,而其他相当多的标准,特别是行业标准,却是由数量庞大的私营标准机

构、专业学会以及行业协会来制定。目前美国仅私营标准机构就存在 400
多个,这些民间团体制定的标准在 4 万个以上。因此,我们可以说自愿性和
分散性是美国标准化活动的两大特点。在"自愿标准体系"中,美国国家标
准协会是它的协调者,但是协会本身却并不制定标准。所以事实上美国并
不存在一个公共或私营机构来主导标准的制定和推广,再加上其结构的分
散化,美国的技术标准数量相当繁杂,要求相对比较苛刻。

具体说,美国关于畜产食品安全标准主要包括禁用物质标准、兽药残留
限量标准以及农药残留限量标准等。

1. 禁用物质标准

美国 1994 年颁布了《兽药使用诠释法》(AMDUCA),对 FFDCA 部分条
款作了修订。在 AMDUCA 中允许标签外用药,但是必须是凭兽医处方。在
某些情况下标签外用药是禁止的,如畜产食品中的兽药残留对公共卫生存
在风险时,就必须对标签外用药建立残留安全浓度和残留检测方法。如果
建立的安全浓度依然存在公共卫生风险或者没有可以获得的分析方法时,
FDA 将禁止这类兽药的标签外用。1996 年 11 月,FDA 禁止的标签外用药
(即禁用于食品动物)包括:①氯霉素、②克仑特罗、③己烯雌酚、④地美硝
唑、⑤异丙硝唑、⑥其他硝基咪唑类、⑦呋喃唑酮(允许局部治疗用)、⑧呋
喃西林(允许局部治疗用)、⑨磺胺类(泌乳牛禁用,除磺胺间二甲氧嘧啶、
磺溴嘧啶、磺胺甲氯哒嗪)。1997 年 8 月 20 日,由于耐药性问题,FDA 正式
禁止食品动物中使用氟喹诺酮类(环丙沙星、达氟沙星、二氟沙星、恩诺沙
星、马波沙星、奥比沙星和沙拉沙星)和糖肽类(阿伏霉素和万古霉素)抗生
素。2002 年,FDA 进行放射性标记残留消除研究表明,通过经眼部途径给
药后,在牛的可食组织中依然可以检测到硝基呋喃类衍生物(已知致癌物)
的存在,因此 FDA 禁止利用呋喃唑酮和呋喃西林在食品动物中进行局部治
疗,并且全面禁用其他硝基呋喃类药物。鉴于保泰松残留对人体的毒性以
及致癌性,2003 年 FDA 禁止在超过 20 月龄的奶牛中使用保泰松。所有的
禁用兽药发布于 21CFR Part 530。

2.兽药残留限量标准

在获得 FDA 的批准前,兽药必须进行安全性和有效性评价,如果用于食品动物,还要进行动物可食产品中的兽药残留安全评估。所有试验内容都由兽药研发者来负责完成,FDA 新兽药审评办公室(ONADE)则负责对其提交的资料进行评估。另外,兽药研发者还必须建立动物可食组织中残留分析的方法。ONADE 的人类食品安全处负责对残留的安全性、分析方法以及休药期进行评价,同时提出兽药的耐受量(最大残留限量,MRL)。FDA 评估兽药耐受量的过程为:无观察作用剂量(NOEL)→每日允许摄入量(ADI)→安全浓度(Safe Concentration)→MRL。

动物组织中残留安全浓度与 ADI 值以及食物消费指数有关。FDA 的食物消费指数与食品添加剂联合专家委员会(JECFA)所采用的食物消费指数是一致的:300g 肌肉、100g 肝脏、50g 肾脏、50g 脂肪、100g 禽蛋和1 500g 牛奶。但是 FDA 假定某人在食用 300g 肌肉后将不会继续食用肝脏和肾脏,但可以同时消费禽蛋和牛奶。将 ADI 乘以 60kg(平均体重)再除以相应的食物消费量,就可以计算出某种动物可食组织中的安全浓度。安全浓度代表动物可食组织中的总残留最大水平。如果某种兽药被批准用于泌乳和产蛋食品动物,FDA 通常建议将 ADI 值在动物可食组织在奶、蛋中进行分配,由此分别计算出各自的安全浓度。而泌乳食品动物,在计算安全浓度时,ADI 值在可食组织和奶中的分配通常各占 50%。对于产蛋食品动物,计算安全浓度时,ADI 值在可食组织和蛋中的分配通常各占为 80% 和 20%(FDA,2006)。

FDA 把最大残留限量定义为当靶组织中总放射性标记残留消除到低于其安全浓度时靶组织中标示残留物的浓度。FDA 认为,只有靶组织中标识残留物的浓度低于其 MRL,所有可食组织中的总残留浓度才有可能低于各自的安全浓度,即整个食品动物的胴体是安全的。FDA 利用总残留和代谢机制的研究来确定合适的靶组织、标识残留物、标识残留物与总残留之间比例关系以及代谢机制等等。利用非放射性标记药物进行残留消除研究在确定最大残留限量和休药期中也同样也发挥了重要作用。通常情况下标识残留物与总残留之间的比例比较稳定,因而通过安全浓度很容易推断出靶组织中标识残留物的最大残留限量。

FDA确定的兽药最大残留限量标准发布在21CFR Part 556。截至目前为止,FDA制修订了108种兽药在畜产食品中的最大残留限量标准。

3.农药残留限量标准

畜产食品中农药残留主要是通过动物饲料以及环境污染的方式发生。美国环境保护总署(EPA)负责为包括畜产食品在内的所有食品中的农药残留制定其MRL标准。农药MRL的制定过程类似于兽药。目前美国EPA已经制定了畜产食品中MRL标准的农药高达169种(40 CFR Part 180)。

第二节 中国畜产食品安全标准

近年,在国家标准化管理委员会的统一管理和卫生、农业以及质量监督检验检疫等相关部门的共同参与下,建立了包括国家标准、行业标准、地方标准和企业标准在内的标准框架体系。按照国家标准管理办法的规定,国家标准、行业标准涉及畜产食品产地环境、投入品及其合理使用、主要畜产食品质量、安全卫生、检验检测、认证认可、高新技术及产品等方面,在全国范围内统一执行;地方标准包括区域性畜产食品的生产、加工技术规程以及部分安全卫生标准,在本行政区域内有效;企业标准是指导企业生产的技术依据或者操作指南,仅在本企业有效。

20世纪90年代以后,中国启动绿色食品计划,制定了绿色畜产食品的认证标准和产品标准。这些标准从绿色食品的角度出发,对畜产食品在饲养环境、生产过程、投入品、屠宰加工、包装、贮藏、运输等环节做了比较全面的规定。在2002年,农业部推出"无公害食品行动计划",通过健全体系、完善制度等措施,以食品的无公害为目的,先后制定了两批无公害畜产食品标准,全过程监管畜产食品质量的安全。

目前我国已制定出了产地环境卫生及饲养管理标准61项,其中国家标准15项,行业标准46项;屠宰加工卫生标准21项,国家标准占15项,农业部行业标准 6 项;标签及包装类标准 6 项,国家标准 5 项,行业绿色食品标准 1 项;运输储存类标准 3 项,国家标准 2 项,行业标准 1 项;动物检疫检测标准 104 项,国家标准有 29 项,行业标准 75 项;畜产食品品质及卫生质量标准 253 项,其中国家标准 124 项,行业标准 129 项;畜禽饲料与添加剂标准超过 130 项,国家标准近 90 项,行业标准超过 40 项;此外还有 30 多项关于畜禽品种的国家标准和地方标准。

在屠宰加工上,主要是关于屠宰加工技术规程及鲜、冻、分割畜禽肉的加工卫生标准,在无公害食品标准中涉及了畜禽产品加工用水水质以及畜禽屠宰卫生检疫。

关于疫病检测,现有国家标准 29 项,行业标准中有农业部推荐标准 43 项、技术规程 11 个,另外有商检标准 21 项,目前仍有大量标准正在制定之中。

在主要畜产食品品质和卫生质量方面,我国现有国家标准 124 项,行业标准 129 项,农业、商检、轻工、商业均有制定。主要涉及到肉、蛋、奶、各种肉制品、副产品的产品卫生,肉和肉制品成分测定,油脂成分测定,畜产食品卫生检验、药残检验、微生物检验,畜产食品品质分级等等。这数百个标准对于我国现在市场流通数以万计甚至更多的畜禽产品是远远不够的,而且这些标准大部分是 20 世纪 90 年代的,有些甚至是 80 年代制定的,内容十分陈旧,大部分需要修订或重新制定。同时,很多产品还有待出台相对应的标准对其生产进行规范。

畜禽饲料以及饲料添加剂方面,我国制定了很多标准,其中国家标准近 90 项,但多数都是 20 世纪 90 年代初期或者 80 年代制定。行业标准有 40 多项,主要是关于饲料原料,标准一样非常陈旧。

根据农业部第 193 号、235 号和 560 号公告,我国目前禁止的用于食品动物或不得在畜产食品中检出的兽药和其他化学物质见表 5 - 1。

表 5 - 1　我国食品动物禁用的兽药及其他化学物质清单①

兽药及其他化学物质	禁止用途	禁用动物
β-兴奋剂类:克仑特罗、沙丁胺醇、西马特罗及其盐、酯及制剂	所有用途	所有食品动物
激素类:己烯雌酚、甲基睾丸酮、丙酸睾酮、苯丙酸诺龙、苯甲酸雌二醇及其盐、酯及制剂	所有用途	所有食品动物
具有雌激素样作用的物质:玉米赤霉醇、去甲雄三烯醇酮、醋酸甲孕酮及制剂	所有用途	所有食品动物
抗生素类:氯霉素及其盐、酯(包括:琥珀氯霉素)及制剂,万古霉素及其盐、酯及制剂	所有用途	所有食品动物
硝基呋喃类:呋喃唑酮、呋喃它酮、呋喃苯烯酸钠、呋喃西林、呋喃妥因及其盐、酯及制剂	所有用途	所有食品动物
喹噁啉类:卡巴氧及其盐、酯及制剂	所有用途	所有食品动物
氨苯砜及制剂	所有用途	所有食品动物
硝基化合物:硝基酚钠、硝呋烯腙及制剂	所有用途	所有食品动物
催眠、镇静类:安眠酮及制剂;氯丙嗪、地西泮及其盐、酯及制剂	所有用途	所有食品动物
各种汞制剂:包括氯化亚汞(甘汞)、硝酸亚汞、醋酸汞、吡啶醋酸汞	所有用途	所有食品动物
硝基咪唑类:甲硝唑、地美硝唑、替硝唑及其盐、酯及制剂	所有用途	所有食品动物
林丹(丙体六六六)	杀虫剂	水生食品动物
毒杀芬(氯化烯)	促生长	水生食品动物
呋喃丹(克百威)	杀虫剂	水生食品动物
杀虫脒(克死螨)	杀虫剂、清塘剂	水生食品动物
双甲脒	杀虫剂	水生食品动物
酒石酸锑钾	杀虫剂	水生食品动物
锥虫胂胺	杀虫剂	水生食品动物
孔雀石绿	杀虫剂	水生食品动物
五氯酚酸钠	抗菌、杀虫剂	水生食品动物

　　2002 年,我国农业部第 235 号公告发布了《动物性食品中兽药最高残留限量》标准。公告中,主要规定了 86 种(类)不需要制定 MRL 标准的药物,99 种(包括 551 项)已批准的动物性食品中 MRL 标准的药物,9 种允许用于治疗但不得在动物性食品中检出的药物和 31 种(类)禁止使用、不得

---

① 中国农业信息网,http://www.agri.gov.cn/zcfg/bmgz/t20060123_540865.htm.

检出的药物。

我国卫生部于 2005 年发布《食品中农药最大残留限量》的国家标准（GB2763 - 2005）规定了 3 种农药（滴滴涕、六六六和林丹）在肉及其制品、水产品、蛋制品、牛乳及乳制品中的再残留限量（EMRL）或者最大残留限量（MRL）。

我国卫生部于 2005 年发布《食品中污染物限量》的国家标准（GB2762 - 2005）。该标准规定了畜禽肉类、可食用于水、鱼类、海产品、鲜蛋和鲜乳等食品中铅、镉、汞、砷、铬、铝、硒、氟、苯并（a）芘、N - 亚硝胺、多氯联苯和亚硝酸盐等污染物的限量水平。

我国国家标准《食品中真菌毒素限量》（GB2761 - 2005）限定食品中某些真菌在生长繁殖过程中产生的次生有毒代谢产物的允许的最大浓度，其中规定了鲜乳和乳制品中黄曲霉毒素的限量标准。

尽管我国畜产食品安全标准不断完善，但与美国相比，我国畜产食品安全标准体系仍存在以下问题：

1. 标准的统一性和协调性较差

国家标准、行业标准和地方标准之间存在着交叉、矛盾或重复，比如部分企业标准低于相应的国家标准或行业标准。国家标准、行业标准和企业地方标准应当具有非常明显的层次性，并且具有不同的目标。国家标准是权威性最高、最基础的标准，如果连国家标准都达不到，说明产品没有达到最基本的要求，是不合格的。为了改变当前国家侧重质量标准的这种局面，必须将修订安全标准作为基本出发点，在没有国家标准的情况下，各地亦可以根据当地需要，制定地方标准。但地方标准的制定应当经过国家的批准，为以后地方标准上升为国家标准奠定基础，并且避免地方以标准为借口，搞地方保护主义。行业标准和企业标准是行业组织为促进本行业发展而制定的标准，行业组织和企业可以根据本行业的需要制定比国家标准更为严格和全面的标准，但行业标准和企业标准亦不能与国家标准相矛盾。

目前我国总共有一千多项食品工业国家标准以及一千多项食品工业行业标准，这些标准绝大多数是 2000 年以前制定的，最早的制定于 1981 年。

为了适应进出口食品的检验,有进出口食品检验方法行业标准578项,可以说各类畜产食品安全标准大都仅仅为行业标准而非国家标准。由于畜产食品安全标准由各个部门制定的,因此缺乏协调性,造成畜产食品安全标准之间既有交叉重复,又有空白点,甚至出现同一产品存在相互矛盾的两个标准。例如,国家农业部和卫生部对干燥制作的蔬菜分别制定了不同的二氧化硫残留标准,这不仅使我们的生产者不知道应该执行哪一个标准,而且也使得执法人员在执法时,不知道应该适用哪一个标准,使其标准的权威性大打折扣。另外,由于我国多年受计划经济体制的影响,有些食品标准形成了两套标准,如碳酸饮料、饮用纯净水、食盐、酱油等各类标准繁多分散。相比之下,在畜产食品安全管理先进的国家,畜产食品安全标准都是由国家专门的立法机构制定的,并且一种产品只有一个标准,清晰明确,有利于食品标准的贯彻施行。我国必须尽快统一各种食品标准,作为各个企业以及监管部门的行动指南,才能比较有效地解决目前我国食品监管政出多门的状况。

畜产食品安全标准管理涉及到农业、卫生、质检、环保和工商等多个部门,各部门各自为政,多头管理,造成了标准管理的重复和空白,标准内容的交叉、重复和矛盾。特别是行业标准,分别由不同的部门立项、起草、审查、批准和发布,造成了生产、加工、流通标准的互不衔接,甚至相互矛盾,没能形成完善的标准体系,对国内外贸易都具有负面的影响。

2. 很多重要标准尚未制定出来

(1)标准的制定没有以风险分析为基础

从世界范围内看,以风险分析为基础的畜产食品安全标准已经成为一种趋势。以风险分析为基础,才可以有效的区分各种影响畜产食品安全的关键因素以及其危害程度,从而划分影响级别,为检验监测体系的具体实施确定优先顺序。然而,就我国目前而言,由于缺乏对有关国际标准和先进国家标准的系统研究,我国许多标准中的指标都没有充分利用风险评估技术,其标准的科学性亟待提高,其中有毒有害物质的检验方法标准以及高新技术产品领域表现得尤为突出。WTO和CAC都强调,风险评估是制定畜产食品安全技术措施(法律、法规和标准)的必要技术手段,也是评估畜产食品安全技术措施有效性的重要手段。我国现有的畜产食品安全技术措施与国际水平差距较大的原因之一,就在于尚未广泛地应用风险评估技术,特别是对化学性和生物性危害的暴露评估和定量风险评估。在发达国家和地区一般都有专业的风险评估机构来履行风险评估职责如 FDA、EPA、VDD、CVMP 等,国际上存在 JECFA、JMPR 等,因而其制定的标准具有很高权威性。

(2)标准没有根据产业链条上下游协调的原则进行配套制定

我国畜产食品生产、加工和流通环节所涉及到的品种标准、产地环境标准、生产过程控制标准、产品标准、加工过程控制标准以及物流标准的配套性虽然已有所改善,但就整体而言还没能配套,使得生产全过程的安全监控缺乏有效的技术指导和技术依据。例如产量居世界首位的猪肉,我国虽已有从品种选育、饲养管理、疾病防治到生产加工、分等分级等 20 余项标准来规范猪肉的生产管理,但就产地环境、兽药使用等关键环节上却很薄弱,这使得我国的猪肉产量虽高但国际市场份额却相对很小。

(3)一些重要标准还没有制定出来

我国缺少加工过程中的质量安全监控标准,如 CAC 自成立以来就已建立了 41 个卫生、安全技术法规,1005 个食品添加剂,54 个兽药及 25 个食品污染物的评估。然而,我国目前尚未建立健全的畜产食品安全质量技术标准保障体系。

(4)标准中对某些技术的要求特别是与畜产食品安全有关的,如农药、兽药残留、抗生素限量等指标设置不完整,甚至完全未作规定。

与发达国家相比,我国的农药残留限量标准的制定工作严重滞后。如对甲胺磷,我国没有制定其在鲜食畜产食品中的 MRL 值标准,而欧盟制定了 25 项畜产食品中甲胺磷的 MRL 值标准,美国制定了 4 项,德国制定了 7 项,日本制定了 12 项。又如毒死蜱,我国制定了 7 项 MRL 值标准(包括推荐性的 3 项),欧盟制定了 33 项 MRL 值标准,美国制定了 29 项,日本制定了 44 项。

3.技术水平较低且修订不及时

我国畜产食品卫生质量标准的技术水平较低,是与发达国家相比的另一个重要缺陷。为保证标准的科学性,我国虽然也成立了一些标准化的技术委员会,但这些标准化技术委员会的覆盖面还不够,全国各科研院所的人才资源利用还不够充分,既懂专业又懂标准化工作的人才还很缺乏。由于还没有建立起稳定强有力的标准化技术支撑体系,因而难以充分保证标准的技术水平。而比较国外,特别是欧盟成员国,这些国家的标准化工作通常都由专业的民间标准化协会来做。他们一般都有历史悠久,人力资源雄厚,工作经验丰富,同时又是国际上主要标准制定组织的重要成员。这些组织的存在,不但保证了标准的技术水平,还保证了其国内标准与国际标准的统一。目前我国由于标准的技术水平存在缺陷,一方面难以有效的实现畜产食品的卫生质量控制目标;另一方面则会在国际贸易中频繁遭受壁垒,要么无法通过发达国家的进口许可检查,要么在通关检验中被拒绝进口。

与法律法规相同,标准也是管理部门管理要求的体现,并且更为具体,管理目标是不断向前发展变化的,因此管理者就必须根据现实情况的改变及时调整相应的管理措施和要求。发达国家标准的制定、修订和更新速度都是比较快的,不仅适应本国产品质量安全基本要求,还灵活应对国际贸易的各种变化,使标准成功地成为其国家产品的保护手段和技术壁垒。我国虽然在《标准化法》中明确指出标准必须定期复审,并在《标准化法实施条例》中规定标准的复审周期最长为五年。但是实际中,由于经费和技术能力的限制,很多标准的内容还是相当陈旧而不能适应新的市场要求的,面对国际贸易的灵活应对要求就更难以达到。以兽药 MRL 来说,到目前为止,我国农业部也只进行过两次修订;而欧盟自从 1990 年颁布条例(EEC)No 2377/90 以来,一共进行过将近 130 次修订。

4.标准的结构和分工不够合理

在标准的结构上,我国畜产食品卫生质量标准层次偏多,不同层级与不同性质标准的角色与分工不够清晰。

由于我国《标准化法》确定标准的整体结构在层次上共分四级,因此在畜产食品方面也是按照四个层次来制定。在法律条文上这四级标准的分工看似很清晰,但实际制定过程中不同层级标准的标准制定范围划分很不明确。例如我国有关畜产食品的国家标准和行业标准在标准制定范围划分上就很不明确,所谓行业标准起到的作用有时和国家标准是一样的,而且有时二者的标准制定对象还有重复。在行业标准中也是各部门标准制定范围没有明确划分,有时有重复。比如疫病检测标准,农业制定,商检也有制定。畜产食品品质及卫生标准商业、轻工、商检、农业都有制定。而地方标准的制定更是有可能因为地区差异而造成国家内部地区间的贸易壁垒,违背国家内部统一大市场的要求。目前由于这种标准层次多,标准制定范围划分又不明确的局面使得我国畜产食品卫生质量标准比较混乱,标准的使用者常常无所适从。从我们讨论的这些畜牧业发达国家来看,基本上没有地方标准这一级,有行业标准层级的也对标准制定范围进行了明确的界定,对于一些需要强制执行的规定,更是简化层级,尽量在国家层面进行高度的统一。

在对标准性质的理解上,按照国际标准化组织 ISO 在 ISO/IEC 指南 2 中的定义,标准可以是强制性的也可以是自愿采用。但在 WTO/TBT 协议中则定义标准是为了通用或反复使用的目的,由公认机构批准的、非强制性的文件,提出了标准的自愿性特点;对于要求强制执行的规定产品特性或相应加工和生产方法的文件则被定义为技术法规。我们讨论的这些发达国家中,尽管部分国家还是有强制性标准,但自愿性标准是主体,需要强制执行的规定一般都以技术法规的形式存在。比如像欧盟这些标准化水平较高的国家其国家标准就几乎全是推荐性标准,美国、加拿大等国也是以自愿性标准为主体。而我国目前的情况是很多强制性技术要求以国家标准和行业标准的形式存在,相应应该作为技术法规的法律法规却又缺乏技术性和可操作性。另外,对强制性标准和推荐性标准的划分,《标准化法》中的定义是明确的,但实际制定中却没有体现出明确而具体的功能和角色定位。

5. 制定过程中各方参与度不高

我国的标准制定属于政府主导型,公众和企业作为标准的使用者或受益者即利益相关主体对标准制定的参与比较缺乏。

由于标准本身是需要被广泛接受的规范性文件,同时又具有自愿性的特点,因此,在制定标准过程中是否将标准使用者和受益者的需要和建议纳入标准,在很大程度上决定着最终标准能否被广泛接受。同时,标准使用者的建议往往代表了实际生产的需要,影响着最终标准的实用性。在我们所讨论的这些畜牧业发达国家中,无论是推行民间化还是政府主导型都很强调将各利益主体融入标准的制定过程。例如美国直接鼓励由相关行业协会来制定,同时保留公众的发言权;像日本韩国这样的政府主导型国家也是召集各利益团体一起制定,同时广泛征求公众意见。

目前,我国由于利益相关者对标准制定的参与比较缺乏,在很大程度上造成了标准的实用性不好的问题。同时,企业和消费者由于在标准制定过程中参与不够,对标准缺乏了解,难以形成较好的标准意识,反过来也影响到标准的进一步推广。

第三节 完善畜产食品安全标准体系建议

1. 建立风险分析机制

风险分析作为管理畜产食品安全、制定安全标准的重要手段,被 FAO/WHO、CAC 等国际组织认可和推荐,在发达国家普遍使用。与发达国家相比,我国对风险分析的系统研究少,应用不广泛,尚不能成为我国政策和标准制定的基础。尤其是在 WTO 贸易框架下,必须遵循世贸规则,所有的畜产食品安全贸易技术措施和标准的设定必须以科学数据为基础,以风险分析为依据。因此,加快构建我国的畜产食品安全风险分析体系显得尤其重要。

残留限量标准的制定必须依据科学的风险评估,而我国目前尚不可能做到,只能采用 CAC 的标准或借鉴其他国家的标准。但是 CAC 的标准制定过程缓慢,目前已制定的 MRL 标准的兽药也只有 54 种。如果借鉴发达国家的标准,则会陷入技术性贸易壁垒的泥塘。2006 年,全国人大常委会将风险分析写进了《农产品质量安全法》,其中第六条规定:"国务院农业行政主管部门应当设立由有关方面专家组成的农产品质量安全风险评估专家委员会,对可能影响农产品质量安全的潜在危害进行风险分析与评估,主管部门应当根据风险评估的结果采取相应管理措施,并将评估结果及时通报国务院有关部门"。这就明确建立我国畜产食品质量安全风险分析体系将成为一种法定要求。

风险管理的首要目标是通过选择和实施适当的措施,尽可能控制食品风险,保障公众健康,应在食品法典里明确建立风险管理制度,各级食品安全监管部门负责畜产食品安全的危险性管理。至少在省和较大的市级政府建立机构间危险性评价机构,该机构通过预报模型和其他手段开发研究,推进微生物危险性评价科学的发展。一方面在管理机构内部组织优秀科学家加强前沿问题的研究,另一方面积极利用政府部门以外的科学家资源,通过技术咨询、合作研究等各种形式,使之为畜产食品安全风险性管理工作服务,同时也与国际组织保持密切联系(如世界卫生组织、粮农组织、国际联合流行病机构等),从中分享最新的科学进展。全程推荐建立 HACCP 制度,尤其对溢出效应较大的企业强制性推行 HACCP 制度,如跨省、市销售的食品生产加工经营企业,在促进我国食品工业的更新换代的同时,也大幅度提高我国食品质量安全的控制水平。

2. 完善统一执法标准

一是解决立法过程当中存在的一些漏洞、交叉、缺陷、强度不够等问题,增强法律效力。其内容包括:清理与畜产食品安全有关的标准、检测等方面的法律法规;对已出台的法律法规,要根据条件逐步完善配套的实施条例和细则。参照《美国联邦法典(CFR)》一年一版,每年进行修改的制度,当出现新的技术、产品或产生新的健康危害时,及时制定、修订相关的法规标准。

二是清理与畜产食品安全有关的产品和卫生标准,构建畜产食品安全标准体系,可由质检总局同发展改革委、农业部、卫生部、商务部、食品药品监管局等部门,提出制定和修订意见。同时充分发挥农业、质检、卫生、商务等部门检测机构的作用,完善检验检测体系,严格资质审核,逐步面向社会,实现资源共享,不搞重复建设,实现检测信息共享,避免不必要的重复检测。

本着对食品实施"从农田到餐桌"的全过程监管原则,从产前、产中、产后的全过程都实行标准化控制指导思想,畜产食品安全标准体系按照整个生产过程分为产地环境要求、农业生产技术规程、工业加工技术规程、包装储运技术标准、商品质量标准和卫生安全要求等六个分系统。将最具共性特征的名词、术语、分类方法、抽样方法、分析检验方法和管理标准等作为通用标准,列为标准体系的第一层;而作为分系统的共性问题,即产地环境要求、农业生产技术规程、工业加工技术规程、包装储运技术标准、商品质量标准和卫生安全标准作为标准体系的第二层;也是各分系统的第一层。每个分系统又可以分解为若干子系统,即第三层;以此类推,按照相互依存、相互制约的内在联系,将所有的标准分层次和顺序排列起来就可以形成畜产食品安全标准体系。

在畜产食品安全标准体系中,以食品质量标准和卫生安全要求为中心。而产地环境要求、农业生产技术规程是影响和决定食品质量和卫生安全的关键因素。产地环境要求是为从源头上把好质量安全关,农业和工业生产加工技术规程是控制生产和加工过程中农药、兽药和激素等化学品的投入以及食品添加剂的使用,减少有毒有害物质的残留量。

3. 分类优化标准结构

当前,我国畜产食品卫生质量标准的整体结构还不甚合理,而标准结构的不合理往往会从根源上影响标准体系的建设。因此,要完善我国畜产食品卫生质量标准体系,首先必须针对当前标准结构存在的问题,对标准的整体结构进行优化。

针对我国标准层级过多带来的不必要的浪费和混乱,应参考国外情况进行简化。对现行的行业标准,可考虑将其逐渐向自愿性国家标准转化。对于地方标准,由于国内整个是一个大市场,要防止在地区之间形成贸易壁垒,并避免同一标准制定对象存在多个标准而使生产者、消费者无所适从。应逐渐取消地方标准,对有地方特色的产品应将其标准上升为国家标准。对于企业标准,考虑到具体生产对标准要求更具体,各个企业的具体情况各有不同,应鼓励企业在有能力的情况下制定突出自己的企业特色,并且一般应高于国家标准的企业标准。企业特别是进出口企业针对其贸易方向,充分考虑贸易国标准而制定自己的企业标准是非常有必要的。世界各国标准无论形式上,还是具体要求上都有很大差异,仅仅依靠国家标准显然不行,也不适应当前激烈的国际竞争。但单个企业在收集国外标准这一浩繁工作上会显得力不从心,所以国家标准化信息情报及咨询服务机构的建立与完善尤为重要,这一机构应对企业的标准化工作给予指导和帮助。同时,各级政府及其主管部门对企业标准应加强备案管理工作,对于企业的标准制定活动应给予规范。

在标准的性质上,考虑到标准的自愿性趋向,应当强制执行的规定逐渐向技术法规转化,从而突出标准自愿性。转化强制性标准并强化标准的自愿性特点,一方面可以使强制性要求具有更强的约束力,提高我国相应技术法规的技术性;另一方面则可以减少标准使用者认为标准是门槛、是限制条款的抗拒心理,从而强化标准规范生产,促进生产积极属性。

4. 改进标准制定程序

发达国家和地区畜产食品安全法律和技术标准体系从立项、研制、公布始终是公开、透明,企业、消费者可以积极参与,充分表达自己的意见。利用现代信息系统,可以随时免费、完整地获得有关信息及文本,并且这种公开透明制度有相关法律所保证。标准的制定程序在很大程度上影响着最终标准的科学性、实用性和可推广性。而我国畜产食品卫生质量标准的制定程序是相对保守的政府主导型,在技术支持、透明度、实施效果追踪等方面都存在很多缺陷,应对其进行改进。

首先,在标准的计划来源渠道上,我国应改变过去主要依靠各行业主管部门,或国家质量技术监督局直接领导下全国标准化技术委员会提出标准制定计划的做法,拓宽计划来源渠道,加强宣传,鼓励行业协会、企业甚至个人提出计划项目建议。鼓励民间提出标准制定计划,让标准的使用者、受益者选择并确定标准制定对象,一方面减轻政府部门筛选标准制定对象的负担,另一方面则较好的体现利益相关团体的需要,增加标准制定出后的可推广性。

其次,在标准制定过程中应加强技术支撑部门的能力建设,应进一步完善现有标准化技术委员会。这些标准化技术委员会应逐渐吸纳更多的来自各行业协会及大企业、大集团的民间专家参与工作,这些来自生产第一线的专家是保证制定出的标准有操作性和可推广性的基础。同时这些委员会还应保留一定比例来自科研院所的科学研究人员,以保证标准的科学性。通过实践和经验积累,我国畜产食品卫生质量标准制定,在理想状态下应最后过渡到以民间人员为主,科学家提供科学指导,行政管理部门审定并给予标准权威的格局。

另外,在标准制定发布后,应建立收集和分析标准实施效果反馈信息的追踪系统,该系统应随时接受来自企业和消费者的意见建议,并对其进行分析和验证,这些反馈信息是修订相应标准或以后制定新标准的必要参考。

最后,为保证标准的即时性,应加强标准定期审定工作,及时更新和修订已经过时的标准。发达国家普遍重视对技术法规和标准的定期复审和修订工作,以便及时发现标准存在的问题。更新主要技术指标,以保证技术法规和标准的时效性。如美国80%以上的标准和法规都经过了3次以上的修订,有的不到3年就修订一次,保证法规和标准与生产、贸易需求一致。技术法规和标准的及时更新,确保了将最新科技成果体现于标准中,推动整个社会生产力的提高。

5.加强标准宣传工作

标准作为通用和反复使用的规范性文件,其内容得到标准使用者充分的了解和掌握是至关重要的。通过各种渠道进行标准的宣传是使标准使用者了解标准的必要手段。我国当前畜产食品卫生质量标准的宣传工作还很不到位,应提起重视并广开渠道。标准的宣传,一方面要针对标准内容,让标准使用者和利益相关团体了解标准,知道有哪些标准,如何利用这些标准。另一方面要逐渐培养畜产食品生产加工者和消费者的标准意识。对生产加工者要逐渐树立标准不是限制约束生产的门槛,而是帮助生产者使生产规范化、科学化的有力工具的观念;对消费者要树立认可和信赖按标准生产的产品的观念。树立标准意识,了解标准,使用标准,才能发现标准不足之处,才能主动要求参与制定标准、修订标准,最终才能达到一个良性循环的状态。

在我国今后具体的标准宣传工作中,第一应做到多渠道、有深度、被接受;第二应尽快建立完善标准化信息情报及咨询服务机构。该机构应负责收集国内外标准信息及先进的检测方法,提供方便快速的标准查询;定期向社会公布国家标准制修订计划;为农民和产业化企业以及社会及时提供国内、国际市场需求的技术标准方面的信息;为消费者传递正确的引导市场消费的信息等。

第六章 中美畜产食品安全认证体系比较

通过第三方认证机构认证加强食品、食品生产和经营企业安全体系的建设已成为保障畜产食品安全的重要手段,同时也降低了行政成本,分散了行政风险。开展认证,适应了政府职能转变和机构改革形势,有利于政府从直接实施产品质量安全检验检测等行政审批性质(直接承担着质量安全的责任)的工作中解脱出来,减少政府的责任和风险。因而对于深化行政管理体制改革、提高政府行政效能、从源头上预防和治理腐败也具有重要意义。

第一节 美国畜产食品安全认证体系

目前美国推行的畜产食品安全认证体系包括良好生产规范(GMP)、卫生标准操作程序(SSOP)和危害分析与关键控制点(HACCP)体系等。

一、良好生产规范(GMP)

"GMP"是英文"Good Manufacturing Practice"的缩写,中文的意思是"良好作业规范",或是"优良制作标准"、"食品生产卫生规范",是一种良好操作规范。其规定了食品生产、加工、包装、贮存、运输和销售的规范性卫生要求,其主要目标是确保在食品企业生产加工出卫生食品。目前除美国已立法强制实施食品 GMP 以外,其他如日本、加拿大、新加坡、德国、澳洲、中国台湾地区等均采取劝导方式,辅导企业自动自发实施。

1969 年,FDA 将实施 GMP 管理的观点引用到食品的生产法规中。在美国,GMP是政府强制性的食品生产卫生法规。FDA为了加强和改善对食品的监管,最初于1969年发布《食品制造、包装和保存的现行良好生产规范》(21 CFR Part 110),简称GMP或FGMP基本法。法规规定,凡在不卫生的条件下生产、包装和保存的食品或不符合食品良好生产规范条件下生产的食品视为不卫生、不安全的。

美国GMP标准要求在机构、人员、厂房、设施设备、卫生、验证、文件、生产管理、质量管理、产品销售与回收、投诉与不良反应报告、自检等方面都必须制定系统化、规范化的规程。GMP强调在生产、加工和储运各个环节对畜产食品安全的监控,而不仅仅着眼于对最终产品的抽样检测。GMP是国际社会公认的开发和实施HACCP的必备程序,与HACCP有着共同的基础和目标。

二、卫生标准操作程序(SSOP)

SSOP是食品企业为了满足畜产食品安全的要求,是在卫生环境和加工过程等方面所需实施的具体程序,是实施HACCP的前提条件。20世纪90年代美国食源性疾病频繁爆发,其中有大半感染或死亡的原因与肉禽产品有关,这一结果直接促使USDA更加重视肉禽生产的状况,决心建立一套包括生产、加工、运输、销售等所有环节在内的肉禽产品安全措施,从而保障公众的健康。1995年2月USDA颁布的《肉禽产品HACCP法规》中第一次提出要求建立一种书面的常规可行的程序——SSOP,确保生产出安全、不掺假的食品。但该法规并未对SSOP的内容作具体规定。同年12月,FDA颁布的《水产品HACCP法规》中明确SSOP必须包括的8个方面以及验证等相关程序,从而建立了SSOP的完整体系。此后,SSOP一直作为GMP或HACCP的基础程序加以实施,成为完成HACCP体系的重要前提条件。

FDA要求的SSOP至少包括以下8个方面:①用于接触食品或食品接触面的水或冰的安全;②与食品接触的表面的卫生状况和清洁程度,包括工器具、设备、手套和工作服;③防止发生食品与不洁物、食品与包装材料、人流和物流、高清洁区的食品与低清洁区的食品、生食与熟食之间的交叉污染；④手的清洗消毒设施以及卫生间设施的维护；⑤保护食品、食品包装材料和食品接触面免受化学、物理和生物性污染；⑥有毒化学物质的正确标志、储存和使用；⑦直接或间接接触食品的从业者健康情况控制；⑧有害动物的控制。

三、危害分析与关键控制点（HACCP）体系

HACCP（Hazard Analysis and Critical Control Point）是危害分析关键控制点的词首字母的缩写。在食品的生产过程中，控制潜在危害的先期觉察决定了 HACCP 的重要性。通过对主要食品危害，如微生物、化学和物理污染的控制，食品工业可以更好地向消费者提供消费方面的安全保证，降低食品生产过程中的危害，从而提高公众的身体健康水平。

1. HACCP 基本原则

现行的全球通行的 HACCP 七项基本原则是由 CAC 食品卫生法典委员会（CCFH）在美国国家食品微生物标准咨询委员会（NACMCF）于 1989 年起草的《用于食品生产的 HACCP 原理的基本准则》的基础上，在 1993 年颁布的《应用 HACCP 原理的指导书》中规定的。其具体内容包括：危害分析（HA）；确定关键控制点（CCP）；建立关键限值（CL）；建立 CCP 监控程序；建立修正措施，以免 CL 出现偏差；建立和保持有效地记录整个 HACCP 体系的程序；建立系统的验证程序。

（1）危害分析（HA）

食品生产的每一步都必须进行危害分析。危害分析的目的在于鉴别和找出在特定产品加工过程中可能出现的畜产食品安全危害因素和控制危害的必要的预防性措施。畜产食品安全的危害通常包括生物性、化学性和物理性的因素，这些因素极有可能造成所谓食品掺假或不安全。危害的本质特征在于通过采取预防、消除或减少到可接受水平等措施而使食品变得更加安全。

（2）确定关键控制点（CCP）

所谓 CCP，就是控制措施所应用的一个点、一个步骤或一个程序，从而

预防、消除畜产食品安全危害或将其降低到可接受水平。在 HA 的过程中所获得的危害信息能够使企业鉴别出其食品生产过程中哪些步骤是关键控制点。在食品加工生产过程中控制微生物危害的 CCP 鉴别尤其重要，因为这些危害是食源性疾病的主要来源。

（3）建立关键限值（CL）

针对每一个 CCP 所设定的控制措施必须建立关键限值（CL）。CL 是在 CCP 上预防、消除或降低危害到可接受水平所控制的加工参数的最大或最小值。这些加工参数通常包括温度、时间、物理感观、湿度、含水量、水活性、PH、可滴定酸度、盐分浓度、粘度、防腐剂和目标病原等。

（4）建立 CCP 监控程序

监控是 HACCP 的内在要求，包括观察或措施，用于评估 CCP 是否满足所确立的关键限值。持续的监控是必要的，但是在持续的监控不可能实行的情况下，监控必须满足应有的频率使 CCP 始终处于控制之中。此外，监控责任精确到位也是 CCP 所要考虑的重要内容。

（5）建立修正措施，以免 CL 出现偏差

尽管制定 HACCP 计划的过程强调完备和预防性的考虑，但是谁也不能保证做到万无一失。因此，建立修正措施，纠正可能出现的偏差是 HACCP 计划的重要内容。从这层意义上说，制定修正措施的计划必须要付诸实施，以此决定潜在不安全或不合格产品的处理措施和鉴别与更正偏差出现的原因。此外，伴随着新的关键限值或关键控制点的出现，HACCP 计划本身也可能要做出相应修正。

（6）建立和保持有效地记录整个 HACCP 体系的程序

没有记录的事件等于没有发生，只有产生持续、可靠的记录，并且正确保存这些记录，可供于考查和评估，HACCP 体系才能发挥应有的作用。对于行业和管理机构来说，HACCP 加工控制最重要的优点在于能够获得客观和合适的资料。

（7）建立系统的验证程序

HACCP 体系必须要进行定期的验证。定期的验证包括除了在监控过

程中使用之外的方法、程序或测试,来决定 HACCP 体系与 HACCP 计划是否相一致或 HACCP 计划是否需要修改和重新验证其有效性来达到畜产食品安全的目的。

2. HACCP 在美国畜产食品生产中的应用

（1）HACCP 的推行和强制性法规

美国推行 HACCP 质量管理体系是通过政府要求和强制性法规来执行的。美国食品药品管理局（FDA）根据《生物反恐法》,草拟了《食品企业注册》的规定,其要求美国国内外从事食品生产、加工、包装和储存以及在美国消费的企业的所有者、经营者或代理商必须向 FDA 进行注册,否则其产品不得进口或销售。如违反该法规,联邦政府可以向联邦法院提起民事或刑事诉讼;FDA 可以禁止其从事相关经营活动;如国外企业未能注册,进口食品将被扣留直至完成注册,其间转移、储存费用由企业自己承担。同时,美国法律规定每个食品生产企业必须建有 HACCP 质量管理体系,必须得到美国 USDA、FDA 批准后,才能进行生产。

1973 年美国政府授权 FDA（美国食品和药品管理局）在低酸罐头食品和酸化食品上采用 HACCP 计划;1995 年 12 月 18 日颁布的《水产和水产品加工和进口的安全与卫生程序》即"水产品 HACCP 法规";1996 年 7 月 25 日的美国农业部（USDA）食品安全检验署（FSIS）制定和颁布的《减少致病菌、危害分析和关键控制点体系最终法规》即"肉和禽类及其制品 HACCP 最终法规";2001 年 1 月 19 日 FDA 颁布《加工、进口果蔬汁的安全卫生措施》;2000 年 2 月 FDA 的食品安全与应用营养中心（CFSAN）蛋品安全计划及 FSIS 对蛋品提出 HACCP 法规;2000 年 FDA 会同美国国家州际牛奶货运同盟,启动了一个 A 级奶制品 HACCP 指导计划。

（2）通过加强培训帮助推广使用

HACCP 体系在食品加工中的成功建立,取决于企业中的每一位员工都正确了解其在 HACCP 体系中的作用、明白 HACCP 是什么、学会正确制定的技巧和期望其什么。因此,每一位员工都需要培训,不仅明白他的责任是什么,而且知道其责任为什么重要,同时,检查人员、工厂工人和技术人员的适当培训对 HACCP 的发展、执行和维护是非常必要的。

目前联邦政府要求实行 HACCP 体系培训的法规是 FDA 的"水产品 HACCP 法规"和 FSIS 的"肉和禽类及其制品 HACCP 最终法规"。国际 HACCP 联盟与 FSIS 和其他法律机构合作,水产品 HACCP 联盟与 FDA 和食品药品学会合作均对企业多次进行了 HACCP 质量管理体系的培训,极大推动了美国 HACCP 质量管理体系在食品企业中的应用。

(3)政府对企业执行情况的监督

政府要求每一个食品加工企业制定一个 HACCP 质量管理计划,报送到相应的管理部门,进行评价、批准后,才能运行,同时,派驻检查人员进行监管。如 FSIS 要求每个屠宰和加工厂制定一个 HACCP 管理计划,送到 US-DA,批准后,方可使用,并在全国派驻了 9 500 检查人员,分成 18 个区域,进行对 7 000 家肉禽屠宰和加工企业进行检查。每个区域的主管检查企业执行 HACCP 的情况,发现问题,可以勒令企业停产,每周向华盛顿汇报一次,以便政府及时了解全国畜产食品安全情况。

3. 美国 HACCP 体系相关机构

美国畜产食品安全体系是基于权威的、灵活的、有科学依据的联邦法律之上的,联邦各部门和各级地方政府在管理食品及食品加工等方面分担着相互依赖的畜产食品安全角色。HACCP 体系作为畜产食品安全控制的公认方法,被政府管理部门逐步纳入了畜产食品安全的宏观政策之内。

(1)HACCP 应用准则的标准化机构

1985 年,美国国家科学院(National Academic of Sciences,NAS)建议与食品相关的各政府机构应使用 HACCP 方法。该提议促进了美国 HACCP 原理标准化机构——美国食品微生物标准顾问委员会(NACMCF)的成立。NACMCF 是美国农业部特许下的专家委员会,由美国农业部(USDA)所属的食品安全检验检疫署(FSIS)、美国食品药品监督管理局(FDA)、美国疾病预防控制中心(CDC)、美国商业部国家海洋渔业署(NMFS)、美国国防部军医局(OASG)、学术界和工业界人员组成。NACMCF 向美国农业部和卫生部提供食品微生物安全标准的指南和建议。1992 年,NACMCF 统一了

HACCP 的七个原理,成为美国 FDA 制定水产品 HACCP 法规(21CFR123)和其他国内、国际 HACCP 控制体系的基础。1997 年 8 月 14 日,NACMCF 发布了危害分析和关键控制点原理及应用准则(Hazard Analysis and Critical Control Point Principles and Application Guidelines)。该准则使 HACCP 的理论系统更趋成熟。

(2)HACCP 体系管理的执行机构

美国官方管理机构基本上可以分划为两类,第一类为生产领域的控制机构,含 FDA、FSIS、NOAA 及州和各级地方政府机构;第二类为流通领域的控制机构,含 USDHS、FTC、USDJ。这两类机构分工明确,各负其责,又互相配合,共同保障在美消费食品的安全性。

从生产到销售,全国一体化的畜产食品安全监控系统,构成了美国的畜产食品安全控制体系。

根据管理分工的不同,美国现有的与 HACCP 体系相关的官方政府机构设立如下:

1)食品药品监督管理局(FDA)

监管对象:州际流通的所有国产和进口食品,但不包括肉类和禽类;

职责:检查食品生产企业与食品仓库;制定食品生产良好操作规范(GMP)和其他生产标准,如工厂卫生要求、包装要求和 HACCP 计划。

2)食品安全检验检疫署(F515)

监管对象:国产和进口肉类和禽类及其产品,各类蛋制品(鲜蛋除外);

职责:检查肉、禽屠宰场和加工厂;制定工厂卫生、热杀菌等加工生产标准;开展对肉、禽类安全性的研究。

3)美国环境保护总署(EPA)

监管对象:饮用水;

职责:制定饮用水安全标准。

4)美国商业部国家海洋与大气管理局(NOAA)

监管对象:水产品;

职责:以收费方式提供检查服务,通过《Seafood Inspection Program》(水产品检查计划),按联邦卫生标准对渔船、加工厂和零售企业进行检查并认证。

5)其他食品管理执行机构

美国国土安全部(USDHS)、美国司法部(USDJ)、联邦贸易委员会(FTC)、州和各级地方政府。

4. 美国 HACCP 体系的法律法规

HACCP 法规同时适于管理国产食品和进口食品,美国现行的 HACCP 体系的法律法规制定如下:

(1)1973 年 1 月,美国 FDA 首次将 HACCP 原理引入法规,发布了 21 CFR Part 113《Thermally Processed Low – Acid Foods packed in Hermetically Sealed Containers》(密封包装的热杀菌低酸性食品),形成了世界上第一个以具体产品为对象的 HACCP 法规。该法规叙述了设备、操作、记录和对杀菌、封口监督人员的培训要求。

(2)1995 年 12 月,美国 FDA 将 HACCP 原理引入水产品法规,发布了 21 CFR Part123,即水产品 HACCP 法规。该法规叙述了 GMP 和 HACCP 在水产品加工和进口中的要求、熏制水产品的加工控制和生软体贝类的来源控制。

(3)1996 年 7 月,美国 FSIS(农业部食品安全检验署)发布 CFR Part304。法规详细规定了肉、禽类屠宰和加工企业建立 HACCP、SSOP(卫生标准操作程序)的要求和微生物操作标准等内容。

(4)2000 年 9 月,美国 FDA 发布《关于拒绝接受水产品安全和加工卫生检查或提供记录的处理办法》,具体规定了对生产企业不执行 FDA 水产品 HACCP 法规或不接受检查的处置办法,列出了 FDA 可接受的暂缓检查的特例。

(5)2001 年 1 月,美国 FDA 将 HACCP 原理引入果蔬汁法规,发布了 21 CFR Part120,即果蔬汁 HACCP 法规。该法规叙述了 GMP、HACCP 在果蔬汁加工中的要求。

(6)2001 年,美国 FDA、EDE 和 FSXS 发布 2001 Food Code(2001 美国

食品法典),该法典在 2004 年 4 月得到了更新。法典附录 Annex5 HACCP Guidelines,详细列出了 HACCP 的 7 个原理,供美国各州制订各州法规时使用。

5. 美国完善 HACCP 监管体系的几大要素

(1)在评估工作中完善监管体系

按照美国 FDA 的业务分工,作为美国 FDA 的六个以产品分类的管理中心之一,食品安全与应用营养中心(CFSAN)具体负责 FDA 管辖下的食品的安全、卫生、健康和正确标识。该中心管理着价值 2 400 亿美元的本国食品、价值 150 亿美元的进口食品。中心内设立运行办公室(Office of Operation),承担 FDA 对食品生产企业 HACCP 体系的建立和实施的管理。

2001 年 2 月 13 日,CFSAN 发布了对水产品 HACCP 法规(21 CFR Partl23)实施的评估报告。报告总结了自水产品 HACCP 法规生效实施来所取得的阶段性进展,表明约有 3 600 个美国水产生产企业正在执行 HACCP 计划,其中大多数是小型企业,生产着总共 350 个品种的水产品。评估报告肯定了在 1998~1999 年所取得的稳定进步,绝大多数的生产企业在落实 HACCP 计划(法规)上,取得很好成绩。有近一半以上的企业已完全符合了计划(法规)的要求,而要达到这一标准实属不易。

FDA 的 HACCP 体系的行政执法过程也得到了联邦机构的充分监督。2001 年 1 月,美国审计署(United States General Accounting Office)向美国参议院农业、营养和林业委员会的报告称,虽然 FDA 通过 HACCP 在确保水产品安全方面业已取得了进展,但计划需要强化,以确保达到计划的全部目标。为此,FDA 在 2001 年 2 月 13 日的评估报告中,提出强化 HACCP 体系管理的相关措施。

(2)通过 HACCP 体系加强进口畜产食品安全控制措施

当美国首个以 HACCP 原理为基础的联邦食品法规 21 CFR Part 113 正式颁布,并于 1973 年 3 月正式实施后,一直没有在有关 21 CFR Partl13 法规管理下加工的食品中发生肉毒杆菌中毒的报告。1998 年 7 月 1 日,CF-SAN 发布了对进口酸化和低酸性罐头食品符合该法规的评估分析报告。报告从 CFSAN 的角度,以中国对美出口蘑菇罐头自动扣留为突出案例,评价了美方运用 2ICFR Part113 法规对进口食品生产企业实施着的控制,1989年所发生的金黄色葡萄球菌肠毒素(SET)中毒事件同中国的蘑菇罐头有关联。为防止 SET 中毒的进一步发生,FDA 启动了对所有罐型的中国蘑菇罐头以及被检出 SET 阳性的中国工厂所有罐型的蘑菇罐头的自动扣留。FDA在自动扣留的规定下,制定允许中国蘑菇进入美国的逐批放行计划,计划要求中国蘑菇罐头厂在美国第三方咨询公司的帮助下制订包括从农场到成品全过程蘑菇作业的 HACCP 计划,计划必须提交 FDA 供预通关使用。咨询公司必须逐批对进口美国的罐头蘑菇的所有生产记录进行审核,确定其是否达到了商业无菌的要求。该逐批放行计划已经有效地防止了进入美国的罐头蘑菇中 SET 的发生。

该实例清晰表明,在进口畜产食品安全控制实践中,FDA 对畜产食品安全的管理思路已发生了明显的变化。从进口检验或食品不安全事件中寻找和发现问题线索,追溯到出口国的食品生产过程,再通过 HACCP 体系法规的管理模式来决定食品进口的处理方式,正在使美国摆脱传统的、经验的、被动性的进口检验控制程序,实现着向现代的、科学的、主动的 HACCP 体系的控制措施转化。

(3)把生产企业作为 HACCP 体系管理的重点对象

美国 FDA 认为,HACCP 最重要的特性之一是把确保畜产食品安全的责任放在食品生产者或销售者身上,而确定生产企业是否有效地实施了HACCP 体系的最好方法是对企业现场真实状况进行检查,评估体系运作是否适宜以及生产环境是否合适。审查 HACCP 体系作业下产生的监控和其他记录是 FDA 检查的重要组成部分,可以使官方检查员对工厂现场与记录进行比对。记录能反映所有生产日全部产品生产过程中的安全控制的情况。因此,FDA 通常把对生产企业的 HACCP 计划和记录的审查作为对企业整个 HACCP 体系检查的一部分。而美国本土或出口国的工厂不愿接受FDA 的现场检查或记录审查,给政府管理机构执行 HACCP 法规造成了困难。

（4）利用政府信息平台确保政策和实施的透明度

美国 HACCP 体系建立和实施的宏观管理的一个显著特点是利用政府信息平台在保护商业机密和未解密文件的前提下，尽可能地确保实施政策和政策实施的最大程度上的透明度。HACCP 体系政策的制定和政策的实施是一个将畜产食品安全的科学方法转变为政策并在实践中加以实施的过程，需要政府部门、工业界和贸易各方的共同努力和协同。美国 FDA 和 FSIS 充分理解扩大 HACCP 体系在政策上和技术上的透明度，对成功实施国产食品和进口食品的安全控制是至关重要的。1999 年 9 月美国 FDA CF-SAN 的信息中心（Out reach and information Center）对外开放。FDA CFSAN 建立的目的是提高 FDA 及时地向公众提供准确的、有价值的畜产食品安全信息的能力。美国 FDA CFSAN 的现有信息网站，集中地反映了 FDA 实施 HACCP 体系的工作意图、法规实施的现状和途径。

这些内容反映了 FDA 的法规专家、技术专家和管理官员在实施 HACCP 过程中所做出的共同努力。尤其重要的是在法规制定后，FDA 食品安全专家在 HACCP 控制中对致病菌的生长和产毒条件、食品的加热杀菌等畜产食品安全关键领域方面，确定了 FDA 的统一控制标准，为畜产食品安全管理机构、生产企业和进出口贸易部门提供了控制的法规依据，明显地促进了科学技术向畜产食品安全控制的转化和法规的有效实施。

（5）把教育和培训作为 HACCP 体系管理实施的基础

虽然在美国 HACCP 法规内并没有制定对 HACCP 管理官员的教育和培训的明确规定。但是，不论是 FDA 还是 FSIS 都清醒地认识到对管理官员的教育和培训，是 HACCP 法规能否有效实施的基本条件。作为对管理官员的教育和培训的努力，FDA 和 FSIS 共同组建的食源性疾病教育信息中心（Food born illness Education information center），为管理官员和生产企业提供 HACCP 法规执行的后续教育培训计划（HACCP Training Program）和资料库，为官方 HACCP 法规的实施，打下了良好的组织基础。

美国 FDA1995 年 12 月 15 日发布的水产品 HACCP 法规（21 CFR Part 123）规定了生产企业中人员培训的要求，凡是从事 HACCP 制订、计划重新评估和修改以及记录审查人员必须是经 HACCP 培训人员完成。该人员须成功地完成 FDA 认可的 HACCP 标准教程的培训或通过工作实践获得至少相当于标准教程的知识。美国 HACCP 体系政府管理机构意识到 HACCP 社会培训的重要性,一个旨在为生产企业、各级检验官员提供 HACCP 教育和培训的组织——水产品 HACCP 教育和培训联盟在美国成立,制定或向政府推荐政策,联盟的作用是为更统一地执行 HACCP 提供教育和信息沟通。此外,联盟相当多数量的水产品 HACCP 的通用模式实例,也为 HACCP 体系的教育和培训提供了帮助。

在 HACCP 体系的建立和实施过程中,美国 FDA 和 FSIS 所作的教育和培训方面的工作,在最大程度上预防了在法规强制实施过程中可能存在的管理官员或生产企业素质参差不齐,教育培训良莠不一和体系建立、运作不当等诸多弊端,为法规的顺利实施和推进铺平了道路。除此之外,值得一提的是,美国作为 HACCP 的发源地,非政府的行业协会、研究部门和大学为HACCP 体系的教育和普及做了大量积极的工作,为美国政府管理机构推行HACCP 法规,创造有利的外部条件。

第二节 中国畜产食品安全认证体系

目前我国保证畜产食品安全的认证体系主要包括无公害农产品、绿色食品和有机食品认证,这些认证都属于自愿性的。其中与畜产食品关系较大的是无公害农产品和绿色食品认证等。

1. 无公害农产品

无公害农产品是指使用安全投入品,按照规定的技术规范生产,产地环境、产品质量符合国家强制性标准并使用特有标志的安全农产品。这类产品生产过程中允许限量、限品种、限时间地使用人工合成的安全的化学农药、兽药、肥料、饲料添加剂等,它符合国家食品卫生标准,但比绿色食品标准要宽。无公害农产品是保证人们对食品质量安全最基本的需要,是最基本的市场准入条件,普通食品都应达到这一要求。根据《无公害农产品管理办法》(农业部、国家质检总局第 12 号令),无公害农产品认证分为产地认定和产品认证,产地认定由省级农业行政主管部门组织实施,产品认证由农业部农产品质量安全中心组织实施,获得无公害农产品产地认定证书的产品方可申请产品认证。无公害农产品的定位是保障基本安全、满足大众消费。实施无公害农产品认证的依据是农业部颁布的无公害农产品系列标准(NY5000 系列标准),其中涉及畜产食品的标准有 130 项。

截至 2006 年底,地方工作机构中省级农业行政主管厅(局、委、办)已明确无公害农产品认证省级工作机构 68 个;2/3 以上的市和一半的县(市)明确了专门的无公害农产品工作机构;委托无公害农产品定点检测机构 144 家;备案公告的产地环境检测机构 191 家;聘请无公害农产品认证评审委员会专家 290 人;无公害农产品认证检查员 3 324 名。

截至 2006 年底,全国累计认定无公害农产品产地 30 255 个,其中种植业产地 21 701 个,面积规模 2 327 万公顷,占全国总耕地面积的 17.9%(总面积按 1.3 亿公顷计算);畜牧业产地 5 188 个,养殖规模 2.75 亿头(只、羽),渔业产地 3 366 个,面积达 216 万公顷。全国累计认证无公害农产品 23 636 个,获证单位 14 806 个,产品总量 1.44 亿吨;其中畜牧业产品 2 484 个。

2. 绿色食品认证

绿色食品是指遵循可持续发展原则,按照特定生产方式生产,经专门机构认定,许可使用绿色食品标志商标的无污染的安全、优质、营养类食品。绿色食品必须同时具备以下条件:产品或产品原料产地必须符合农业部制定的绿色食品生态环境质量标准;农作物种植、畜禽饲养、水产养殖及食品加工必须符合农业部制定的绿色食品生产操作规程;产品必须符合绿色食品质量和卫生标准;产品外包装必须符合国家食品标签通用标准,符合绿色食品特定的包装、装潢和标签规定①。我国的绿色食品分为 A 级和 AA 级两种,其中 A 级绿色食品生产中允许限量使用化学合成生产资料,AA 级绿色

① 《绿色食品的概念》,http://www.iso126.com/food/lushe/200809/109.html.

食品则较为严格地要求在生产过程中不使用化学合成的肥料、农药、兽药、饲料添加剂、食品添加剂和其他有害于环境和健康的物质。按照农业部发布的行业标准,AA 级绿色食品等同于有机食品。从本质上讲,绿色食品是从普通食品向有机食品发展的一种过渡性产品。农业部于 1990 年成立了中国绿色食品发展中心,负责绿色食品认证工作。

目前,全国共有 42 家省级管理机构,64 家环境定点监测机构和 30 家产品定点检测机构,在全国已形成较为完善的管理体系和监测体系。截至 2006 年底,全国有效使用绿色食品标志企业总数达到 4 615 家,产品总数达到 12 868 个,实物总量超过 7 200 万吨,产品年销售额突破 1 500 亿元,出口额近 20 亿美元,产地环境监测面积 1 000 万公顷。产品质量抽检合格率达 97.9%,企业年检率达 95%。

3. 有机食品认证

有机食品是来自于有机农业生产体系,根据国际有机农业生产要求和相应的标准生产加工的,并通过独立的有机食品认证机构认证的农副产品,包括粮食、蔬菜、水果、奶制品、禽畜产品、蜂蜜、水产品、调料等。有机食品需要符合以下条件:原料必须来自于已建立的有机农业生产体系,或采用有机方式采集的野生天然产品;产品在整个生产过程中严格遵循有机食品的加工、包装、储藏、运输标准;生产者在有机食品生产和流通过程中有完善的质量控制和跟踪审查体系,有完整的生产和销售记录档案;必须通过独立的有机食品认证机构认证。因此,有机食品是一类真正源于自然、富营养、高品质的环保型安全食品。我国有机食品的认证工作始于 1994 年,由国家环保总局下属的有机食品认证中心负责。目前,全国共有 31 家认证机构开展有机食品认证工作。截至 2005 年底,共有 1 600 家企业获得有机食品认证,有机认证面积 169 万公顷。

4. GMP 管理制度应用

1999 年 1 月 1 日开始实施的《膨化食品良好生产规范》(GBl7404—1998)和《保健食品良好生产规范》(GB17405—1998),是我国两个具体的 GMP。保健食品的 GMP 对生产具有特定保健功能的食品企业的人员、设计与设施、原料、生产过程、成品贮存与运输及品质和卫生管理方面的基本要求做出规定,以法规形式对保健功能食品进行强制管理。1988年至今,卫生部共颁布20个国标GMP。其中1个通用GMP和19个专用GMP,并作为强制性标准予以发布。2004年我国加快启动了"中国良好农业规范(China GAP)"认证项目的研究工作。2005年11月China GAP认证系列标准通过审定并公布,

20世纪70年代末,随着中国对外开放政策和出口药品的需要,GMP认证受到各方面的重视,并在一些企业和某些产品生产中得到部分应用,主要由国家食品药品监督管理局负责药品生产企业的认证、管理工作。2001年农业部成立了"兽药GMP工作委员会",并组织《兽药生产质量管理规范(试行)》的修订工作,2002年3月颁布了新版《兽药生产质量管理规范》,其中规定2002年6月19日至2005年12月31日为《兽药GMP规范》实施过渡期,自2006年1月1日起强制实施《兽药GMP规范》。2006年1月国家认证认可监督管理委员会(CNCA)公布了《良好农业规范认证实施规则(试行)》。目前与本研究有关的主要有如下规范:(1)食品企业通用卫生规范,(2)肉类加工厂卫生规范,(3)罐厂卫生规范,(4)保健食品良好操作规范,(5)乳品厂卫生规范,(6)水产品加工质量管理规范等。

5. GAP体系认证

GAP(Good Agricultural Practice)中文译为"良好农业规范",核心和实质是农产品规范化管理、标准化生产。主要针对初级农产品生产的种植业和养殖业,分别制定和执行各自的操作规范,鼓励减少农用化学品和药品的使用,关注动物福利、环境保护、工人的健康、安全和福利,保证初级农产品生产安全的一套规范体系。它是以危害预防、良好卫生规范、可持续发展农业和持续改良农场体系为基础,避免在农产品生产过程中受到外来物质的严重污染和危害。该体系主要涉及大田作物种植、水果和蔬菜种植、畜禽养殖、牛羊养殖、奶牛养殖、生猪养殖、家禽养殖、畜禽公路运输等农业产业。

GAP认证在中国刚刚起步,最早主要由国家食品药品监督管理局、国家中医药管理局组织在中药材生产过程中实施。2003年1月1日开始受理

中药材 GAP 认证申请,所有申报基地都需要符合《中药材生产质量规范(试行)》,2003 年底批准的中药材基地仅有 8 家,关于中药饮品的 GAP 认证才刚刚起步。2003 年起,农业部 948 项目开展了 GAP 引进推广研究,并根据出口的要求,在某些种植类农产品生产过程中开展相关的认证工作。

6. HACCP 认证

(1)HACCP 在我国畜产食品安全生产领域的应用

HACCP 在近 30 年(特别是最近 10 年)的时间里,得到了长足的发展。1988 年,HACCP 的概念开始进入我国,我国卫生部于 20 世纪 80 年代后期,开展对 HACCP 的宣传培训工作,并于 90 年代由卫生部食品卫生监督检验所先后对乳品、酱油、益生菌类保健食品、凉果等企业进行了应用性试点研究。国家商检局也于 1991 年开始对出口畜产食品安全工程进行研究,制定了冻猪肉、冻鸡肉、活鳗、烤鳗、冻对虾、蘑菇罐头、竹笋罐头、春卷、蜂蜜等 8 种出口食品的 HACCP。2002 年国家认监委下发了《食品生产企业危害分析和关键控制点(HACCP)管理体系认证的规定》,并且明确了管理机构验证和第三方认证的区别,为规范 HACCP 认证奠定了良好的基础。2007 发布的《中国的食品质量安全状况》白皮书指出,中国共有 10.7 万家食品生产企业获得质量安全市场准入资格,2 675 家食品生产企业获得了危害分析与关键控制点(HACCP)认证。卫生部正在以上试点研究的基础上,着手制定有关管理法规及实施办法,我国食品企业的 HACCP 管理可望在国内部分大型企业中试行,并逐步向中小型企业推广。对于改善我国食品企业生产卫生状况,贯彻食品企业卫生规范(Good Manufacture Practice GMP),推动食品卫生管理,加强食品卫生监督,消除和控制食品卫生潜在危害因素,保证畜产食品安全发挥了重要的作用。

(2)我国的 HACCP 相关机构

1)国家认证认可监督管理委员会(简称国家认监委)

负责全国 HACCP 管理体系认证认可工作的统一管理、监督和综合协调工作,监督管理 HACCP 管理体系的实施和出入境检验检疫机构的验证工作,负责调整和公布《出口食品卫生注册需要评审 HACCP 管理体系的产品目录》。

2)各地出入境检验检疫机构

负责所辖区域内企业 HACCP 管理体系的验证工作,并根据国外食品卫生管理机构的要求,出具 HACCP 验证证书。

3)国家卫生部

制定了《食品企业 HACCP 实施指南》。

7.认证管理体制的现状

截至 2007 年底,共认证无公害农产品 34 184 个,获证单位 10 923 个,产品总量 2.06 亿吨,其中主要食用农产品约占其商品总量的 22% 左右;全国共认定无公害农产品产地 38 370 个,其中,畜牧业产地 7 547 个,养殖规模 34.15 亿头(只、羽);授权委托无公害农产品检测机构总数达到 165 家,无公害农产品评审专家队伍已达 324 人;所有的地市、4/5 的区县都已明确无公害农产品工作机构。

目前中央一级的安全认证食品管理工作由三个部门分别负责,其中,无公害食品的管理工作由农业部农产品质量安全中心负责,绿色食品的管理由隶属于农业部的中国绿色食品发展中心负责,有机食品的管理工作主要由隶属于农业部的中绿华夏有机食品中心负责。三个机构均为经中央机构编制委员会办公室批准成立,国家认证认可监督管理委员会批准登记,农业部直属的正局级事业单位。省级安全认证食品的管理基本上与中央一级相同,无公害食品的管理工作由各省农产品质量安全中心负责、绿色食品的管理由各省绿色食品办公室负责、有机食品的管理由中绿华夏有机食品中心各省分中心负责。绝大部分地市、县、区均成立了相应的安全认证食品管理机构。截至 2005 年底,全国有无公害食品省级承办机构 67 个,委托环境检测机构 150 个,产品检测机构 120 个,注册认证检查员 1 169 名,聘请专家 283 名。有绿色食品委托管理机构 42 个,地市县级管理机构 1 020 个,定点环境检测机构 60 个,产品检测机构 30 个,注册认证检查员 269 人,注册标志监督员 362 人,聘请专家 439 人。农业系统的中绿华夏有机食品中心也在全国设立了分中心 38 个,注册认证检查员 140 人,聘请专家 42 人。因此,目前我国安全认证食品的管理体制属于分块管理。

通过以上分析可以看出,我国安全认证食品认证管理制度不断发展,认证的行政管理和工作框架基本确立,结构趋于合理。但是,由于我国认证体系发展的时间较短,在认证体系的完整性和协调性、认证技术和能力、认证的普及程度以及与国际接轨等方面还存在较大的差距,具体而言,主要表现在以下几个方面:

1. 认证多头管理造成浪费和低效

无公害食品、绿色食品和有机食品是安全认证食品的有机组成部分,人为地将安全认证食品中无公害食品、绿色食品和有机食品的管理割裂开,将导致安全认证食品管理过程中出现了一些问题。一方面,安全认证食品管理权限分属不同部门,多头管理,权责不清,在很大程度上存在管理职能错位、缺位、越位和交叉分散现象。同时,由于各个管理部门之间工作内容和工作重点不完全相同,且它们之间是平级单位,在实际管理过程中的沟通和协调不够,难以形成协调配合、运转高效的管理机制;另一方面,由于安全认证食品实行多头管理,一个部门管一种产品,每个部门都要设置相应的科室,配备相应的专业人员和设备,导致管理部门工资成本和办公经费等的增加,并且设备得不到有效利用,存在资源的浪费。

很多认证机构前身是由各行业部门组建,认证过程中不能充分体现第三方认证机构的客观公正性,同时带有明显的行政色彩。由于畜产食品安全是消费者日益重视的问题,于是很多机构随意炒作"安全"、"绿色"、"无公害"等概念,并形成名目繁多的认证形式。这样的认证机构往往画地为牢,既不承认其他认证机构的结果,自己的结果也不能为他人所接受,与建立统一、开放、竞争、有序的大市场的要求背道而驰。

安全认证食品多头管理,导致安全认证食品申报主体在申报产品和产地时无所适从,不知道应到哪个部门进行申报,在一定程度上影响了安全认证食品申报主体的积极性;监督管理不严给不合格或假冒的安全认证食品以安全认证食品的身份上市场交易提供了可乘之机;管理人员服务态度差以及管理人员办事效率低下同样在一定程度上影响了安全认证食品申报主体的积极性。如果不及时对安全认证食品管理机构进行调整和改革,将在很大程度上影响安全认证食品申报主体的积极性,并且使得安全认证食品管理机构处于管理成本高、管理效率低下的状况,从而影响我国安全认证食品事业的持续、快速、健康发展。

2. 认证管理机构残缺咨询和培训

完整的安全认证食品认证体系除了认证机构以外,还应该有认证咨询机构和培训机构。认证咨询机构和培训机构是认证机构高效运转的基础,也有利于保持认证机构的权威性。国外安全认证食品认证体系一般都比较完整,但是,目前我国安全认证食品认证咨询机构和培训机构严重缺乏,缺少对申请认证的农业企业和农户在标准化生产、科学化管理、规范化申报方面的培训和指导。正由于缺乏这方面的支持,很多有需要认证的企业和农户无法获得认证。

3. 第三方认证管理欠客观和公正

第三方认证的最大优点就是认证结果的客观公正性,但目前我国安全认证食品的认证机构与管理机构之间存在着千丝万缕的联系不能体现认证第三方的客观公正性。如,我国无公害食品认证、绿色食品认证和有机食品认证分别由隶属于农业部的农产品质量安全中心、中国绿色食品发展中心和中绿华夏有机食品中心负责,而无公害食品、绿色食品和有机食品具体的管理工作也由这三个部门分别负责,认证难以摆脱政府行为的羁绊,认证过程不能充分体现第三方认证的客观公正性。

4. 认证管理缺乏专业技术和人才

由于我国安全认证食品认证体系建立时间不长,加上对认证人员的培训不足,导致一些认证机构在人员、资质等方面不能满足认证要求,认证能力较差。目前国家认证人员注册类别中缺少农业类检查员(审核员)、咨询师和培训师系列,因此农产品认证专业化队伍难以建立。

5. 认证管理知识缺乏宣传和普及

虽然我国在安全认证食品的发展上取得了一定的成绩,但是缺乏对安全认证食品认证知识的宣传。目前,公众对认证概念很模糊,认证产品不能得到消费者认同,同时认证中存在少数虚假认证使消费者对认证产品没有足够的信心。这样,认证市场不能得到充分发育,认证产品所占市场份额比较低,并且与非认证产品价格差距不大,不能为申请认证企业带来预期经济效益,导致企业不愿进行认证,影响了我国安全认证食品事业的持续发展。

6. 忽视国际通行认证方式和标准

受我国认证技术和认证水平的制约,在进行安全认证食品认证时,对国际标准的采标率低,参与国际标准化活动和畜产食品质量认证的国际合作能力不强,导致安全认证食品的认证方式和认证标准与国际接轨程度差,认证的结果不能得到国际认可。而企业为使产品能够顺利出口国际市场,不得不高价请国外认证机构进行认证,这增加了一些出口企业的成本。

第三节　完善畜产食品安全认证体系的建议

畜产食品安全认证是实施畜产食品安全公共管理的市场化手段,在有效发挥市场机制,在提高认证质量、推动认证制度运行中发挥着核心作用。因此,完善认证的市场机制是政府强化认证市场管理的重要职责。认证机构是畜产食品安全认证的执行主体,是政府信用的载体和中介,认证机构能否有效发挥作用,直接决定着认证市场的运行质量,直接决定认证制度的实施效果。完善认证市场机制,关键在于如何按照市场经济的内在要求,实施有效的认证机构管理。安全认证食品认证管理工作,是促进和改善畜产食品质量,突破发达国家技术性贸易壁垒的重要举措之一,开展安全认证食品质量认证管理已发展成为世界上许多国家的普遍做法。针对我国目前安全认证食品认证管理存在问题,应该从以下六个方面加以完善,以促进我国安全认证食品事业的持续快速发展。

1. 优化安全认证畜产食品管理体制

在社会各种社会资源中,最稀缺的资源既不是资金,也不是物质资源,而是管理社会的公共权力。管理机构过多、机构重叠,有限的权力资源在众多的管理机构中分配,一方面会引起各部门对权力资源的争夺,另一方面会使各部门尽量扩大自己的权力资源范围,特别是权力可以"寻租"的时候,对权力的追逐更是热烈,最终结果必然是过度管理。对安全认证食品产业而言,将捆住其向前发展的手足,导致安全认证食品产业缺乏生机与活力。

目前我国安全认证食品管理机构分设的现状,使得管理机构庞杂、重叠,造成部门之间相互职能交叉、职责不清,同一件事情,如果有利大家争着管,如果无利大家都不管,出了问题谁都不负责,不但增加管理成本,更是降低了管理效率,使得安全认证食品的质量监控难度加大。因此,在管理机构的设置上我国应该实现无公害食品、绿色食品和有机食品在政府管理层面上的协调统一,如将无公害食品、绿色食品和有机食品的管理统一由"农产品质量安全中心"负责,也就是实施安全认证食品管理机构设置的三位一体,不仅能够明确管理者的职能和相应的责任,减少冲突,而且还能降低管理成本,提高管理效率。从经济学的观点看,推进安全认证食品管理机构设置的三位一体,不仅会大幅度的降低管理成本,提高管理效率,还会产生一种"释放效应",使安全认证食品产业充满生机与活力。

2. 完善认证咨询和培训管理体系

建立健全安全认证食品认证认可体系,在完善我国安全认证食品认证机构的同时,积极组建和完善认证咨询机构和培训机构。对培训机构、咨询机构、认证人员实施注册、备案制度,实行统一的安全认证食品认证机构、认证咨询机构和认证培训机构国家认可制度。按照《关于建立农产品认证认可工作体系实施意见》确定的工作目标和任务,规范、完善我国安全认证食品认证认可工作体系,使安全认证食品认证认可工作在规范、统一的要求下有序开展。

3. 积极推进认证机构社会化改革

《中华人民共和国认证认可条例》规定:"认证认可活动应遵循客观独立、公开公正、诚实信用的原则"、"认证机构不得与行政机关存在利益关系"。因此,安全认证食品认证机构的建立、运作及认证实施要按照市场化运作,适应社会主义市场经济体制的需要与社会事业单位改革的要求,积极推进安全认证食品认证机构改革,将认证机构改造成为真正独立的第三方机构。各级政府部门应该为安全认证食品认证机构的社会化改革创造一个统一、公平、竞争的市场环境,培养良好的竞争秩序,积极引导和规范认证行为。确保客观独立、公开公正、诚实信用,认证机构不得接受任何可能对认证活动的客观公正产生影响的资助。不得从事任何可能对认证活动的客观公正产生影响的产品开发、营销等活动,认证机构不得与认证委托人存在资产、管理方面的利益关系,认可机构应当定期向国务院认证认可监督管理部门提交报告,并对报告的真实性负责。任何单位和个人对认证认可违法行为,有权向国务院认证认可监督管理部门和地方认证监督管理部门举报。

4. 加强对认证机构的监督管理

对认证机构的监督与管理,是保证认证机构检查与认证公正性与真实性的必要环节。为了保证认证机构认证的公正性与真实性,政府主管机构应该加强对认证机构从事认证业务的审核与认可。所有层次的控制和管理应该保证所有的检查者和认证者都受到评估和认可(认可意味着对认证者的检查)。正如认证机构根据一套标准对要获得认证的生产者进行评价一样,认可机构也要根据一套认可标准对认证机构进行评价。一个认证组织的信誉度、知名度和权威性直接影响畜产食品的销售和市场的认可程度,因此,对于认证机构的监督管理不能仅凭对其标准、工作程序等的审核,应对其进行全面考察和审核,并对其认证的经营企业进行抽查。

5. 积极宣传和普及认证知识

公众对认证安全认证食品认知程度的高低,将直接影响他们对认证安全认证食品的购买。因此,政府部门和企业应该通过多种形式、多种渠道加强消费者对安全认证食品认证相关知识的认知程度,使他们认识认证产品在安全卫生方面的优势,具体形式包括开办安全认证食品认证研讨班、培训班,通过电视、广播、报纸、网络等开发与消费者共享的信息分享机制。

6. 加强认证的国际合作和互认

国际合作是认证发展的一项基础性工作。我国的安全认证食品认证机构应该积极参与国际安全认证食品认证交流的各项活动,及时收集、整理和分析国际安全认证食品认证的工作信息。加强对安全认证食品国际认证发展动态及趋势的研究,不断加强安全认证食品认证国际合作的力度,与主要贸易国和相关认证机构建立起长效的合作机制,争取认证结果的相互承认,提高我国安全认证食品认证的国际化水平。

7. 加强学习培训和交流检查机制

安全认证食品认证工作专业性、技术性强,要保证认证工作质量,认证人员就必须具有一定的专业知识和较强的工作能力。因此建立一支业务精通、技术水平过硬的认证检查员队伍是安全认证食品认证事业健康发展的基本保证。认证认可监督管理部门、认证机构、认证培训机构和咨询机构等可以制定相应的培训计划,有重点、分步骤地强化认证业务培训,通过认证的省际交流检查机制和国际交流,提高检查员的综合素质。

第七章 中美畜产食品残留监控体系比较

第一节 美国畜产食品残留监控体系

美国残留监控的法律依据主要包括 FFDCA、FMIA、PPIA 和 EPIA 这四个部分。在这些法律中，规定残留超标明确视为食品掺假，因此要对这类行为依法取缔。美国于 1967 年就开始实施年度国家残留监控计划(NRP)，想以此来控制兽药、农药和环境污染物非法残留物的发生。美国残留监控体系的主要特征是严格的审批、抽样、检测和强制程序。实施残留监控的目的在于五个方面：①确保人类消费的肉、禽、蛋安全；②确保所建立的法律法规正确实施；③确保消费者对肉、禽、蛋产品安全性的信任度；④确保大众免于有害残留物的危害；⑤在 HACCP 体系当中提供残留监控的管理要素。

1. 残留监控的组织实施

美国肉、禽、蛋残留监控主要由"食品安全检验署"(FSIS)、"动植物卫生检验局"(APHIS)、"食品和药物管理局"(FDA)和"环境保护局"(EPA)共同负责执行。FDA 负责兽药和饲料药物添加剂的审批，建立肉、禽、蛋产品中兽药的允许残留限制量，制定休药期，同时要求兽药研发单位提供残留的毒理学、代谢研究资料和可靠的残留分析方法(这些方法在兽药被批准上市前是由 FDA 和 FSIS 共同评估的)。

FSIS 主要负责国家残留监控计划(NRP)对肉、禽、蛋产品中化学残留进行的抽样检测，负责各相关残留监控机构的协调工作，并且负责向 FDA 通报兽药、农药和其他污染物在肉、禽、蛋产品中的残留情况以便跟踪监控。

而 EPA 主要负责制定肉、禽、蛋产品中农药的 MRL、环境污染物的限量水平和建立农药残留的分析方法。此外,在残留监控的过程中,美国肉、禽、蛋产品生产企业负有减少或消除产品中残留的重要责任。

2. 国家残留监控计划(NRP)

根据《联邦肉类检查法》、《禽类食品检验法》和《蛋类产品检验法》,美国农业部(USDA)下属的食品安全检验署(FSIS)负责国内和进口的肉、禽和相关产品食品的检测检验。FSIS 的 NRP 自从 1967 起生效以来就是整个 FSIS 系统日常工作中重要的组成部分。为了防止违规残留物质进入食品供应中,FSIS 获得了支持风险评估、执法和教育活动的全国性范围的化学残留发生的数据,并规定了多种抽样计划,其中包括国内和进口残留抽样计划两大部分。它提供大量的抽样计划以预防进入食品链中的非法残留物,并且建立起来了关于化学残留发生的国家数据库来支持风险评估、强制和教育活动。

NRP 的目的在于提供以下四个方面的作用:①鉴别和评估化合物的条理性程序能力;②提供化合物的分析能力;③提供非法残留发生的后续管理行为能力;④收集数据、统计分析和报道的能力。在制定 NRP 过程中所要考虑的主要因素包括:①肉、禽和蛋产品中所有涉及公共卫生安全的化合物或化合物种类;②每一种(类)化合物可能发生残留的畜产食品种类;③分析方法的可获得性和有效性能力;④FSIS 实验室分析能力。

国内残留抽样程序主要由监控计划、特别计划、监督抽样、强制检验等环节组成。进口残留抽样计划包括监控、增加监控、监督和探索检验四个方面。FSIS 在美国进口港对肉、家禽和蛋产品进行残留检验的随机取样和进口港的取样数量是根据 FSIS 每年编制的进口残留计划进行的。

当检测到动物食品中存在非法残留时,FSIS 就会通知生产者和其他相关人员。这些含有非法残留的产品就会被视为食品掺假,并且其生产者会受到相应的处罚。如果这些产品已经存在于商业流通当中,它们则被期待自愿召回。此外,FDA 和相关州的主管部门有可能会对这些企业进行现场检查。通常情况下,各州主管部门进行的一次教育性质的检查是试图纠正这些残留问题的第一步。如果问题没有得到有效的纠正,那么 FDA 的后续检查将会导致包括控诉在内的强制行为。2001 年,FSIS 出台了一项新的政策,这项新的政策将 FDA 认定的多次生产和销售含有非法残留食品的相关企业的名称和地址公布于其相应网站上面。FSIS 认为这项新的政策将会起到更加有效制止非法残留发生的作用,并且使得 FSIS 能够更加充分利用其残留检测资源的能力。

NRP 的一项额外功能是提供 HACCP 体系中残留控制的管理要素的作用。依据 FMIA 和 PPIA 的有关规定,确保肉禽安全的最终责任在于屠宰和加工企业。为了界定这种责任并使其正式化,1996 年 USDA 发布了《病原减少/HACCP 最终法规》,该法规焦点在于减少与肉禽有关的食源性疾病的发生率。其第 417 部分要求肉禽企业制定和执行相关的预防性措施来保障它们产品的安全。在制定 HACCP 计划的过程中,规定屠宰企业必须要解决所有化学、物理和生物性危害所带来的畜产食品安全问题。因此,作为 HACCP 法规的一部分,屠宰和加工企业被要求鉴别所有化学残留的危害并且要求制定体系来防止残留的发生。培养在动植物食品中谨慎使用兽药和农药的习惯是一个完善的化学残留预防计划所不可或缺的内容。而要求屠宰企业必须执行 HACCP 体系的规定是这种不断发展变化的程序中的重要一步。

3. 残留监控物质的确定

美国肉、禽、蛋残留监控的物质包括批准和未批准的兽药、农药和环境污染物。正确地使用批准的物质一般不会造成动物食品出现残留问题,因为残留通常是非法和滥用药物所致。有些化合物因使用方式或成分毒性需做常规监控,有些化合物则因为不常使用或风险不大而只需做定期监控。FSIS 制定 NRP 的目的是要定时地监控可能有害的化合物,以使主管部门有针对性地集中力量保护消费者免遭化学物质的危害。

在确定兽药残留监控物质过程中,首先由监督咨询组(SAT)草拟一份涉及公共卫生问题的候选兽药清单。其中 SAT 由 FDA、EPA、CDC、APHIS、AMS、ARS 和 FSIS 组成。在该清单中,由《兽药使用诠释法》(AMDUCA)规定的动物食品禁用兽药这一项条款对公共卫生意义重大,因此只要有可靠的分析方法和其他可利用的资源就可将其定为监控对象以加强管理。其余兽药则按照以下原则确定(FSIS,2006):①FSIS残留超标的历史记录;②兽药误用或滥用情况;③休药期;④对人体确定的和潜在疾病的影响;⑤相对的动物治疗数量;⑥急慢性毒性。SAT针对这些原则,利用简单的4分制对这些兽药进行评分(4表示"高";3表示"中";2表示"低";1表示"无")。然后SAT利用特定的公式来计算兽药残留的公共卫生指数,进而对候选兽药进行等级划分,从而确定出残留监控的优先化合物。农药和环境污染物监控物质的确定类似于兽药,但监控的比例相对而言较少。

4.检测实验室与分析方法

负责执行残留监控的官方检测实验室是政府实施食品质量安全监管的重要支撑机构。为了确保残留监控计划等监管活动的有效实施,农业部的FSIS和食品药品管理局(FDA)均建立了自己的官方检验机构,各州、县等地方政府也根据需要建立了相关的检测机构。

FSIS建有4个官方实验室,它们分别是位于乔治亚州的东部实验室、位于加利福尼亚州的西部实验室、位于密苏里州的中西部实验室和位于乔治亚州的病原微生物流行与特殊项目实验室。其中东部实验室擅长病理学检测,西部实验室擅长农药残留检测,中西部实验室擅长兽药残留检测。其中这三个实验室承担了大量的政府委托检测工作,特别是对进口畜产食品的检测和有害残留物的确证检测工作。

FDA下设有12个实验室,这些实验室分别为不同地区(全国共分为5个大区)的食品药品管理局地区办公室以及执法人员的执法工作提供检测服务,不对社会提供服务。

其中FSIS使用的方法分为三级:I级是确证方法,可作为定量和定性的方法,又可作为最后鉴定用的确证方法,常用的方法有GC-MS、LC-MS等;Ⅱ级是常规方法,主要用于残留物的定量分析,常用的方法有TLC、GC、HPLC等;Ⅲ级是筛选方法,一般用于检测一种或一类化合物的存在,此类方法快速、简便且实用性强,但检测结果为阳性时需经I级或Ⅱ级方法进行定量或确证,常用的方法主要有生物分析法和 ELISA 方法等。

另外,由兽医或检查人员在现场进行抗生素和磺胺类残留快速筛选的方法主要包括现场拭子检测法(STOP)、牛抗生素及磺胺检测法(CAST)、磺胺现场测试法(SOS)和抗菌药快速筛选法(FAST)。STOP 是由 FSIS 检验人员在现场对动物肾脏组织中抗生素和磺胺类残留物进行筛选的快速检测方法。它首次应用于 1979 年,最初所检测的动物组织包括肾脏、肝脏、肌肉和注射部位,而现今最主要是集中于肾脏组织中残留的筛选。该种方法的缺点是灵敏度偏低。对于检测结果呈阳性的样品都要送交 FSIS 实验室进行确证。其中阳性样品的畜产食品要扣押到确认结果出来为止。

CAST 与 STOP 基本相似,不同点在于所检测的动物种类。STOP 所使用的动物广泛,而 CAST 则主要针对短角小肉牛(Bob veal calves,小于 3 周龄且低于 150 磅)。SOS 最早在 1988 年被用于大型屠宰场猪尿中磺胺残留的检测,对于呈阳性的样品都要送交 FSIS 实验室进行确证分析。FAST 是由兽医或检验人员在屠宰场对动物组织中抗生素和磺胺类残留物进行快速筛选的检测方法。它建立于 1989 年,目的是为了提高抗生素残留检测水平。与 STOP 和 CAST 相比,FAST 具有较高的灵敏度,并且所检测的抗生素和磺胺的范围更加广泛。FAST 主要用于牛组织残留的检测,有时也用于猪组织残留的检测。

5. 国内畜产食品残留监控

国内残留监控提供了年度全国范围内具体畜产食品中发生残留超标的总体情况。由于监控的焦点在于非法残留的发生,所以监控的化合物主要制定了最高限量以及实验室分析方法的品种。残留监控分为计划抽样和检查员抽样(FSIS,2006)两部分。其中计划抽样设计包括优先化合物的确定、化合物相应动物或产品类别和抽样数量的选择。化合物及其动物或产品由 SAT 来确定,抽样数量由 FSIS 残留办公室来制定。在计算抽样数量的过程中,FSIS 残留办公室运用现代统计分析技术来计算。从 2006 年 NRP 开始,FSIS 将每一化合物及其动物或产品的抽样数量定为 230 或 300。例如,氯霉素—奶牛抽样数量为 230,氯霉素—鸡抽样数量为 230,硝基呋喃类—小母牛抽样数量为300。从统计学角度分析,如果真实的残留超标水平为1%,那么230和300的抽样数量能够确保检测出一个残留超标的可能性将分别为90%和95%。300的抽样数量也可以作为验证HACCP是否有效的公共卫生标准。在此基础上,由FSIS、FDA和EPA来确定最终的抽样数量。计划抽样主要针对健康动物,用于暴露评估和探索评估。暴露评估用于确定国内食品供应中的残留趋势和超标率。而探索评估主要用于调查暴露评估中确定的非法残留及没有制定最高残留限量的化合物。

检查员抽样不同于计划抽样,它是由公共卫生兽医所进行的现场抽样方式。如果按照专业判断能力和FSIS制定的公共卫生标准认为某个动物可能存在非法残留的话,那么必须进行现场抽样。通常情况下,检查员抽样针对可疑动物个体或群体。其中在抽样检测的过程中,动物胴体在等待实验室分析结果时不得上市。如果是针对抗生素或磺胺类残留物而言,检查人员可在现场利用FAST和STOP方法进行快速筛选分析,只有阳性结果才会送到FSIS实验室进行确证。

6.进口畜产食品残留监控

FMIA、PPIA和EPIA要求肉、禽、蛋产品出口国需建立和保持与美国一致的检查体系。残留控制是检查体系的主要特征。一些国家在能够向美国出口合格的肉、禽、蛋产品之前必须经历严格的评估程序。在出口国被认为拥有与美国同样的检查体系并成为合格的供应国之后,FSIS就会依靠这些国家的主管部门对所属企业进行认证,满足标准后才能获得向美国出口的资格。FSIS还会定期对出口国检验体系进行相应的审核。审核的频率和范围依据这些国家的历史表现,包括对企业的先前评估和进出口岸的再检查结果。如果出口国不能与美国保持同等的检查体系,它将不被允许向美国出口相关产品。

美国进口残留监控指在进出口岸的再检查。再检查的水平包括正常抽样、扩大抽样和强制抽样(FSIS,2006)。正常抽样是指一般的随机抽样。扩大抽样也是随机抽样,但是抽样数量要比正常抽样有所提高,通常要得到政府部门的认可。正常抽样和扩大抽样都是常规的监控过程,在此过程中被随机抽样的产品都将以合格的身份被贴上通过检查的标记,并且在等待样品分析结果时允许进入商业流通。如果以前的产品含有非法残留,那么再次进口同类产品时必须进行强制性抽样检测。被强制抽样的产品在等待样品分析结果时不能进入流通领域。所有进口产品的实验室分析结果都会被输入美国自动化进口信息系统(AIIS)进行备份。阳性产品都会被要求召回、销毁或经 FDA 批准转化为动物饲料。

7. 食品残留管理信息系统

NRP 收集和利用国家化学残留数据来进行风险评估、强制和教育活动。所有的残留资料都被收集和存储于微生物与残留电脑信息系统中(MAR-CIS)。关于违法的详细信息会被立即输入违法残留信息系统(RVIS)中,而RVIS 有助于 FSIS 和 FDA 针对违法行为采取后续的管理措施和对残留违法者进行追踪(FSIS,2000)。RVIS 是全国性质的、涉及多方管理机构的电脑信息系统,由 FSIS 设计,全年全天运行,提供有关美国屠宰的家畜和禽类发生残留危害的实时信息。

8. 食品动物避免残留数据库(FARAD)

FARAD 是由美国农业部州研究、教育和推广合作局(CSREES)资助建立的,由美国北卡罗来纳州立大学、加利福尼亚大学戴维斯分校和佛罗里达大学共同负责开发的。它是一个基于计算机的决策支持系统,为家畜生产者、专业人员和兽医提供关于如何避免兽药、农药和环境污染物残留问题的实用信息。FARAD 的主要内容包括:①美国所有批准用于食品动物的兽药最新标签信息,包括休药期;②动物组织、蛋和奶中兽药和农药的官方MRL;③食品动物体内残留物、药动学和化合物命运的相关资料。

9. 农药残留监测计划(PPRM)

美国在 1991 年 5 月启动农药残留监测计划(PPRM),监测范围包括新鲜和加工的水果、蔬菜、谷物、牛奶、牛肉和鸡肉,2001 年还将饮用水纳入了监控计划之中。

农药残留行政监控工作由国家环保局、食品与药品管理局和农业部三个部门共同负责。环保局负责农药登记和农药最高残留限量的制定;食品与药品管理局监督实施农药残留限量,并负责对进口和国内市场上的农副产品、加工食品中农药残留的监测;农业部负责畜禽产品和畜产食品产地农药残留监测,并负责组织农副产品农药残留情况调查,列出不同时期残留监测重点。美国农药监测体系非常完善,除了联邦政府各有关部门具有国家级监测中心以外,食品与药品管理局还在全国设有 5 个区域性监测中心,农业部在 50 个州都有农药残留监测机构,在县级设有监督检查员,负责农药使用的监督和畜产品样品的采集,其中农场在使用农药前必须得到监督员的许可。除了常规检测以外,美国农业部还负责一些有目的的长期定向监测。畜产食品农药残留行政监控是一项公益性任务,都是政府出资支持的。结合监测结果,美国制定相应的国内畜产食品安全政策及进口食品的贸易政策,为保障国内畜产食品安全提供了大量的数据支持。

10. 残留监控结果分析

美国国内肉、禽、蛋产品中化学残留监控超标率较低(1996 至 2005 年中 NRP 结果分析为 0.16% ~ 0.49%),在很大程度上体现了美国畜产食品安全的高水平要求。禁用物质几乎没有发生残留。在残留超标的物质中,抗生素和磺胺类药物是主要对象。大部分的残留物超标可以归因于没有充分遵守休药期的有关规定。残留超标的靶组织通常集中于肝脏、肾脏和脂肪这些部位,而不是肌肉组织。此外,美国进口的肉、禽、蛋产品中几乎没有残留超标的现象出现。

第二节 中国畜产食品残留监控体系

我国正式对畜产食品进行残留监控开始于 1999 年,监控计划是在参考了欧盟理事会指令 96/22/EC 和 96/23/EC 的基础上结合我国实际建立起来的。农业部和国家质检总局于 1999 年共同制定的《中华人民共和国动物及畜产食品中残留物质监控计划》(以下简称《计划》)和《官方取样程序》、《兽药管理条例》、《食品卫生法》是我国畜产食品中残留监控的法律基础。

1. 残留检测检验机构及职能

我国的畜产食品安全检验检测机构分布在农业部、卫生部、国家质检总局等多个政府部门。目前,我国的畜产食品安全检验监测体系主要由以下部分组成:

(1)卫生部门

自 2000 年以来,在科技部多项基金的启动下,卫生部门正在建立并逐步完善国家畜产食品安全监测系统,包括以化学污染物为主的畜产食品污染物监测、以生物性污染和食物中毒为主的食源性疾病监测。

食源性疾病监测的主要进展表现在以下几个方面:

首先建设了国家食源性疾病监测点。依据地理区域、行政区划,在全国选择 13 个省、自治区、直辖市(北京、吉林、山东、河南、湖北、江苏、重庆、上海、浙江、广东、广西、福建、内蒙古)作为首批食源性疾病监测哨点,并进行了 1992~2001 年 10 年食物中毒资料的调查分析。进一步确实证明了我国的食物中毒主要发生在集体食堂、饭店等公共餐饮场所,其原因主要是食品以动物性食品(肉类、水产品等)为主。

其次建立了病原菌监测哨点。在全国 11 个省对生肉、熟肉制品、生奶、冰激凌、酸奶、生食水产品等 6 类食品开展主动监测,主要是食物病原菌,包括肠炎沙门氏菌、大肠杆菌 O157:H7、单核细胞增生李斯特菌等。从不同食品中分离出的大肠杆菌 O157:H7 和单核细胞增生李斯特菌,可以预示该类病原菌在我国引起食物中毒爆发的危险性。截至 2007 年 8 月,监测点已覆盖 15 个省区市 8.3 亿人口,重点针对消费量较大的 54 种食品中常见的 61 种化学污染物进行监测。

再次启动了新的食物中毒报告项目。为了适应微生物危险性评估的理论和进行定量危险性评估的技术需要,在原有食物中毒报表中增加了暴露人群、个体摄入量等相关影响因素项目,从而完善了对食物中毒爆发监测、预警等基本信息的采集和分析,可以为降低我国食物中毒发病率提供新的技术基础。

最后是病原菌溯源。建立了食物病原菌多重 PCR 快速检测技术和

DNA指纹图谱分析技术,将其应用于微生物性食物中毒的溯源和食源性疾病快速诊断与控制当中,使我国微生物性食源性疾病的监测与溯源达到国外同类技术的先进水平。

为适应我国加入世界贸易组织之后食品卫生工作需要,卫生部于2003年推出了"食品安全行动计划"。食品卫生监督量化分级管理是指在原有食品卫生监督管理基础上,依据危险性分析的原则,对卫生许可审查和经常性卫生监督项目进行相应的量化,重点加强对关键环节的管理。根据"食品安全行动计划",将通过开展食品中化学污染物和生物污染物的检测与评价、开展总膳食研究、进行化学和生物污染物连续主动检测等途径用来建立和完善食品污染物监测网络;通过建立并完善食源性疾病报告体系、建立食源性疾病主动检测网络、提高对生物性食源性疾病病原的溯源能力、开展食品中病源危害的危险性评估和建立食源性疾病的网络数据库等途径来建立和完善食源性疾病预警和控制体系;通过更新现场监督执法技术手段、加强食品卫生监督信息网络建设、加强实验室能力建设、改进畜产食品安全监督模式、加强卫生监督队伍建设和提高处理畜产食品安全突发事件应急能力等方面来加强畜产食品安全监督检验能力建设。

(2)农业部门

从20世纪80年代中期开始,依照国家加快建立健全农产品安全检验检测体系的有关要求,从农业发展的客观需要出发,农业部加强了畜产食品安全检验检测体系的建设和管理工作。"十五"期间通过国家计量认证和农业部机构审查认可并正式对外开展工作的部级质检中心已达238个,建设省地县级产品检测机构1780个,并指导全国1/3的地、市、县建立了以快速检测为主的畜产食品质量安全检测站。经过长期努力,农业部门建立了从中央到地、市、县的动植物防疫检疫体系,并一直发挥着重要的作用。检测范围包括农业环境、农业投入品、农业产出品等,能够满足从农业生产资料、农业产地环境到畜产食品生产及其消费全过程的监测。

农业部于2003年4月28日印发了《关于加强农产品质量安全检验检测体系建设的意见》,并于2006年10月发布了《全国农产品质量安全检验检测体系建设规划》。其目标是在今后5年内初步建立起一套由部、省、县三级组成、布局合理、职能明确、专业齐全、运行高效、既符合我国国情又与国际接轨的畜产食品安全检验检测体系。在检测能力上,力争使畜产食品安全检验检测体系能够满足有关国家标准、行业标准对畜产食品质量、安全、工艺、性能参数的检验检测需要,实现对畜产食品"从农业投入品到批发市场"全程安全检验检测。使国家级和部级专业性质检验中心达到国际同类检验检测机构水平,逐步实现国际双边或多边认可的标准。

农业部建立了畜产食品质量安全例行监测制度,实现对全国大中城市的蔬菜、畜产品、水产品质量安全状况从生产基地到市场环节的定期监督检测,并依据监测结果定期发布畜产食品质量安全信息。目前,全国大部分省、区、市也已开展省级例行监测工作。

1999年,农业部邀请了兽药监督管理、残留检测、农业科研等有关单位的相关人员成立了全国兽药残留专家委员会。残留委员会内设有主任委员1名,副主任委员3名,委员84名。残留委员会是在农业部领导下对我国动物及畜产食品中药物及有毒有害残留物质进行预防和监控的技术审议咨询组织。其主要职责是:①审议动物产品中兽药最高残留限量标准草案,拟定、修订兽药最高残留限量标准;②审议兽药残留检测方法草案,拟定、修订兽药残留检测方法;③制定和修订国内年度残留抽样计划;④审议兽药残留检测报告,并汇总检测结果;⑤审议兽药残留研究项目立项报告,拟定兽药残留研究项目计划,审查研究项目经费及工作经费使用计划;⑥收集国内兽药使用情况及有关环保监控信息,组织评估残留监控计划的效果及效率;⑦负责与相关国际专业组织的技术交流与对话;⑧审议农业部提交的其他议题。

(3)质量监督检验检疫部门

质检总局一直比较重视农产品和畜产食品安全检验检测体系的建设工作。特别是近几年来,配合畜产食品安全监管工作,质检系统对食品检验检测体系的建设力度也不断加大,已基本形成了较为完善的畜产食品安全检验检测体系。目前,质量监督检验检疫部门在全国共建有2 500多个食品、农产品检测技术机构。其中,在黑龙江、安徽、河南、大连、吉林等19个省、市建立了食品、副食品、粮食、粮油、水产品、肉类食品、乳制品、蜂产品、儿童营养品、茶叶、烟草、葡萄酒、啤酒、果蔬、水产品等28个涉及农产品、食品的国家产品质量监督检验中心,两个国家级涉及食品检测分析的研究所。31个省、5个计划单列市、381个地市、2 000多个县质量技术监督部门都建有农产品、食品监督检验检测机构,同时,分布全国各地的出入境检验检疫局在全国建有163个检验检疫中心,300多个食品检验检疫实验室。近年来,根据国际形势的发展,还专门建立了多个疯牛病检测实验室和26个转基因产品检测实验室,掌握了国际先进的检测方法并成功运用于食品的检验检疫工作当中。目前,已基本形成了以国家级技术机构为中心,以省级检验机构为主体,市、县技术机构为基础,既能满足日常畜产食品安全监督检验工作,又能承担前沿和尖端畜产食品安全检验及科学研究任务的监督检验机构。

质检总局建立了全国畜产食品安全风险快速预警与快速反应的系统,目前已经实现了对17个国家食品质检中心的日常检验检测数据和22个省、区、市监督抽查数据的动态采集,每月收集有效数据达2万余条。同时,质检总局加大了对食品生产加工环节风险监测的工作力度,重点监测非食品原料和食品添加剂的问题,截止到2007年6月底,风险监测抽样覆盖24个省、区、市,共检测到20类产品中的2 501个样品,涉及到33种检测项目,共获得9 477个有效监测数据。通过动态地收集、监测和分析畜产食品安全信息,初步实现了对畜产食品安全问题的早发现、早预警、早控制和早处理。

(4)商务部门

市场检测的建立,初步形成了食品加工流通企业严格自检、社会中介检验检测机构接受委托检验和政审部门监督抽查三种检测方式和国家、省、市、县商务部门四级管理相结合的市场检测体系。全国年销售2亿元以上的农副产品批发市场已普遍配备了卫生质量检测设备和专职人员,而且开展检测的零售市场也在不断地增加。

（5）其他部门

作为畜产食品安全体系建设重要的一环，其他有关部门和各地政府也十分重视畜产食品安全检验的监测体系建设。中国绿色食品发展中心在全国共委托了38个管理机构，11个国家级产品质量监测机构，56个省级环境监测机构，形成了覆盖全国的绿色食品质量管理和技术服务地网络，初步建立起了涵盖产地环境、生产过程、产品质量、包装储运、专用生产资料等环节的质量标准体系框架和绿色食品质量监督体系。2003年成立的国家食品药品监督管理局，会同有关部门共同制定"食品药品放心工程实施方案"，开始发挥在畜产食品安全管理体系上协调作用，依据加强"从农田到餐桌"各环节全方位的严格监管的思路，具体部署了农业部、卫生部、质检总局、工商总局、商务部、公安部和海关总署的具体监管工作。

2. 年度残留监控计划的制定与实施

从1999年开始，农业部和国家质检总局共同制定了年度国家残留监控计划。在农业部负责的残留监控计划任务当中，地方畜牧兽医部门承担抽样工作，并严格按照《官方取样程序》抽取样品；由农业部指定的兽药残留检测实验室和省级兽药监察所承担的检测工作，严格按照发布的检测方法和残留限量标准进行检验。农业部残留抽样检测过程具体见图7-1。在国家质检总局承担的残留监控任务当中，各直属出入境检验检疫局制定残留监控计划实施的方案，确定被抽样的企业，并将抽样和检测的任务落实到具体的抽样和检测人员。

3. 残留监控检测实验室

农业部负责认可与管理农业部门的残留检测实验室，国家质检总局负责认可并管理出入境检验检疫系统的残留检测实验室。目前，我国共有13个基准实验室、2个部级检测实验室和90个批准实验室参加残留的检测。其中农业部系统有4个基准实验室（分别设在中国兽医药品监察所、中国农业大学、华中农业大学和华南农业大学）、2个部级检测实验室（农业部畜禽产品质量监督检验检测中心与中国农业科学院蜂蜜研究所蜂产品检测中心）和51个批准实验室。检验检疫系统有8个基准实验室（分别设在中国

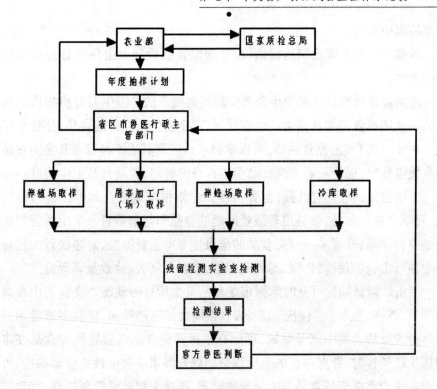

图 7-1　农业部兽药残留监控流程图

检验检疫科学研究院、辽宁、天津、江苏、山东、上海、广东、深圳出入境检验检疫局)和 27 个批准实验室。

4. 残留监控检测方法和方式

《计划》规定用于我国残留监控检测的方法包括 AOAC 方法、FDA 方法、FSIS 方法、我国农业部发布的残留检测方法、国家质检总局制定的残留检测方法以及有关贸易国认可的常规方法和标准方法这七种方法。

农业部于 1998 年发布了 39 种兽药在动物可食性组织中残留的检测方法(农牧发[1998]17 号)。并于 2001 年农业部又发布了 10 种检测方法(农牧发[2001]38 号),同时原有 39 种方法中同一兽药残留检测方法被废止。2002 年农业部第 236 号公告发布了 12 种兽药残留检测方法。因此,到目前为止农业部共计发布了 52 种兽药残留检测方法用于我国的兽药残留监控当中。

各部门主要采取定期监督抽检、专项监督抽检和突击性监督抽检相结合的方式。

定期监督抽检是日常卫生监督管理的有效方法。卫生监督机构依据相应的法律法规规定和食品生产经营状况,对企业生产经营的食品定期(半年或一季度一次)实施监督抽检,可以掌握本地区及其生产经营者真实的食品卫生质量状况,促使企业加强食品卫生自身的管理,提高食品卫生质量。

专项监督抽检针对性强,监督力度大。依据本地区食品生产经营的特点,对季节性的食品、较易出现质量问题的食品和与消费者日常生活密切相的热点食品等,开展某一种类食品的全市性专项监督抽检,对违法行为进行集中地打击,具有针对性强、易发现问题、监督力度大、收效显著等特点。

突击性监督抽检可及时掌握市场食品卫生质量的动态。在食物中毒高发季节,或在"五一"、"国庆"等节假日市场食品旺销时期,以及多家餐馆同时接待大型活动集中就餐时期,可能有某种污染食品或假冒伪劣食品在本地区生产销售时,针对存在的卫生质量问题开展市场突击性地监督抽检,可及时发现和掌握市场食品卫生质量的动态,迅速采取监督管理措施,有效防止食物中毒等食源性疾病的发生,保护消费者的身体健康。

5. 监控动物产品与监控药物

2006 年农业部国家残留监控计划中所列监控动物产品种类和监控药物汇总见表 7 - 1。

表 7 - 1　2006 年中国动物产品抽样种类与监控药物

动物产品	监控药物
猪肉	磺胺二甲嘧啶
猪肝	二甲/甲硝咪唑、卡巴氧、克伦特罗
猪尿	克伦特罗
牛奶	磺胺类、链霉素、青霉素类、土霉素、金霉素、四环素
羊肉	磺胺类、氯霉素

鸡肉	磺胺类、恩诺沙星、环丙沙星、氯羟吡啶、呋喃唑酮
鸡肝	二甲/甲硝咪唑、呋喃唑酮、磺胺类、氧霉素、土霉素、金霉素
鸡蛋	磺胺二甲嘧啶
蜂蜜	氯霉素、链霉素、四环素类、磺胺类、泰乐菌素、双甲脒
水产品	氯霉素、己烯雌酚、呋喃唑酮代谢物、孔雀石绿、恩诺沙星、环丙沙星、喹乙醇

资料来源:2006 年我国《年度残留监控计划》。

6.阳性样品的追踪

以上年度残留检测阳性样品来源地(或单位)作为当年监控重点。本年度监控计划中检测出的阳性样品,必须要组织后续跟踪抽样检测,后续抽样比例是 1:5,即发现一个阳性样品,要对被抽样单位连续跟踪抽样 5 次,每次抽取 5 个样品,后续跟踪抽样检测列入辖区残留监控计划中。阳性检测结果必须在 10 个工作日内报送抽样单位和全国兽药残留专家委员会的办公室,由抽样单位依照有关规定调查处理,并将处理结果反馈残留办。

与美国等发达国家的残留控制体系相比,我国还存在不少的差距,主要表现:

1.检测部门分割,多个体系并存

我国畜产食品安全检验检测机构数目众多,总体具有一定的实力,但由于检验机构分属不同,缺乏统一的发展规划,低水平重复建设的情况比较普遍。各部门竞相购置检测设备,并有愈演愈烈之势。各级质量技术监督、检验检疫、农业、商贸、卫生防疫及疫病控制、工商、环保部门,以及科研院所、大专院校及企业都设有检验检测机构。这些机构相互交流不多,工作不协调,检测数据不能够共享,影响了检验检测体系整体作用的发挥。但近年来,农业、卫生、工商等部门都投入大量资金购置了相同或相近的检测设备,造成设备利用率不高、浪费资源等情况。

农业、卫生、质检和工商等四个部门又各自执法。农业部门管行业规范;卫生部门查许可证、卫生标准、生产环境;质检部门查质量标准;工商部门管违规经营。在实施农产品卫生质量抽检方面,四家检测机构又都有权依据法律的规定,各自实施或者委托农产品检测机构进行农产品卫生质量抽检;在信息公布方面,四个行政部门都能各自公布畜产食品卫生质量抽检结果;在对违法行为的行政处罚方面,对同一违法行为,四家执法大队都能分别根据食品卫生法、产品质量法、消费者权益保护法给予行政处罚。尽管监管如此密集,成本巨大,然而成效并不明显。

美国由 FDA 和 EPA 负责制定安全标准,而 FSIS 组织残留控制的实施;加拿大由 HC 制定安全标准,而 CFIA 组织实施;欧盟的安全标准制定机构包括 CVMP、EFSA 等,而实施的部门则为各个成员国。我国的安全标准由农业部颁布,而残留控制的组织实施也由农业部负责。这种组织形式并不能说明农业部高效率管理的要求,反而容易造成既是运动员又是裁判员的错觉。

在这种情况下,质检、卫生、农业等部门往往按照本部门颁布的有关规定进行检测。检测的结果比较独立,只在本部门、本系统内互认,部门与部门之间缺乏良好的共享和互认机制。这容易造成重复检测,检测资源浪费的情况。而且,对于食品质量问题的检测结果,部门之间差异较大,影响检验体系整体作用的发挥。例如 2007 年卫生部公布了对全国粮食、植物油食品添加剂等 21 类食品的检验结果,认为全国食品卫生检测平均合格率能高达 88.6%。而依据质检总局 2007 年对全国米、面、油、酱油、醋等五类食品的质量抽查和质量保障条件的调查,发现 34% 的出厂产品检验不合格或没有进行检验,25% 的厂家没有相关标准或不执行标准。

2.基层设施落后,检测能力较低

从检测水平上来看,省部级以上的检测机构设施先进、技术能力强,检测的效率和水平比较高。地级市以下,特别是县级的检测机构设施落后、技术能力弱,检测的水平比较低。另据了解,有 50% 左右的检验检测机构还没通过国家实验室认可。

从发展速度上看,级别高的检验检测机构发展速度快,而级别低的检验检测机构发展速度慢。从部门分布来看,检验检测机构主要分布在农业、质检、卫生等部门,极少数分布在科研院所和大专院校,几乎没有其他部门和中介机构的介入。

从地域分布看,现有的检测机构绝大多数在主城区,而有些偏远县区检验检测机构则几乎是空白的。市级以下的基层检验检测机构特别是县级检验检测机构虽数量多,但绝大多数检验检测技术落后、设备老化、专业人才缺乏,开展检测的项目少、范围窄,检测水平低,检测能力弱,检测的结果只能作为参考的数据,缺乏法定性和权威性。例如2006年金坛市在查处一起涉嫌销售变质猪肉的案件时,将样品送到该市疾控中心进行检验,疾控中心检测结果显示猪肉微生物严重超标,判定其为不合格。但由于疾控中心的检验机构没有通过国家实验室的认可,当事人不予承认检测结果,并向法院提起行政诉讼,结果当事人胜诉。这一事件表明:基层检测能力低这一情况,已经直接制约了畜产食品安全监管执法工作的顺利进行。

3.缺乏关键技术,检测设备落后

在检验检测中不能全面运用危险性评估的技术,特别是不能对化学性和生物性危害进行暴露评估和定量危险性评估,对一些新型食品添加剂,尤其是转基因食品的安全性问题缺乏研究与评估。发达国家大都采用了这一技术,例如美国投入巨资开始对批准登记的农药进行内分泌干扰活性的筛选,并于2008年根据筛选结果重新确定农药的最高残留限量。在检验监测的实践中我国缺少关键检验技术和设备,再加上食物安全系统监测和评价背景资料的缺乏,在一定程度上降低了我国检验监测的水平。我国目前拥有的畜产食品安全快速检测试剂盒、检测仪、检测箱不能同时测定分析上百种农药的残留量。而美国食品药品管理局(FDA)可检测360多种农药,德国可检测300多种农药,加拿大可检测250多种。

我国缺乏先进的高灵敏度食品污染物检测的技术,使得一些大型的农贸批发市场对于早市蔬菜农药残留量的检测能力不够,一般等到检测结果出来之后,早市的蔬菜早已批发销售出去了。另外,我国农村地区每年生猪出栏数高达6亿头,按照欧盟的万分之五的抽检率检验的标准,最少应该检验30万头,但是我国根本不具备这样的能力。

一些发达国家投入大量资金研究食品中疯牛病原蛋白和禽流感病毒的

检测方法,但是我们尚未有可供监督检测用的使用方法和技术。检测手段落后、缺少专业人员,是制约畜产食品安全监管的一个瓶颈。以瘦肉精为例,我国尚未研制出方便及时的检测设备和方法,目前对瘦肉精最简单的检测方法是生猪尿样检测方法,需要 4~5 个小时,且 GC/MS、ELISA 等检测设备目前没有能力自行生产,必须从国外引进,但是费用昂贵,无法普及到基层。而且在全国范围内我国目前专业的药物残留检测人员还不足 100 人,许多兽药残留检测实验室还达不到计量认证水平,设备老化、人才缺乏、使用寥寥,基本处于瘫痪状态。

危险性评估是 WTO 和国际食品法典委员会(CAC)用于制定畜产食品安全法律、法规和标准的必要技术措施,也是评估畜产食品安全技术措施有效性的手段。而我国现有的畜产食品安全技术措施落后国际水平的原因之一是没有广泛采用危险性评估技术,特别是对化学性和生物性危害的暴露评估和定量危险性评估。例如沙门氏菌、大肠杆菌 O157∶H7、疯牛病等均未进行暴露评估和定量危险性评估。近年来,发达国家建立了从源头治理到最终消费的监控体系来保障食品的安全,广泛采用"良好农业规范"(GAP)、"良好兽医规范"(GVP)、"良好生产规范"(GMP)和危险分析与关键控制点分析(HACCP)等先进的安全控制技术,对提高食品质量安全十分有效。而在实施 GAP、GVP 的源头治理方面,我们的科学数据上不充分;在采用 HACCP 方面,本市食品企业才处在起步阶段,尚缺少覆盖各行业的HACCP 指导原则和评价标准。

4. 专业水平限制,管理手段落后

目前,我国畜产食品安全的监测体系还不够完善,由多个部门组成的监测体系工作既有交叉又存在空白地带,现有的检验机构尚缺乏竞争机制。监管技术是畜产食品安全监管体系的依托,由于畜产食品安全的自然属性决定了畜产食品安全问题是专业性极强的问题,所以畜产食品安全的监管没有可靠的技术和管理手段是无法完成的。我国在食品检测检验方面的技术水平很有限,从检验机构、检验设备到检测方法都与发达国家存在着很大差距,这就制约了我国畜产食品安全的有效监管。例如:

（1）我国兽药使用管理不到位。在发达国家，兽药的使用普遍实行处方药与非处方药的管理。我国兽药的使用管理不到位，滥用乱用兽药是导致残留发生的重要原因。突出表现是我国尚缺乏真正有效的兽药使用处方药与非处方药的管理制度。这也是欧盟赴中国残留考察团屡次发现的问题所在。

（2）缺乏对阳性样品的有效追踪机制。由于我国现行的体系是由抽样单位按照有关规定对阳性样品进行的调查处理，因此执行的过程中有效的监督体制出现了真空，难免存在弄虚作假的现象。发达国家针对阳性产品普遍实行严格的追溯和召回制度，而我国在这方面还处于空白阶段。

（3）我国的残留监控透明度不高，信息交流不畅。发达国家残留监控透明度较高，尤其是消费者很容易通过政府官方网站知晓国家残留控制的结果如何。

5. 系统检测评价，缺乏背景资料

食品中农药和兽药残留以及生物毒素等的污染状况尚缺乏系统监测资料，食源性（生物性与化学性）危害是目前畜产食品安全的主要因素，当前缺乏食源性危害的系统监测与评价资料。在微生物造成食源性危害等方面，美国疾病预防控制中心（CDC）通过主动监测网络对其进行监测和评价。一些西方发达国家积极开展禽、肉制品中沙门氏菌以及乳制品中李斯特菌的动态监测和定量危险性评估。而我国目前尚缺乏定点主动监测网络，没有对引起中毒事件中常见的重要致病菌如沙门氏菌、金黄色葡萄球菌、肉毒梭菌、李斯特单核细胞增生菌和大肠杆菌 O157: H7 等进行危险性评价的背景资料。在化学污染方面，早在 20 世纪 70 年代，WHO 就与联合国环境保护署（UNEP）和 FAO 共同启动了"全国环境监测规划/食品污染与检测项目"，主要目的是检测全球食品中主要污染物的污染水平及其变化趋势。一些发达国家都建立了固定的监测网络和比较齐全的污染物和食品监测数据，如美国对近 20 年来动物性食品中农药（如 DDT 等）的残留量监测资料。与之相比，我们在一些重要污染物（如农兽药、重金属、真菌毒素等）方面只开展了一些零星工作，缺乏系统的监测数据。

6. 缺乏标准支撑,保障体系落后

(1)标准数量较少,质量和配套性较差

我国现有与畜产食品有关的国家标准、行业标准所涉及的畜产食品种类与我国上市产品的检验需要相比严重的滞后。现有的安全标准有相当部分已经过时,其中的参数设置以及指标要求不尽合理,与国际标准难以接轨。产品质量标准与检测方法标准的配套性差,检测方法标准缺乏。由于标准的不合理以及有很多项目不能检验,造成我国畜产食品在进出口贸易方面处于不利局面。

(2)检测手段落后,速检方法和手段缺乏

我国检验检测仪器设备数量虽然数量多,但多为小型和常规设备,自动化和精密程度较低。拥有原子吸收仪、气(液)相色谱仪、气质联用仪等先进仪器设备的检验机构不多。质量检验机构又受经费限制,设备维护和更新的投入不能完全得到保障,一些国家质检中心还出现了用20世纪七八十年代的仪器设备,检测90年代末产品的落后状况。检验设备落后已成为检验机构扩大规模、提高水平的瓶颈。由于缺乏速检方法和手段,不仅抑制了畜产食品检验检测体系效率的提高,甚至造成不得不放弃严格检验程序的后果。

(3)人员素质不高,缺乏可操作性技术支持

畜产食品质量的检验是一项涉及多门学科,科学性、技术性都很强的工作。然而因为长期以来对从事食品检验检测人员没有一定的资质要求,造成了目前食品检验人员素质参差不齐的状况,影响我国畜产食品检测体系的建设和发展。

与国外同类质检机构相比,我国质检机构的检测能力还有待提高。国外的农业环境质检机构在大气、水、土壤和污染源等方面的可检测项目有680个左右,而我国同类质检机构能检项目约140个,差距比较明显。我国现有的质检机构缺乏相应的技术储备和适应市场需求的应变能力,缺乏对可操作技术的掌握。迫切需要在加强引进和消化国外先进检测技术和方法的基础上结合中国实际情况,研究制定适合不同层次检测的技术和方法,形

成一定规模的技术储备,缩小与国外发达国家检测技术水平的差距。

第三节 完善中国畜产食品残留监控体系建议

畜产食品中兽药残留严重危害了我国人民身体健康,影响我国与其他国家之间的贸易关系,是我国目前畜产食品安全方面亟待解决的难题。针对目前我国在畜产食品中兽药残留方面存在的问题和不足,参照美国等发达国家完善的兽药残留监控措施的成功经验,提出我国在畜产食品安全方面需要加强和完善的监控对策。

美国畜产食品残留监控体系对我国畜产食品残留监控工作可借鉴之处主要有:

1. 完善我国畜产食品质量安全监测的协调机制

我国食品质量安全的监测是由多个部门同时进行,但由于各部门相应的协调机制差,多头进行,缺乏相互沟通和了解,有关畜产食品安全信息的统一管理机制还没有形成,虽然各部门都有一些监测和检测机构,做了大量的监测和检测工作,但畜产食品安全信息没能形成跨部门的统一收集分析体系,没有统一机构协调畜产食品安全相关信息的通报、预报和处置,造成了政府主管部门对潜伏的危机信息掌握的不及时、不全面。因此要建立符合自身特点的食品质量安全监测模式,对机构的设置、职能划分、运行机制、从业人员资质等方面应该有明确的规定。

2. 加强食品安全监测计划的制定并强化执行力度

目前我国在食品质量安全监测计划的制定上随意性比较大,一般都是只关注社会热点问题或已经出来的畜产食品安全事故问题,在预防新的畜产食品安全事件上的准备力度不足,因此,有必要加大力度制定各种食品的质量安全监测计划。并且,也要加强对食品质量安全监测计划的执行力度,使之能够真正的反映出实际问题。

3. 加强实验室的装备和实验室资质认证管理

加强实验室的装备是适应不断发展的痕量分析技术进步和不断提高的

食品质量分析要求的基本措施,没有相应的技术设备进行各类的监测几乎是不可能的,只有具备从处理一直到仪器检测所需配套先进仪器,才能保证分析的质量。对实验室的管理是进行残留监测的另一重要的措施。基本说就是要加强实验室规范化的管理,进行更高级别的认证程序,力争达到 GLP (Good Laboratory Practice,优良实验室规范)和国家认证实验室的水平。这样食品质量监测结果就有了权威性的法律依据,这也是市场经济条件下对技术服务性实验室的基本要求。

4. 制定我国食品质量安全监测分析方法和标准规范

世界各国依据自己的技术条件及食品市场情况制定了相应的分析方法,我国已经有了几十年的畜产食品安全监测经验和庞大的分析队伍,所以应发挥国内现有人才、技术优势,加强联合。依据我国食品质量安全监测趋势,制定适合我国的官方分析方法及相应标准,来适应日益增长的食品质量安全监测要求。同时,由于我国人口众多,土地广大的国情,应当加强快速检测方法的开发和应用,提高检测的时效性。

5. 积极参加畜产食品质量安全检验检测国际交流

积极参与国际有关畜产食品安全监测活动,加大对外交流力度,特别是参加国际组织的各种技术培训和咨询活动,培养一流的监测人员和数据管理人员。通过交流和了解我国的食品质量安全监测的不足,提高技术人员的素质,有利于我国在畜产食品安全监测方面能快速赶上国际先进水平。

具体完善畜产食品残留监控体系建议如下:

1. 整合现有的畜产食品安全检验检测机构

根据我国食品行业发展以及食品国际贸易的需要,应按照统筹规划,合理布局的原则,建立起一个协调统一、分工合理、职能明确、技术先进、功能齐备、人员匹配、运行高效的畜产食品安全检验检测体系。

加强现有检验检测机构能力建设。根据加入 WTO 的承诺,随着我国检验检测市场的开放,我国检验检测机构将面临挑战,应将一批高水平的质检技术机构联合起来,发挥龙头的作用,提高和国外检测机构的竞争能力。同时,面对国际贸易中技术壁垒日趋严重的趋势和国外食品的冲击,国家级食品技术机构应该通过引进高科技人才,开展技术创新,加快研究和掌握前沿性技术、检测方法和技术手段,为有效破除国际技术壁垒、促进我国食品顺利出口、食品的安全提供保障。在充分利用现有各部门及各地方已经建立的监测网络、发挥各自优势的基础上,通过条块结合的方式,实现中央机构与地方机构之间、中央各部门机构之间、国内和进出口畜产食品安全检验检疫机构之间的有效配合。针对目前多部门分割的实际情况,国家食品药品监督管理局作为负责我国畜产食品安全体系协调管理工作的部门,可以牵头组织有关部门就检验检测体系的分工进行协调,通过协调来明确各部门各地方的监测环节的分工与职责,实现优势互补,形成统一高效的畜产食品安全检测体系。

2. 强化国家和地方动物防疫技术支持体系建设

贯彻以人为本、预防为主、科学防控方针,切实发挥新型兽医管理体制的高效率,需从以下几方面加强技术支持体系建设,才可更有效地防控畜禽疫病:

一是建设人才、技术、设施、管理一流的国家诊断实验室体系。依据目前我国各级兽医化验室实际开展工作的情况,应统一考虑合理的布局,加大国家重点实验室的投资和建设力度,彻底解决在实验室建设中难以维持、水平无法提高和资源浪费等的弊端。

二是建立快速的动物疫病紧急反应系统。快速动物疫病紧急反应系统是一个国家控制消灭动物疫病的关键环节之一。组织有关专家着手制定包括行动组织、疫情报告、检测与诊断、技术储备、评估与赔偿和应急计划为内容的动物疫病紧急反应方案并组织实施,是我国控制和消灭重大动物疫病的必经之路。

三是组建动物流行病学监测和风险评估体系。有计划地开展动物流行病调查,为动物疫病检测、控制和扑灭提供科学、及时、可靠的决策资料和实施依据,是科学治疫的重要手段。加大动物疫病风险评估研究力度,最大限度地降低疫病传入风险,是科学防疫重要的途径。

四是加强防控动物疫病疫苗的科研与推广,加大工作投入力度。疫苗研究的核心功能就是提高免疫力,以达到保护健康的要求。鉴于禽流感向人传播的特点,开发人用的疫苗显得更迫切。目前国际上就共享疫苗研究成果开展了多方的沟通。

五是充分利用国家现有的动物卫生质量认证体系。充分利用国家现有的动物卫生质量监督检验测试中心、兽医诊断中心等有关质检中心,有计划地开展动物群体临床检测、动物群体抽样检测、动物群体免疫检测工作,为无疫病认证和证实无疫病储备技术数据和提供相关证据,是有效实施国家动物疫病控制和扑灭计划的组织和技术保障。

3.重点加强基层防疫体系的建设

县以下的乡镇村既是我国动物疫病爆发的重点地区,也是我国动物疫病防控最困难、最薄弱的地区。历史的经验和现实教训反复告诫我们,基层防疫体系与防疫能力的建设水平将直接决定我国动物疫病的防控效果。依据我国现阶段基层畜牧兽医体制存在的严重问题,深化基层畜牧兽医体制改革,将执法职能与效益性服务职能相分离。

要在县乡镇建立两支职能不同的队伍:一支是县乡镇动物防疫执法队伍,其主要职能是动物疫病预防、强制免疫、疫情监测、预警预报、应急预案、控制扑灭等组织工作;动物疫情监管;动物及动物产品的产地检疫、屠宰检疫以及加工流通环节活畜禽及畜产食品安全监督等执法监督工作。其人员编制、工资福利、防控经费由政府财政负担。根据基层动物防疫工作任务,在乡镇设立动物防疫执法站,其人员、编制、经费由县动物防疫站统管,垂直领导。所需动物防疫执法人员,在原县乡镇畜牧兽医站内,实行严格的人员分离,自愿报名,公开考试,考核录用,人员与原经费、服务功能脱钩。由于机构人员工作性质和任务明确,有利于提高执法的独立性,强化执法职能,加强基层动物疫病防控力度。另一支是县乡镇公益性畜牧科技推广服务队伍。这支队伍无论是从投入上还是从基础设施建设上只能加强不能削弱。其职能是集中精力为饲养户、专业户、畜牧企业提供畜牧兽医服务,推广畜禽新品种、新技术,培训畜牧技术人才,同时,要充分发挥贴近基层的优势,协助动物防疫执法机构搞好千家万户的动物防疫执法工作,包括动物强制免疫、消毒、无害化处理、动物疫病诊断、检测,参与动物疫病的扑灭、隔离等工作。应强调的是,这种协助执法应该是有偿的,并根据完成的执法任务的大小,由县动物防疫执法机构付给合理报酬,这有利于调动基层畜牧兽医科技人员参于动物防疫的积极性,也能增加基层畜牧兽医站的经济收入。

4. 促进第三方公正检验检测机构的发展

第三方公正检验检测机构可为政府执法监督、企业合法经营、消费者维护合法权益提供可靠的技术支撑,是对行政执法检验检测体系的重要支持,是我国食品检验检测服务贸易市场发展的重要方向。要依据"政府引导、多方兴办、市场运作、鼓励竞争、推进联合"原则,鼓励民间资本投资建设食品检验检测第三方公正服务机构,依照我国加入世贸组织的承诺逐步引进外资建设食品检验检测第三方公正服务机构,完善制度建设,推动开放的检验检测市场有效形成。除法律明文规定隶属政府部门的检验检测机构外,政府各部门所属的行政执法性检验检测机构在符合法律规定条件下,都应当向第三方公正组织方向发展,为社会提供公正检验检测服务。鼓励第三方公正检验检测机构在符合法律规定条件下,取得相应资质,承担政府行政部门委托的执法性检验检测工作。

5. 提高畜产食品检测机构的检验能力

我国根据进入 WTO 的承诺,从 2004 年以后检验检测市场已逐步开放,我国检验检测机构面临新的挑战,因此,提高我国检测机构的核心竞争力、促进我国畜产食品的顺利出口就成为当前检验检测市场发展的主要任务。

一是跟踪国际畜产食品检验检测技术发展,加强先进检验检测技术方法研究。重点开发畜产食品安全监控中急需的有关安全限量标准对应的农药、兽药、重要有机污染物、食品添加剂、饲料添加剂与违禁化学品、生物毒素、重要人兽共患疾病病原体和植物病原的快速检测技术和相关设备,并拥有部分自主知识产权。同时,要有选择性地研究与研制部分先进的高、精、尖超痕量检测方法、仪器设备。要加快研制检测所需要的消耗,要积极引进国际上先进的检测技术与设备。

二是建立检验检测信息管理网络,实现监督管理快速反应。利用信息技术,建立全国畜产食品安全检验检测系统,构建我国畜产食品安全检验检测数据资源共享平台,形成多部门有机配合和共享的检验检测网络体系,及时记录和监控我国畜产食品安全状况,排除畜产食品安全监管工作受地方和部门经济利益的影响,切实发挥检验检测体系的技术性支持的功能,切实保护好消费者的合法权益。

三是建立一支高素质的畜产食品检验检测队伍。培养和造就一支高素质的畜产食品安全监督管理专业人员队伍是做好畜产食品安全监管工作的重要保证。要继续提高全国质检系统执法人员和专业人员技术水平,进行畜产食品安全监管工作的全面培训。对那些基础好、有发展潜力的专业人员,应采取重点培养的办法,尽快使他们成为畜产食品安全检验检测的专家;对急需的专业人才采取公开招聘,择优录取的方法补充到检验检测队伍中来;对从事企业保证产品质量必备条件审查和畜产食品安全检验的人员实行职业资格制度,集中培训、统一考试、持证上岗;通过培养、引进、交流等方式,形成门类齐全、结构合理的畜产食品安全监督管理队伍。

四是开展内审和管理评审是质检机构自身改进质量管理体系和提高检验技术能力的一项有效措施。产品检验过程中偶尔出现质量问题很正常,但其过程是否受控、问题能否及时得到解决,是质检机构质量管理的头等大事。

五是依法实施畜产食品的现场检疫。现场检疫是控制畜产食品生物学风险的重要措施和主要手段,是源头控制的最好方法。据 2007 年 8 月 30 日修订通过的《中华人民共和国动物防疫法》第四十一条规定:"动物卫生监督机构依照本法和国务院兽医主管部门的规定对动物、动物产品实施检疫。"第四十二条规定:"屠宰、出售或者运输动物以及出售或者运输动物产品前,货主应当按照国务院兽医主管部门的规定向当地动物卫生监督机构申报检疫。动物卫生监督机构接到检疫申报后,应当及时指派官方兽医对动物、畜产食品实施现场检疫;检疫合格的,出具检疫证明、加施检疫标志。实施现场检疫的官方兽医应当在检疫证明、检疫标志上签字或者盖章,并对检疫结论负责。"

6.加强畜产食品企业的自我检测检验

美国、欧盟已将良好生产工艺(GMP)和危害性分析关键控制点(HACCP)管理系统列入强制性的规定,要求企业实施。我国也应在食品行业推行 GMP 和 HACCP 管理系统,以促使动物性食品生产经营企业对食品的生产经营过程实施全面质量的控制,确保最终产品的安全卫生。同时,企业要改变环境问题与企业发展无关的观念,树立保护环境的观念不仅关系到人类生存,而且也将制约企业未来发展的观念,要转变环保投资与企业效益相矛盾的观念,要转变先污染后治理的观念,树立环保与经济发展并重的生态观念,走可持续发展之路。

我国今后应注意加强企业自检和中介组织检测,改变现有的检验监测体系和以政府机构为主的局面。以行业检测为代表的中介组织检测,既可以对畜产食品生产企业进行监督,也可以对政府的检验检测机构进行监督并提供建议。企业畜产食品安全的自我检测检验则对从源头上保证食品的安全起到至关重要的作用,是食品行业检验检测体系的基础力量。

畜产食品生产、加工和流通企业应依据法律规定和相关标准规定,对其自身的原料采购、生产、加工、储存、运输和销售等各个环节所涉及的设备、人员、环境和有害物等进行自我的检测,尽最大可能减少畜产食品安全问题的出现。应倡导和鼓励有条件的企业建立检验检测体系。在做好全面实施这些体系的成本效益分析和可行性分析工作的前提下,逐步推行强制性要求。

7.进一步加强兽药的使用管理

动物饲养环境和饲料质量与兽药使用是导致动物安全问题的关键因素,合理使用兽药是控制动物疫病、减少药物残留,是保证动物源性产品安全的重要措施。药物添加剂是造成畜产食品中药物残留的根源。因此,必须加强畜产食品生产、销售和消费各环节,特别是动物饲养环节兽药使用的监督管理。目前我国兽药流通各环节管理不完善,存在着很多的问题。新修订的《兽药管理条例》对安全使用兽药已做出了明确规定,要求养殖场和使用者必须建立完善的兽药使用记录和兽医处方管理制度,严格遵循兽药使用的休药期规定,从源头上确保畜产食品安全。同时,各级兽医行政管理部门应加大合理使用兽药宣传力度,加大兽药使用监督,对于不遵守兽药安全使用规定或非法使用违禁药品的,要按照《兽药管理条例》的有关规定予以严惩,以保障动物性食品的安全和公众的生命健康。

8.建立畜产食品信息可追踪系统

作为食品质量安全管理的重要手段,食品信息可追踪系统是欧盟为应对疯牛病(BSE)问题从1997年开始逐步建立起来的。Codex的一个特别委员会对可追踪系统的定义表述是"食品市场各个阶段的信息流的连续性保障体系"。作为食品质量安全风险控制管理的有效手段越来越受到各国的热切关注,继欧盟之后,日本、新西兰等国都在大力地推广。按照欧盟《食品法》的有关规定,食品、饲料、供食品加工用的家畜,以及与食品、饲料制造相关的物品,其在生产、加工、流通等各个阶段必须确立食品信息可追踪系统。该系统对各个阶段的主体做出了规定,以保证可以确认以上各种提供物的来源与去向。可追踪系统能够从生产到销售的各个环节追踪检查产品,有利于监测任何对人类健康和环境有影响的因素。一旦有不可预测的不良影响发生而需将产品撤出市场时,可追踪系统的作用是十分重要的。还可以在危险发生之前采取应对措施,从而达到预防效果。通俗地讲,该系统就是利用现代化信息管理技术给每件商品标上号码、保存相关的管理记录,从而可以进行商品的追踪。因此,我国在今后的畜牧业生产及动物屠宰、产品加工与销售过程中也应该建立食品信息可追踪系统,从而保证畜产食品质量,保证消费者的食品安全。

第八章 中美畜产食品
安全追溯制度比较

可追溯性(Traceability)作为畜产食品安全风险管理的重要手段,是由欧盟为应对疯牛病(BSE)问题于1997年开始逐步建立起来的(陈锡文等,2004)。目前,CAC将可追溯性定义为:通过规定的生产、加工和分销阶段来跟踪食品流通的能力。可追溯性正式成为世界范围内畜产食品链中保障食品质量、尤其是安全性的重要工具。

第一节 美国畜产食品安全追溯制度

建立追溯制度,实现食品的可追溯,是美国政府制定畜产食品安全政策的关键之一,这成为食品生产、流通、零售企业为保证产品质量安全而自觉采取的重要行为。美国食品供应的高安全水平在很大程度上得益于食品行业的自律行为,大部分美国食品生产企业都为建立食品可追溯性进行了大量的投入。这种可追溯性完全是企业的自愿行为,而无需政府采取任何强制手段,其目标包括改进供应链的管理,提高畜产食品安全质量以及增加产品信誉等。由此也带来了三个方面的效益:低成本的销售系统、降低的召回费用和高价值产品的销售。但是在市场失灵和发生突发事件等情况下暴露了缺乏政府强制的可追溯性的脆弱问题,因此美国法律法规适当地增加了关于食品可追溯性的法律条款。

为了实现"可追溯性",近几年来,美国在建立食品追溯法律法规、系统建设和宣传指导等方面采取了许多积极的措施,特别是自"9.11"后出于反恐的需要,更是高度重视食品的可追溯问题。为执行《反恐法》,FDA 制定了有关配套法规,要求在美国国内和外国生产、加工、包装或掌握人群或动物消费的食品部门,必须于 2003 年 12 月 12 日前完成向 FDA 的登记,以便进行畜产食品安全跟踪与追溯。

2004 年 5 月 6 日,FDA 颁布了《食品安全跟踪条例》,要求所有涉及食品运输、配送和进口的企业必须建立和保全有关食品流通的全过程记录。此条例不仅适用于美国食品进出口企业,而且也适用于国内从事食品生产、包装和贮运的企业。在可追溯系统建设方面,美国主要采用国际物品编码协会(ENA)推出的 ENA. UCC 编码系统,对食品原料的生产、加工、贮运及零售等供应链中各管理对象进行标识,通过条形码和人工可识读方式进行相互连接,实现对食品供应的跟踪和追溯。

FMIA、PPIA 和 EPIA 要求家畜、肉、禽、去壳鸡蛋和蛋产品等食品在商业流通中完全准确的记录和所有交易的公开化。尤其对于进口的此类食品,进口商必须满足 FSIS、APHIS 和 USCS 的要求。进口的肉禽必须要经过国家和个体企业的双重认证。认证证书由出口国发布并随同进口的产品一道鉴定肉禽产品的源产国、生产企业、目的地、收发货标志和数量等问题。FSIS 要求源产国必须提供卫生证明,以表明相关产品通过了主管部门的检查并且能够向美国出口。APHIS 则要求相关产品不能来自动物疾病爆发的国家。USCS 则会在进出口岸扣留相关产品直到通过 FSIS 再检查。

《源产国标签法》(COOL)修改了 1946 年《农业市场法》(AMA),被并入 2002 年《农场安全和农村投资法》(Public Law 107 - 171)。2002 年 US-DA 发布了自愿性标签指南,但在 2003 年则建议强制性标签法规。尽管存在着拥护和反对的争吵,但是目前 COOL 已经正式地生效。它所覆盖的畜产食品包括牛肉、猪肉、羊肉、鱼、贝壳类等。COOL 要求所有零售人员在销售生鲜牛肉、猪肉、羊肉、鱼和贝壳类时必须能够清晰鉴别其源产国,对于鱼和贝壳类还区分人工养殖或野生,但是对于含有这些材料的加工食品则不需要进行源产国标记(Krissoff et al,2004)。

2002 年美国颁布的《公共卫生安全和生物恐怖准备和反应法》(Public

Health Security and Bioterrorism Preparedness and Response Act,简称《生物反恐法》)赋予了 FDA 新的权力。Section 306 赋予 FDA 在确信食品存在掺假或对人和动物带来严重不良健康后果甚至死亡时有权知道相关记录,包括食品的生产、加工、包装、分配、接受、保存或进口信息。该法案的目的在于防止国家食品供应链中的故意污染,覆盖了除 USDA 管辖的肉、禽和部分蛋类以外的所有食品。2004 年 12 月 9 日 FDA 发布的最终法规(Establishment and Maintenance of Records Under the Public Health Security and Bioterrorism Preparedness and Response Act of 2002;Final Rule)要求食品的生产、加工、包装、分配、接受、保存或进口商必须要建立和保存档案。FSIS 对其管辖的肉、禽和蛋产品生产企业发布指南和原则,其中 FSIS 提出了保障所有原材料和最终产品追溯的有效程序的建议(Golan et al,2004)。

第二节 中国畜产食品安全追溯制度

入世以后,我国有关部门已经认识到了追溯制度的重要性并在一些地方开展了食品追溯的试点工作(方炎等,2005)。2004 年,国家食品药品监督管理局、农业部和国家质检总局等 8 部门确定五个城市的肉类行业作为畜产食品安全信用体系建设试点行业,并开始启动肉类食品追溯制度和系统建设项目。相关任务包括:制定适合我国国情的技术标准和管理规范,制定《肉制品跟踪与追溯指南》和《生鲜产品跟踪与追溯应用指南》;建立我国肉制品和生鲜肉食品追溯系统;制定肉食品追溯应用解决方案等。

养殖档案是畜产食品追溯制度的基础和前提。根据 2006 年 7 月 1 日起施行的《中华人民共和国畜牧法》第四十一条规定:"畜禽养殖场应当建立养殖档案,载明以下内容:(一)畜禽的品种、数量、繁殖记录、标识情况、来源和进出场日期;(二)饲料、饲料添加剂、兽药等投入品的来源、名称、使用对象、时间和用量;(三)检疫、免疫、消毒情况;(四)畜禽发病、死亡和无害化处理情况;(五)国务院畜牧兽医行政主管部门规定的其他内容。"

2006 年 7 月,农业部颁布实施了《畜禽标识和养殖档案管理办法》。畜禽标识是指经农业部批准使用的耳标、电子标签、脚环以及其他承载畜禽信息的标识物。禽标识实行一畜一标,畜禽标识编码由畜禽种类代码、县级行政区域代码、标识顺序号共 15 位数字及专用条码组成,猪、牛、羊的畜禽种类代码分别为 1、2、3。新出生畜禽,在出生后 30 天内加施畜禽标识;30 天内离开饲养地的,在离开饲养地前加施畜禽标识;从国外引进畜禽,在畜禽到达目的地 10 日内加施畜禽标识。畜禽屠宰经营者应当在畜禽屠宰时回收畜禽标识,由动物卫生监督机构保存、销毁。养殖档案和防疫档案保存时间:商品猪、禽为 2 年,牛为 20 年,羊为 10 年,种畜禽长期保存。《办法》规定国家实施畜禽标识及养殖档案信息化管理,实现畜禽及畜禽产品可追溯。对与标识不符、染疫、没有检疫证明、违规使用兽药及其他有毒、有害物质和发生重大动物卫生安全事件时应当实施追溯。

第三节 中美畜产食品安全追溯制度比较与建议

对动物及其产品实施有效追溯有助于改进畜产食品供应链管理,提高其质量与安全,促进食品行业诚信发展。追溯作为一种畜产食品安全管理的手段,已经在欧盟和日本等国家和地区付诸实施,并作为法定的要求予以执行。美国的食品追溯系统虽不及欧盟完善,却显示了结合本国实际的特点。正如 Golan et al(2004)指出的一样:世界上没有完美的追溯系统,各国在追溯的广度、深度和精确度方面都有所不同。但随着国际贸易的扩大,技术性贸易壁垒的应用日益广泛,食品追溯很容易成为发达国家和地区实施贸易保护的重要手段。欧盟已于 2005 年正式实施了所有食品的追溯制度,这为欧盟在该领域可能实施技术性贸易措施提供了法律依据。加拿大对活动物进行追溯的重要原因是为了满足国际活牛和牛肉贸易的要求,避免技术壁垒殃及自身。

我国畜产食品的追溯还处于起步阶段,在短期内发挥作用尚不可能。我国在实施追溯的过程中存在诸多问题,主要表现在:一是法律法规体系尚未完善,畜产食品追溯制度的建立无法可依;二是鲜活产品的生产、经销、批发等参与主体组织化程度低,难以实行严格的行业管理;三是畜产食品生产与流通管理的工业化体系建设在农业及商业中基础薄弱;四是信息化在农村与初级产品批发经销方面发展水平低。因此,我国应加快食品追溯系统的建设步伐。

我国在畜产食品安全追溯制度的研究与操作上几乎与世界同步,但我国在建立这项制度的法律制度等软环境方面基础较差。畜产食品安全追溯制度建设关系到消费者健康与安全,更关系到我国大量畜产食品对外贸易。在国际食品贸易竞争加剧的背景下,食品可追溯性很有可能成为新的技术性贸易壁垒。因此,通过制定相应的法律法规,建立食品动物的身份识别系统,完善畜产食品的标签信息制度,达到食品追溯目的,应是我国在保障畜产食品安全方面所要考虑的措施。世界范围内的食品追溯制度也还不成熟,这为我国快速迎头赶上提供了机遇。我国应积极稳妥地推进畜产食品追溯制度的建设。

1. 加强立法,将畜产食品安全可追溯性纳入法律范畴

制定和完善畜产食品质量安全可追溯方面的法律法规。目前,急需要解决的是参考发达国家相关的法律、法规,结合我国实际情况,构建可追溯的法律基础,明确畜产食品生产和流通中各个实体的职责,通过制定各种管理法规,要求生产者、加工者和流通者对与质量安全有关的信息做符合可追溯规范的记录。并且对记录的保存时间、保存方法做出相应的规定,对违规者做出处罚。因此,有必要建立一个法律框架对各相关主体的行为做出规定,以向消费者提供足够清晰的产品标识信息,为实施畜产食品追溯制度打好坚实的法律基础。

2. 增加投入,研究畜产食品追溯中的关键技术和标准

目前与畜产食品追溯相关的不管是信息技术标准还是信息记录标准都尚处于空白阶段,建立可追溯系统在信息标示、传递和识别技术以及信息记录的深度、宽度和精确度方面都需要一定的标准,有利于推动可追溯系统的发展,实现资源优化配置和科学管理。由于畜产食品种类繁多,应该针对不同畜产食品进行科学地论证,提出合理的信息标识、传递和识别方法以及信息记录的宽度、深度和精确度。在识别和编码系统中应与国际接轨,我国应用国际代码,代码中不能体现的信息在记录中体现出来,并以一定形式建立连接。在信息记录标准的建立过程中,应结合产品特征、企业提供信息的成本以及消费者需求三方面的要求制定。

3. 加强监督,增强对企业可追溯系统的鼓励和扶持力度

目前,我国建立可追溯系统还处于试点的阶段,很多企业还处于观望的状态,这时政府的鼓励和支持有力地推动了畜产食品可追溯系统的发展。扩大建立畜产食品质量安全可追溯系统试点企业的范围,使试点企业在该地区或行业中起到带头作用,引导更多的企业参与到可追溯系统的建设中来。政府可通过税收优惠、政策支持、技术帮助或者直接资金奖励的形式支持企业建立可追溯系统。支持的重点领域应是信息不对称程度较高,消费者普遍关注并且风险评估表明风险较大的畜产食品领域,如水果、蔬菜、畜禽和水产品等。

在企业建立可追溯系统初期,政府应给予适当的补贴,以推动其发展,但当该技术比较成熟,或者发展为市场准入的标准以后,就应由市场机制自由发生作用。在政府对可追溯系统的信息监管方面,据相关畜产食品可追溯制度的法律法规,严格按照规范要求对企业的执行情况进行监督,对可追溯系统提供的信息进行不定期的抽查,检验其信息的真实性和完整性,对不按照要求记录信息的和虚假记录信息的企业予以公布和惩罚。同时,政府可为企业创造权威信息发布平台和消费者的信息查询平台,增强消费者对企业可追溯系统提供的信息的信任度,提高企业建立可追溯系统的积极性。

4. 积极协调,提高畜产食品生产和经营者的组织化程度

目前建立可追溯系统的一个重要障碍就是我国农业生产经营规模小且分散,组织化程度低,很难实现对供应链内每一个节点的监控。因此,尽快提高畜产食品生产经营者的组织化程度,应成立农民专业合作经济组织。主要从以下几方面入手:首先加强宣传教育,不断提高各级领导及广大农民群众对发展农民专业合作经济组织重要性的认识;其次健全法规,加快立法建设步伐,为农民专业合作经济组织的发展提供一个健全的制度环境;第三

是加大政府支持力度,为农民专业合作经济组织的发展提供宽松的外部环境;第四规范和完善农民专业合作经济组织内部的管理机制,促其健康发展。从理论分析认为农民专业合作经济组织也是建立可追溯系统的主体,但光靠农民合作经济组织也很难建立可追溯系统,因此需要与畜产食品生产加工企业进行合作。而企业在建立可追溯系统的过程中,在和广大畜产食品生产者进行交易时,交易成本极高,需要农民专业合作经济组织充当桥梁的作用,因此,政府应积极促进二者之间的合作,最终实现双赢。但由于农民专业合作经济组织和企业之间存在信息不对称、委托代理问题以及多重博弈,往往存在较为严重的利益分配矛盾,政府部门应积极调解、监督,制定相关规定,促使二者规范其行为,减少交易摩擦,使企业与农民专业合作经济组织真正成为战略合作的伙伴,在促进畜产食品质量安全可追溯系统的发展上发挥重要作用。目前可以采取由点到面的渐进式程序,先在某一种食品动物及其产品中进行,然后逐步推而广之。在这方面,可以借鉴加拿大的经验。目前,加拿大只限于活牛、野牛和羊的身份识别和追溯。

5.加强宣传,促进消费者对畜产食品可追溯的认知接受

从以上的实证分析认为,目前,我国消费者对可追溯性畜产食品的认知和接受程度较低,制约了可追溯系统的发展。因此,应通过各种渠道,加强对畜产食品可追溯系统的宣传,让消费者了解可追溯系统为其创造的价值,同时加强消费者风险意识的培养,刺激消费者对畜产食品质量安全信息的需求,让消费者充分意识到安全畜产食品和不安全畜产食品仅从表面是不能够分辨的,从而充分意识到畜产食品追溯信息的价值。加强宣传可从企业和政府两方面进行,政府可通过其官方网站,畜产食品质量安全知识讲座,定期开展专题活动等形式,对畜产食品质量安全知识、食源性疾病产生的根源、可追溯系统的功能以及可追溯信息进行宣传,提高消费者对具有可追溯性产品的认识。

第九章 中美畜产食品召回制度比较

食品召回制度,作为一项畜产食品安全监管的补救措施,是指畜产食品的生产商、进口商或销售商在获知其生产、进口或经销的食品存在可能危害消费者健康和安全的缺陷时,依法向政府部门报告,及时告知消费者,并自愿从市场和消费者手中收回存在问题的产品,予以更换、赔偿以消除缺陷产品风险危害的制度。实施此项制度的目的就是要及时收回缺陷产品,避免流入市场的缺陷食品对大众人身安全损害的发生或扩大,以维护消费者的利益。

第一节 美国畜产食品召回制度

1. 美国畜产食品召回制度的法律依据

《FSIS 指南 8080.1:肉类和禽类产品的召回(第四版)》第 4 章术语解释中对食品召回所做出定义是:根据《联邦肉类检验法案》或《禽肉产品检验法案》的有关条款,在有理由相信进入商业领域的肉类或家禽产品被发现掺杂使假或者错误标识情况下,企业自愿将问题产品下架的行为。

FDA 和 FSIS 在定义"食品召回"时,都将食品的市场撤回和存货修理排除在外。在市场撤回情况中,企业下架的商品虽然存在瑕疵,但未对公众健康构成威胁,FDA 或 FSIS 没有获得依法处置该类商品的授权;而在存货修理情况中涉及的产品仍处于企业的控制之下,尚未进入流通市场。

实施食品召回制度的目的就是要及时收回缺陷食品,避免流入市场的缺陷食品对大众人身安全造成损害或损害扩大,以维护消费者的利益。美国产品召回制度是在政府行政部门的主导监管下进行的。负责监管食品召回的是美国农业部食品安全检疫局(FSIS)、食品和药品管理局(FDA)。FSIS主要负责监督肉、禽和蛋类产品质量以及存在缺陷的畜产食品的召回,FDA主要负责FSIS管辖以外的农产品,即肉、禽和蛋类制品以外食品的召回。美国食品召回的法律依据主要是《联邦肉产品检验法》(FMIA)、《禽产品检验法》(PPIA)、《食品、药品及化妆品法》(FDCA)以及《消费者产品安全法》(CPSA)。FSIS和FDA是在法律的授权下监管食品市场,召回缺陷食品。

2. 畜产食品召回监管部门

美国食品召回依据产品类型的不同而采用多部门管理体系,负责监管食品召回的部门是农业部食品安全检验局(FSIS)和食品药品管理局(FDA)。地方上各个参议院选区,还设立当地的区域召回办公室,负责本辖区内的食品召回工作。虽然美国采用多部门监管的模式,但是就某单一的产品种类来说,仍然属于单一部门监管,即某种产品在整个食品链是由单一部门来监管的。美国食品召回监管机构如图9-1所示。

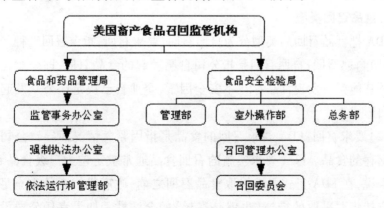

图9-1　美国畜产食品召回监管机构图

FSIS主要负责监督肉、禽和蛋类产品的召回。FSIS的室外操作部(OFO)下设召回管理办公室,负责一切召回行动的具体组织、领导、监管和

协调工作,还负责召回委员会的召集工作,并派代表作为负责人,支持 FSIS
的公共健康事务;公众健康科学部(OPHS)下设立健康危害评估委员会,负
责评估肉类、禽肉及蛋产品中的生物化学危险,以支持其他机构政策的执
行。

FDA 主要负责 FSIS 管辖以外的食品即肉、禽和蛋类制品以外食品的召
回。FDA 食品召回工作由监管事务办公室(ORA)负责,具体的工作主要由
ORA 下的强制执法办公室(OE)开展相关的工作。另外,食品召回过程中
所需要的技术支持如风险评估、召回等级的确定等工作一般由管理机构的
相关部门承担,如卫生和人类服务部(DHHS)下属的疾病防治中心(CDC)
等机构在美国畜产食品安全管理中扮演着重要的角色。

目前,美国联邦食品安全管理机构没有权力强迫食品企业实施召回制
定,除婴儿配方奶以外的所有食品的召回都是企业的自愿行为。但是,US-
DA 和 FDA 都会为企业的自愿性召回提供指导并进行监控。当某企业拒绝
召回其不安全食品时,法律则给予管理机构扣留和杜绝此类食品在市场上
流通的权力。

3. 食品召回类型

FDA 把食品召回的类型分为自愿召回、要求召回、指令召回三种。

(1)自愿召回:自愿召回是指公司自愿发起的食品召回,即公司在自检
或通过其他渠道发现食品存在不安全因素,企业自己决定向公众发起的食
品召回形式。

(2)要求召回:FDA 要求召回的食品是指因紧急情况而导致公司召回
正常储存的食品。FDA 要求实施的召回食品通常被定位为一级食品召回。
一般来说,在 FDA 正式要求采取食品召回之前,政府机构要具备充足的证
据来支持将要采取的措施(也就是查封)的合法性。如果责任公司没有主
动实施食品召回,FDA 可以直接要求对生产和销售不安全食品负主要责任
的公司实施食品召回,并承担主要责任。

(3)指令召回:通常的情况下,FDA 是没有权利直接命令企业实施召回
的,但是美国为了加强对食品的安全管理,对几种特殊的食品专门作了规

定,如果这几种食品出现不安全因素,FDA 就有权发布强制性命令来要求该食品生产和销售厂商实施食品的召回,称为"指令召回"。这类食品仅包括婴儿配方食品以及在州际销售的各种牛乳产品。

4. 食品召回的分级

美国的食品召回分为三个等级。

一级召回是指人食用了该类产品将肯定会危害自身身体健康及人身安全,甚至有可能导致死亡。这是最为严重的情形。

二级召回是指消费者食用了该类产品,有较小可能性会对身体健康产生不利的影响。这是危害程度较轻的情形。

三级召回是指消费者食用了这类食品将不会引起任何不利于身体健康的后果,但是产品违反了与其相关的法律法规,如产品贴错标签、产品标识有误或未能充分反映产品自身内容等。这是危害程度最轻的情形。

根据 FSIS 记录,1982～1998 年美国肉和禽产品召回总计达到 479 次,总量为 13 050 万磅,其中一级召回占总次数的 52%,占总数量的 64%,三级召回分别占 8% 和 7%。食品召回级别不同,召回的规模、范围也不一样。召回可以发生在批发层、用户层(学校、医院、宾馆和饭店)、零售层,也可能在消费者层次。

5. 食品召回的水平

食品召回的水平主要是指产品销售的范围和广度。美国的食品召回主要分为四个层级:

(1)消费者层,既包括家庭的最终消费者,也包括其他层次的分销商;

(2)零售商层,包括被召回食品的所有零售商;

(3)用户层,包括旅馆、酒店以及其他餐饮服务行业的代销机构;

(4)批发层,由于这个层级处于生产企业和零售商之间,所以并非每宗召回都会涉及到批发层级,比如在生产企业直接将其商品出售给零售商的情况下,召回就不会涉及到批发层级。

6. 美国畜产食品召回的步骤

美国畜产食品的召回遵循严格的程序,具体步骤如下(图 9 - 2 所示):

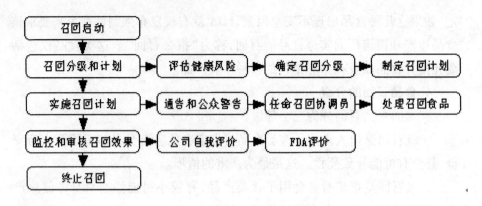

图 9 – 2　美国 FDA 畜产食品召回程序

FDA 食品召回程序主要分为 5 个步骤：

(1)召回启动:制造商或分销商可能会自愿发起召回。在特定的紧急情况下,FDA 可能要求制造商或分销商发起召回,即所谓的 FDA 要求召回,也可能会发出 FDA 指令性召回。不同类型的召回启动形式各异。

食品的生产商、进口商或经销商在发现企业生产、进口或经销的食品存在关系到大众安全的问题时,应在 24 小时内向 FDA 或 FSIS 提交问题报告。FDA 和 FSIS 同样可以通过举报或投诉等其他途径获知食品质量安全存在的问题,并要求企业予以说明,企业也必须提交书面报告。企业提交书面报告也并不表示一定要召回相关的食品,是否需要召回由 FDA 或 FSIS 专家委员会根据危害的评估结果来判断。

(2)召回分级和计划:召回的分级和计划主要由 CRU 负责,CRU 的工作职责主要包括:启动健康危害的评估、制定召回计划、召回分级,以及及时更新 RES 系统关于召回分级、监管策略和建议的信息等。

在收到企业报告后,FDA 或 FSIS 会迅速对其食品是否存在缺陷以及缺陷等级进行评估。依据食品上市的时间长短、进入市场的数量、流通方式以及消费者的群体等资料,评估造成危害的严重程度。以 FSIS 的评估为例,其评估过程分为初步研究(Preliminary Inquiry)、初步召回评估(Preliminary Recall Evaluation)和召回建议(Recall Recommendation)(FSIS,2004)。初步研究的内容包括下列全部或部分：①收集和证实产品存在可疑性的相关信息；②记录事件发生时间；③联系生产或销售此产品相关企业以便获得更多的参考信息；④与 FSIS 地方检查执法工作人员进行讨论；⑤采访进食可疑产品后生病或身体受损的消费者；⑥收集并分析样品；⑦联系州和地方卫生主管部门；⑧分析任何可获得的流行病学资料。在初步研究后，FSIS 召回管理处会召集召回委员会。该委员会是 FSIS 的一个常务委员会，是由 FSIS 科学家、技术专家、地方检查管理人员及执法人员等组成。召回委员会将会就做出初步的召回评估决定是否建议对可疑的产品进行召回。同时，召回委员会允许相关企业表达其关于自身产品是否进行召回的意见。一般情况下，在决定产品的危害以及危害分级等方面都有先例提供参考。召回委员会将会依据这些先例来进行召回分级。如果出现了前所未有的危害，健康危害评估小组（HHEB）将被召集从而指导新的危害评估。

　　HHEB 的评估将至少包括以下几个方面的因素：①问题的本质属性（例如产品的问题是什么以及可能产生的危害）；②任何疾病或损害的发生；③导致疾病或损害的可能性；④疾病种类或损害的类型。召回委员会就以下问题来寻求答案，以此作为决策的依据：①FSIS 是否有理由确信问题产品掺假或错误标签；②是否问题产品仍然保持在商业流通中以及消费者可以获得；③FSIS 是否准备扣押或阻止问题产品。如果这些问题的答案都是肯定的，那么就会建议召回；如果答案中有一个是否定的，那么召回委员会就不会建议产品召回。如果该委员会没有建议该产品召回，召回管理处将会以备忘录的形式记录此次初步研究和评估的结果。当召回被建议时，召回管理处将会提供召回建议。当召回委员会建议对产品进行召回时，召回管理处将提供经 FSIS 地方运行办公室助理主任（AA/OFO）批准并以备忘录的形式发出的召回建议。建议内容如下：①企业是否自愿召回；②召回原因，包括如何确信产品存在掺假或错误标签；③召回级别；④召回的深度；⑤召回的广度；⑥产品的销售商、消费者及使用者鉴别危害的能力；⑦被销售的产品总量；⑧产品销售的地区。如果 AA/OFO 批准召回建议，那么召回管理处将通告相关企业正式要求其召回产品。召回管理处将会给企业传送一份信件确证危害的评估、召回的范围。

FDA 或 FSIS 的评估报告如果认定食品存在缺陷并且认为应当召回,企业一方面应立即停止该食品的生产、进口或销售,并通知零售商从货架上撤销该食品;另一方面根据食品的缺陷等级、进入市场的方式、销售的地区以及流通中和已经销售的数量等制定食品的召回计划。

(3)实施召回计划:实施食品的召回计划依次可分为 3 个阶段:通告及公开警告,任命食品召回协调员和妥善处理召回产品。

缺陷食品召回计划经 FDA 或 FSIS 认可后即可进入实施阶段。首先由 FDA 或 FSIS 在网站上或通过新闻媒体发布政府公告或召回通知报告(RNR)。通常情况下,FSIS 只对 I、II 级召回发布政府公告,包括被召回产品的图片和召回企业的相关网站。RNR 由召回管理处发出,将有关召回产品的信息通知于相关联邦、州和地方公共卫生和食品检查机构。即使 FSIS 没有发布政府公告,每一级别的召回都有相应的 RNR。然后,由企业通过媒体向消费者、经销商公布经 FDA 或 FSIS 审查通过的、明细的食品召回公告。最后在 FDA 或 FSIS 的监管下,企业召回缺陷食品,对缺陷食品采取或销毁或更换的补救措施,同时还应对消费者进行补偿。

(4)监管和审核召回效果:效果检查的目的是证实相关召回经销商都已经收到召回通知并且采取了适当的行动。召回公司负责执行效果的检查,但是如果需要并且合适的情况下,FDA 将会提供一些帮助和支持。

如果企业不接受 FDA 或 FSIS 的召回建议并且不愿意对产品实施召回,那么 FDA 或 FSIS 将会强制扣押任何其发现的商业流通中理应被召回的产品,同时发布政府公告,将掺假或标识错误的产品已经流入市场并且相关企业拒绝召回的信息通知于公众。

在企业实施召回的过程中,FDA 或 FSIS 执法人员进行召回有效性的核查,确保召回企业通知被召回产品的经销人员,使他们认识到撤销商业流通中的召回产品的必要性。如果 FSIS 确信召回企业已经与经销人员取得了联系,或者已经进行了可能的努力,那么 FSIS 就会通知相关企业产品召回已经完成并且无需进行任何后续活动。在有效性核查完成之后,负责召回的官员将向 FSIS 递交召回终止报告,此报告必须包括产品召回的数量和处置的方法,然后召回管理处向 AA/OFO 提交关于终止产品召回的建议以使其做出评估。该意见包括召回企业所做的努力和有效性核查中的发现。在得到 AA/OFO 批准之后,召回管理处将以书面的方式通知召回企业。

(5)终止召回:按照规定,FDA 要在企业完成召回后的三个月内终止召回。在地方召回监管办公室认为公司完成召回的情况下,FDA 将终止召回。

7. 美国食品召回制度的特点

美国在管理市场经济的实践中积累了丰富的经验,其中的食品召回制度,值得我们参考借鉴。从美国食品召回制度中我们可以看出其特点有:

(1)美国食品召回制度是在政府职能部门的主导下实施的。表面上看,食品召回是企业的自愿行为,实质是在政府职能部门监管下实施的强制行为。

(2)美国食品召回制度以相关法律为基础。美国食品召回的法律依据有《联邦肉产品检验法》(FMIA)、《禽产品检验法》(PPIA)、《食品、药品及化妆品法》(FDCA)以及《消费者产品安全法》(CPSA)等,食品召回有一套严格的分级标准和操作程序。

(3)美国食品召回制度体现了政府对市场的管理而不是代替企业决策。政府不对投入市场前的产品进行鉴定,政府仅进行形式的认证,标准由企业自己提出并进行规范,产品投入市场之后抽查产品的一致性。一旦出现隐患责任完全由企业自身承担,政府有权要求企业进行回收。

(4)美国食品召回制度体现了政府较高的工作效率和完善的检测规章制度。食品是否存在缺陷、如果存在缺陷对食品缺陷等级如何认定,这些都要求 FSIS 或 FDA 迅速做出评估报告。

(5)美国食品召回制度鼓励企业诚信自律。如果企业发现食品存在安全缺陷并勇于承认问题,在监管部门还没有下"禁令"时就发出产品召回令撤回自己的产品,一般能得到宽大处理,另外,还可以避免违反相关法律的严重后果。反之,如果企业不与政府合作,发现问题有意隐瞒,不仅要承担行政责任,企业还面临以违反《联邦肉产品检验法》(FMIA)、《禽产品检验法》(PPIA)、《食品、药品及化妆品法》(FDCA)以及《消费者产品安全法》(CPSA)等的罪名被起诉,可能承担刑事责任的后果。

第二节　中国畜产食品召回制度

1.食品召回的相关法律法规

我国的《食品卫生法》有对问题食品的召回规定,法律用语称"责令公告收回"。该法第42条规定:"违反本法规定,生产经营禁止生产经营的食品的,责令停止生产经营,立即公告收回已售出的食品,并销毁该食品";第43条规定:"违反本法规定,生产经营不符合营养、卫生标准的专供婴幼儿的主、辅食品的,责令停止生产经营,立即公告收回已售出的食品,并销毁该食品"。

2002年10月28日,上海市第11届人大常委会第44次会议通过的《上海市消费者权益保护条例》中,明确规定了商品的"召回制度",这是我国法律体系中首次对召回制度立法。上海市食品药品监督管理局于2006年6月8日正式发布了《缺陷食品召回管理规定(试行)》,从2006年8月1日起正式实施,其内容包括进入市场或已向消费者销售的"缺陷食品"都将被纳入实施召回的范围。召回的方式分为生产经营者"主动召回"和政府监管部门"责令召回"两种。依据存在健康安全隐患的大小,"缺陷食品"从高到低划分为一级、二级和三级。其中,对于"一级缺陷食品",规定相关生产经营者必须在72小时内完成召回活动,食品药品监管部门向公众通报食品存在的缺陷情况以及避免发生损害的紧急处理方法等的信息。

国家质检总局2007年8月31日第98号局令《食品召回管理规定》的发布,正式开始在我国施行主要内容包括食品召回的管理体制、畜产食品安全信息管理、畜产食品安全危害调查评估等方面的规定。食品召回的实施,内容包括主动召回、责令召回和召回结果评估与监督,以及召回后的处理及企业承担的法律责任。依据这一规定,食品召回采用"二级监管"模式,由质检总局统一组织、协调全国食品召回的监管,监督并指导省级质监部门开展召回工作;省质监部门依据国家质检部门的工作要求,负责组织本行政区域内食品召回的监管工作;市级质监部门配合省级质监部门实施召回过程的监管;国家质检总局组织建立食品召回信息的管理系统,即统一收集、分析和处理有关食品召回的信息。食品生产商应向其省级质监部门及时报告畜产食品安全危害的相关信息,并通过建立产品质量安全档案,记录、保存食品生产、加工、销售等方面的信息,确保一旦发生畜产食品安全事件,能够在第一时间找到事发的源泉。在畜产食品安全危害的调查和评估方面,食品生产者获知其产品可能存在危害的,应立即进行缺陷调查和评估。特殊情况下,企业所在地的省级及以上质量监督部门启动监管部门的调查和评估。设立食品召回专家委员会,为畜产食品安全危害的调查、评估等工作提供技术和科学支持,并作出认定。

2. 食品召回的法律程序

(1)生产者报告。食品生产者应当建立完备的产品质量安全档案和相关的管理制度,发生畜产食品安全事件应当向省级或市级质监部门及时报告。

(2)评估报告与危害调查。食品生产者获知其食品可能存在安全危害或接到所在地省级质监部门传送的畜产食品安全危害调查书面通知,应当立即进行危害调查和评估。生产者接到上述通知后未进行调查评估,或经调查评估确认不属于不安全食品,省级质监部门应当组织专家委员会来进行畜产食品安全危害调查评估并做出认定。在调查评估基础上确定召回的级别,实施召回。

(3)召回实施。

主动召回。确认食品属于应当召回的食品,生产者应当立即停止生产和销售,并在规定的时间内通知销售者停止销售。生产者应当向省级质监部门提交食品召回计划并在召回过程中向质监部门提交召回的阶段性进展报告。

责令召回。下列情况下国家质检总局应当责令生产者召回:①生产者故意隐瞒畜产食品安全危害,或者生产者应当主动召回而不采取召回行动的;②由于生产者的过错造成畜产食品安全危害扩大或再度发生的;③国家监督抽查中发现食品存在安全隐患,可能对人体健康和生命安全造成损害的。当然,这种责令召回的召回实施主体仍然是生产者。

(4)召回评估。生产者应保存召回记录并向质监部门报告召回情况,由质监部门对召回效果评估。认为未达到预期效果的,通知生产者继续进行召回。生产者对召回的食品进行无害化处理。

尽管实施时间不长,效果还有待实践检验,单从法规规定上看,中国的食品召回制度可以体现出以下特点:

第一,针对食品召回制定专门的法规。但是《食品召回管理规定》从法律效力上来看属于部门规章,其上位法是《产品质量法》、《食品卫生法》、《国务院关于加强食品等产品安全监督管理的特别规定》等法律法规。针对食品召回的某些特殊问题,怎样理顺这些法律法规,使之不矛盾,使召回的每个步骤都有法可依,仍值得研究。

第二,对"不安全食品"的判断是基于对个案具体情况的分析,而不是划定统一的标准。相比《产品质量法》对产品缺陷的双重标准界定是一个很大的进步,也符合食品召回中个案差异大并且畜产食品安全问题多样化的特点。

第三,生产者在召回过程中起主要作用。从召回的启动到召回实施直到最后的产品处理,义务主体都是生产者。尽管有质检总局和省级质监部门监督管理,但召回的实施效果依然取决于生产者对召回制度的自觉遵守。但这种自觉性仍是需要特定的激励机制和约束机制来保证的,显然这方面的机制目前还不完备。

第三节　中美畜产食品召回制度比较与借鉴

1. 美国食品召回制度对我国的启示

召回制度是企业维护商业信用的一项明智之举,其价值体现在以最为经济的方式解决消费者与生产者之间由于产品的质量而发生的矛盾，从而在社会上建立一种诚信的交易氛围。实施食品召回是保护消费者权益的需要、企业社会责任的要求、交易安全义务的体现。美国的食品召回制度比较成熟，通过对美国食品召回体系的深入剖析，对我国尽快、有效地实施食品召回制度提供了以下几点经验：

（1）明确设置食品召回的主管机构

目前，我国的农业部、卫生部、质检总局、工商总局以及出入境检验检疫等部门及其地方分支机构，都对食品生产和经营过程中的某个环节负责。多部门同时进行管理，容易出现职责交叉不清的问题。而要实施食品召回制度，有必要明确食品召回的主管机构。因此我国应明确缺陷食品行政管理的具体分工。

同时，从具体制度方面对监管部门进行约束，保证工商、卫生、质检、公安等部门在具体实施食品召回过程中，对问题食品的生产者严格执法。

（2）制定食品召回的相关法律法规

我国现行的食品卫生与安全的法律法规有《食品卫生法》、《产品质量法》、《标准化法》、《标准化法实施条例》、《消费者权益保护法》等，而这些法律法规均没有对食品的召回做出明确规定。当务之急，我国应抓紧建立健全与食品召回相关的法律法规，制定缺陷产品的衡量标准，并在适当时机出台《食品召回法》。

（3）加强企业和消费者食品召回宣传

目前，我国的食品企业通常存在着一种落后甚至扭曲的观念，即食品召回意味着企业声誉受损，不到万不得已不会实施。因此，政府部门有必要加强对企业食品召回方面的宣传，使他们认识到如果食品质量问题首先被政府、舆论或消费者发现，企业将会丧失主动召回的机会，这才真正是损害企业声誉、信用和利益的事情。如果企业在召回行动中表现出最大程度的诚意和努力，那么企业形象在消费者心目中不但不会受到影响甚至还有可能获得消费者的好评。同时，也有必要增强消费者的食品召回意识，告知其在遇到问题食品时应积极向政府主管部门报告，以便使问题食品能够尽快被召回,并根据受伤害情况申请赔偿,以此来维护消费者自身的利益。

(4)制定切实可行的食品召回程序

目前,我国对食品"责令召回"的程序规定较为简单,即发现问题后,责令企业停止生产经营,立即公告收回已售出的食品。为了保护本地食品企业,一些地方对外地企业生产的问题食品严格实施公告收回,并对其进行严厉的处罚,甚至逐出本地市场,而对本地生产问题食品的企业实施相对比较宽松的处罚。因此,在我国实施食品召回制度以后,应该制定明细的食品召回程序,并严格遵循召回程序。为防止地方政府利用召回制度实施地方保护主义,损害外地企业的正常权益,召回制度至少应该具备调查与听证程序,即监管部门应对嫌疑食品启动召回调查程序,企业应全力配合,并有权要求召开听证会进行答辩。

(5)制订食品召回制度的配套措施

企业作为市场利益主体,以盈利为目的,它的本质是追求经济利益的最大化,对被召回的食品必须有相应的配套措施,尤其对食品召回后的处理必须有明确的规定,避免召回食品经过厂家"回炉"后再次流入市场,应视情况在执法部门的现场监督下进行销毁或作其它无害化处理。同时,健全与食品召回制度密切相关的各项机制,如畜产食品安全应急处理机制、畜产食品安全风险评估机制、畜产食品安全信息发布机制及畜产食品安全信用机制等。

(6)明确召回中政府和企业的角色

实施食品召回,政府的职责主要是要制订相关的法律、法规、制度,对缺陷食品进行严格认定,确保缺陷食品能够顺利召回,并且,对召回食品的后续处理进行跟踪监督。企业在食品召回中的主要任务是在政府管理部门的监督下,积极、快速组织问题食品的召回,并处理好召回食品并积极实施对相关消费者和零售商的赔偿。二者在食品召回中应该严格划分自己的职责,确保食品召回制度能够顺利、公开、公正地实施。

2. 完善我国食品召回制度的建议

(1)统一召回主管机构,健全监管标准

我国在产品召回乃至产品安全监管中存在多头交叉管理、权限分工不明、标准混乱的问题。《食品召回管理规定》和《儿童玩具管理规定》规定由国家质检总局监管食品与玩具的召回,《药品召回管理规定》规定由国家食品药品监督管理局监管药品的召回。但是,食品和药品从各自行政审批到实际的生产、投放市场、认定缺陷再到召回的实施,并非都是由一家机构负责监管,而是分别由农业部、卫生部、商务部、质检总局等部门管理,各管理部门的职权又难免有交叉。这种管理上的职权不明确造成对食品药品的安全监管不力。而在美国,关于食品、药品、化妆品的一切监管措施均由 FDA 负责。2008 年 3 月举行的十一届全国人大一次会议决定中,明确卫生部承担食品安全综合协调、组织查处食品安全事故的责任。这就需要加强一系列配套法规的调整,比如,我国目前食品召回中的监管机构定为国家质检总局,那么作为畜产食品安全监管的最后一环,食品召回是否由卫生部监管就需要在立法中加以明确。但是,仅规定由质检总局或卫生部负责食品召回监管仍然不足,应当在食品卫生机构中设立专门负责召回的分支机构或下属部门。其职责除了目前的召回法规中所规定的以外,还应包括以下内容:

①对产品的安全信息进行收集分析。对产品的安全性、产品的分布、销售报告、消费者投诉、产品致害信息等等进行管理,而不能在召回启动上仅依靠生产者报告。

②对生产者实施召回既要进行监督,也应当提供协助。如协助生产者发布召回公告,提供建议来供生产者选择召回的方式等。

③对产品的召回率进行科学的统计评估,并且将召回结果通报于公众。

(2)健全相关法律体系,加大执法力度

《食品召回管理规定》虽然对食品召回做了明细的规定,但是还只是部门的规定,没有上升到国家法律的地位,对不法个人和厂商的惩罚必然不够。如其规定的最高惩罚金额为 3 万元,但是这种惩罚措施往往还不能够有效地遏制不法行为。针对此现象,应推进以下进程:

加大对拒绝召回企业的处罚。召回制度应当有足够的威慑力,以迫使食品企业选择自律。建议引入英美法体系中的惩罚性赔偿措施,加大企业的违法成本,使它们除了"自主召回"产品以外没有更好的选择,从而矫正因违法行为造成的社会利益失衡的情形。

以规章的形式予以规范的力度是不够的,还需要法律的保障,才能让食品的召回落到实处。建议全国人大制定《中华人民共和国产品召回法》,尽快修改《中华人民共和国消费者权益保护法》及《中华人民共和国产品质量法》等法规。从法制层面完善"食品召回制度",使食品召回步入法制化的轨道。同时,相关的召回法律的制定,应积极鼓励企业诚信自律。对主动积极召回食品的企业给予宽大处理;对故意不主动召回而政府职能部门介入后才召回问题食品的企业给予较重的处罚;对拒绝召回问题食品的企业撤销其生产经营的资格;凡涉嫌犯罪的,还须追究刑事责任。

(3)制定可行召回程序,保障有效实施

美国的食品召回制度明确了严格的召回程序。其召回启动的主体可以是制造商或分销商,也可以是政府监管部门。同时不同主体启动的召回,其启动要求和程序也不同。召回一旦启动,召回的分级和计划将由专门的部门负责,并由专业的组织进行健康的危害评估、制定召回计划、明确召回分级等工作。召回计划的实施也分为通告、公开警告及任命食品召回协调员妥善处理已召回产品等三个阶段。目前,我国一些地方为了保护本地的食品企业,对外地企业生产的问题食品严格实行了公告收回,并对其进行严厉处罚,甚至逐出本地市场,而对本地生产问题产品的企业则相对比较宽容。因此,我国的召回制度应该制定明细的召回程序,并严格按照程序办事。为了减少地方政府利用召回制度实施地方保护主义,损害外地企业的合法权益,所要制定的召回制度必须具有调查与听证程序。监管部门对嫌疑食品启动了相关的召回调查程序,企业应当予以配合,但其有权要求召开听证会进行答辩,从程序上保障召回活动执行的公平公正。

通过保险制度完善食品召回的经费管理。食品召回的费用较大,一般包括告知费用、运输费用、仓储费用、销毁费用、雇佣额外劳动力的费用、员工加班费用、食品重新配送费用、聘请顾问进行危机处理的费用等。产品召回一旦发生,生产商将承担巨额的召回费用。因此,建议我国政府建立由政府倡导实行产品召回责任保险制度。通过产品召回保险,使得卖方尤其是生产商在发生食品召回的突发事件时不仅能得到资金的支持,还能得到专业应急策略的指导,以适当的方式面对公众、政府、乃至销售链中的各个环节,以最低的成本避免公关危机。

加强对召回食品的监督。《食品召回管理规定》第 31 条规定:食品生产者对召回食品的处理进行记录,并上报市级的质监部门。但经营者是否是真正地将不安全食品、过期食品退回生产企业或生产企业能否对召回食品集中进行无害化处理却缺乏更有力度的监督。因此,建议对食品召回后的处理必须有明确的规定,避免召回食品经过厂家"回炉"后再次流入市场。召回必须根据不同情况,在执法部门(市级质监部门)的现场监督下,对产品进行销毁或作其他无害化处理,而不能仅仅是上报一份处理的明细记录而已。

完善产品召回的启动机制。召回程序的启动,不应只是始于召回公告,召回公告已属于召回机制的一部分。召回启动始于判断召回是否确有必要为目的的产品安全检查评估。食品召回管理规定中没有对召回的启动做出具体明细的规定,只是规定生产者对畜产食品安全问题包括食品危害事件、消费者投诉等有报告义务。但笔者认为该规定在实践中实施难度很大,很少有生产者能积极报告消费者投诉的情况。且这种规定将召回启动权掌握在生产者手中,对消费者而言有失公平。尽管直接赋予消费者申请召回权利的做法不妥,因为普通消费者遭遇的产品问题可能有偶然性和个别性,同时消费者也缺乏申请的能力和意愿,但也不能将消费者从召回制度中排除出去。召回的启动完全可以同时采纳以下几种模式:

①将生产者报告启动召回的安全评估作为最主要模式,同时应明确生产者未能履行该义务的法律责任。

②明确规定生产者有义务报告其产品责任诉讼情况,其中包括已决诉讼的判决情况和未决诉讼的应诉和审判情况。消费者通过司法途径以求解决的问题一般比较严重,所以强制性规定生产者报告诉讼情况有助于对产品安全性的审查。

③给予消费者权益保护委员会一定的召回启动请求权,如对某种产品的投诉较集中,或消费者权益保护委员会认为产品的安全性应由监管部门进一步评估时,应赋予消费者权益保护委员会一定的提出启动召回程序的权利。

④在特定情况下,如发生威胁公共安全的紧急情况或生产者拒不召回时,或生产厂家负责人逃逸的情况,应由召回监管部门启动并实现召回,同时追究商品生产者的相应责任。

（4）加强召回教育宣传,完善配套措施

①完善对公众的畜产食品安全教育与引导工作。加强公众的健康知识和道德意识普及,引导消费者在消费过程中选择正规的经营单位和有正规标识的商品,自觉选择安全与健康的消费产品。

②建立信息披露体系。由于食品问题中企业和消费者存在着信息不对称性,因此政府有必要建立一个信息披露体系,及时向公众通报市场所销售的食品状况,并通过媒体向公众公开。对伪劣食品信息披露的同时,公布优秀企业的名录,以此推荐优质的产品。通过向消费者提供充足的信息,使企业的良好行为得到市场认可。

③政府要履行监督职能,借助媒体舆论,建立监督平台,定期发布产品质量监测报告。一旦发现产品可能有潜在危险,或者接到消费者的投诉,应当立即调查,及时与制造厂家沟通与核实,并告知消费者不要购买出现问题的产品,将损害降到最低。从发展的角度看,落实食品召回制度,将有助于降低社会成本,维护社会公平,为企业创造一个健康发展的环境,这将是政府的一项长期任务。

第十章 中美畜产食品安全
应急反应机制比较

处理突发性畜产食品安全事件的能力体现了政府执政能力,畜产食品安全应急反应机制是处理非常规食品危机的一项特别措施。从近年发生的疯牛病、禽流感、口蹄疫等事件表明,畜产食品安全的突发事件已对公共卫生、经济和社会的稳定产生了重要而深远的影响。由于食品公共卫生事件具有突然性、非常规的特点,如果没有有效的应急机制,事件一旦发生,局势将难以控制,损失也难以估计。在美国,畜产食品安全突发事件是国土安全的重要内容,FSIS 和 FDA 对畜产食品突发事件进行管理。我国由于一系列的畜产食品安全突发事件的出现,导致了《突发公共卫生事件应急条例》和《国家重大食品安全事故应急预案》的出台。

第一节 美国畜产食品安全应急反应机制

在美国,食品的紧急事件是国土安全的重要内容。紧急事件包括畜产食品在内的对社会的公共卫生造成严重威胁或潜在严重威胁的危害,包括对生命和健康的危害、故意的污染和具有重大公共卫生意义的动物疾病等。

美国的畜产食品安全危机管理体系遵循以下原则:(1)只有安全和卫生的食品才能在市场交易;(2)畜产食品安全的管理决策应以科学为基础;(3)政府应具有执法职责;(4)食品的生产者、销售者和进口者以及相关人员必须遵守法律规定,否则将承担法律责任;(5)管理程序的透明化,接受公众的监督。美国的畜产食品安全危机管理系统在公众心目中具有很高的威信。FSIS 和 FDA 相互合作对畜产食品紧急事件进行监管。

1. FDA 畜产食品安全应急反应措施

美国于 2002 年颁布了《公共卫生安全和生物恐怖准备和反应法》(《生物反恐法》),赋予了 FDA 新的权力。Section 303 授权了 FDA 可以扣押任何食品,如果在检查、核查和调查过程中发现确凿的证据或信息表明该产品会对人和动物带来严重的健康后果甚至死亡;Section 305 要求食品企业的所有者、经营者和代理商须向 FDA 进行注册,外国企业注册时必须要注明美国国内的代理商;Section 306 赋予 FDA 在确信食品存在给人和动物带来严重不良健康后果甚至死亡时有权知道相关的事实记录,包括食品的生产、加工、包装、分配、接受或保存等信息;Section 307 要求在进口食品货物时必须提前通知 FDA,内容包括商品的描述、生产者、运货者、原产国和预期到达的港口等,如果不提前通知,食品将不能进入美国市场。为了执行这些规定,FDA 相继发布了四项保护食品供应的措施。2003 年 10 月 10 日 FDA 发布了两项暂行最终法规(Registration of Food Facilities, Prior Notice of Imported Food Under the Public Health Security and Bioterrorism Preparedness and Response Act of 2002; Interim Final Rule),前者要求在美国国内和国外生产、加工或者储存人和动物食品的设施须向 FDA 注册,规定所有涉及的设施必须在 2003 年 12 月 12 日前完成注册;后者规定从 2003 年 12 月 12 日起所有进口的食品必须提前通知 FDA,否则不能进入美国国内;2004 年 5 月 27 日 FDA 发布了最终法规(Administrative Detention of Food for Human or Animal Consumption Under the Public Health Security and Bioterrorism Preparedness and Response Act of 2002: Final Rule),设立了针对可疑食品实行行政扣留的程序;2004 年 12 月 9 日 FDA 发布最终法规 (Establishment and Maintenance of Records Under the Public Health Security and Bioterrorism Preparedness and Response Act of 2002: Final Rule),要求食品的生产、加工、包装、保存或进口商必须要建立和保存产品档案。

2. FSIS 畜产食品安全应急反应措施

准备和预防 FSIS 对食品系统进行脆弱性评估。根据评估结果采取相应的措施,保护食品供应的安全。FSIS 的脆弱性评估即检查国产和进口的肉、禽和蛋产品以及非法进入美国的产品,参与对象囊括行业成员、联邦、州、地方和国际政府官员和法律强制机构。FSIS 所采取的对抗措施目的是提高对食品防御问题的警觉性、如何进行脆弱性评估、为行业提供食品防御指南和食品防御计划以及 FSIS 地方检查人员进行食品防御报告等。

监测 为了保护食品供应,FSIS 加强了实验室和其他监测能力来检测肉、禽和蛋产品中的蓄意污染。FSIS 扩大了其检测非传统性质的微生物、化学和放射性污染的能力。2004 年,FSIS 建成了一个生物安全度达到 3 级的实验室,用以分析样品和突发事件标本。FSIS 实验室开展日常的肉、禽和蛋产品的随机检测。其他监测能力建设包括自动化进口信息系统(AIIS)、消费者投诉监控系统(CCMS)和绩效检测系统(PBIS)等。AIIS 是一个统计抽样计划,根据出口国的年度出口食品总量,在进口企业中选择进口货物进行再检查。再检查任务包括检测残留物、微生物或食品化学物。CCMS 针对 FSIS 收到的对肉、禽和蛋产品的投诉进行记录、分类、分析和跟踪。PBIS 分配 FSIS 检查人员的检查活动同时监控企业绩效和档案。此外,食品的应急反应网络(FERN)和实验室电子交换网络(ELEXNET)在加强 FSIS 监测能力方面也发挥重要作用。FERN 由 FSIS 和 FDA 共同管理,提供食品供应中危害因素的早期检测监管计划,调配全国的实验室来便于对食品相关的紧急事件做出反应。ELEXNET 是与 FERN 相配套的电子数据库系统,致力于所有 FERN 成员间检测结果和其他信息的快速共享。

应急反应 FSIS 在突发事件应急反应中的作用包括一下几方面:①评估事发地产品生产者、配送者和进口者能否提供安全的食品;②与其他联邦、州和地方机构以及行业部门对掺假的产品进行追踪、召回和监控;③对所管辖的肉、禽、蛋生产企业进行地理信息的系统标识,方便地方部门建立食品控制区域,保护公共卫生。FSIS 组建了紧急事件管理委员会(EMC),24 小时接受召唤。当紧急事件发生时,EMC 将会进入启动状态。FSIS 还发布了《紧急事件反应》指令来引导其如何应对各种可能的食品紧急事件。此外,FSIS 还经常举行紧急事件反应演习,如模拟 H5N1 禽流感爆发的演练。

第二节 中国畜产食品安全应急反应机制

1. 法律法规体系建设方面

近几年,我国发生了一些畜产食品安全突发事件,因此,政府已高度重视突发事件应急反应机制的建立,并取得了显著性进展。2003 年,国务院出台了《突发公共卫生事件应急条例》,该条例着重解决公共卫生事件应急处理过程中存在的"信息不畅、统计不准、应急反应不快、应急准备不足"等问题,目标在于建立统一、高效、权威的突发公共卫生事件应急处理机制。《突发公共卫生事件应急条例》的出台,标志着我国在处理突发公共卫生事件方面步入了法制化的轨道。

2003 年 1 月 1 日,"救灾防病与突发公共卫生事件报告"管理信息制度在全国正式启动。重大灾情、疫情及其他突发公共卫生事件报告改变了逐级上报的方式,而是通过网络平台,使各级卫生行政部门与疾病控制机构均可同一时间获得情报,进而协同处理突发事件。

2006 年 2 月,我国发布了《国家重大食品安全事故应急预案》,对畜产食品安全的事故应急处置的主管机构、监测、预警报告、应急响应、后期处置等进行了明确规定。各省、市、县也结合各地情况制定了《重大食品安全事故应急预案》,基本形成了国家、省、市、县四级应急预案体系。《国家重大食品安全事故应急预案》实施的目的在于建立健全应对突发畜产食品安全事故的救助体系和运行机制,规范并指导应急处理工作,有效预防应对、及时控制重大畜产食品安全事故,组织应急救援工作,最大限度地减少畜产食品安全事故的危害,保障公众身体健康和生命安全,维护正常的社会与经济秩序。根据畜产食品安全事故的性质、危害程度和涉及范围,重大畜产食品安全事故分为特别重大畜产食品安全事故(Ⅰ级)、重大畜产食品安全事故(Ⅱ级)、较大畜产食品安全事故(Ⅲ级)和一般畜产食品安全事故(Ⅳ级)四级。该预案的针对性与操作性较强,涉及的方面包括应急处理指挥机构,监测、预警与报告,畜产食品安全事故的应急响应,后期处置和应急保障等六个方面。

2007 年 11 月 1 日,《突发事件应对法》正式实施,2003 年 5 月,"非典"疫情发生后,国务院颁发了《突发公共卫生事件应急条例》。该条例不仅适用于重大的传染病疫情,而且适用于突发的造成或者可能造成严重损害社会公共健康的不明原因疾病、食物中毒和职业中毒事件以及其他严重影响公众健康的事件。

在防止有毒物质和有害生物传入的预警机制建设方面,2002 年国家质检总局正式成立了中国进出境动植物检疫风险分析委员会,并制定了《出入境动植物检验检疫风险预警机制快速反应管理规定实施细则》。

2. 管理机制体系方面

由于我国畜产食品安全采用分段监管模式,目前我国卫生部、农业部、质检总局和工商总局分别建立了侧重点不同的畜产食品安全监测和安全预警管理系统。

卫生部参考全球环境监测规划/食品污染监测与评估计划 GEMS/FOOD,开始了食品污染物和食源性疾病监测工作。截至 2007 年 8 月,监测点已经覆盖 15 个省区市的 8.3 亿人口,对消费量较大的 54 种食品中常见的 61 种化学污染物进行重点监测。截至 2006 年底,获得化学污染物监测数据达 40 多万个,初步掌握了我国食品中重要污染物的污染水平及动态变化趋势。卫生部还根据发现的问题发布了蓖麻籽、河豚鱼、生食水产品、毒蘑菇等十余项食品安全预警信息。

农业部同时建立了农产品质量安全例行监测制度,对全国大中城市的蔬菜、畜产品、水产品安全状况实行从生产基地到市场流通环节的定期监督检测,并根据监测结果发布农产品质量安全信息。目前,全国大部分省(区、市)也已开展例行监测工作。质检总局建立了全国食品安全风险快速预警与快速反应系统,目前已实现了对 17 个食品质检中心日常检验检测数据和 22 个省(区、市)监督抽查数据的动态采集,每月收集的有效数据达 2 万余条。

工商总局没有建立本部门的检测机构,但对进入流通领域的商品定期进行抽检,根据检验结果,向社会发布食品预警信息。另外,工商部门借助于 12315 投诉举报平台,对投诉的问题食品及时反馈,向社会公众发布食品警示信息。

3. 监测体系建设方面

只有建立一个统一的运行和管理的监测预警制度,才能迅速收集详细的信息,为防范紧急突发事件提供基础。2003 年 1 月 1 日,中国救灾防病与突发公共卫生事件报告管理信息系统在全国正式启动。从此,重大灾情、疫情及其他突发公共卫生事件报告逐步改变传统的逐级上报方式,而是通过网络平台,使国家各级卫生行政部门与疾病控制机构同一时间获得情报,进而协同处理。

目前,中国在防止有毒物质和有害生物传入的预警机制建设方面已经取得了重要的进展。2002 年,国家质检总局正式成立中国进出境动植物检疫风险分析委员并制定《出入境动植物检验检疫风险预警及快速反应管理规定实施细则》。

4. 应急报告和信息公布制度方面

《突发公共卫生事件应急条例》规定,各省级政府接到突发公共卫生事件报告后必须在 1 小时之内向国务院卫生行政主管部门报告,各县级政府卫生部门接到报告 2 小时内,要向本级政府和上级卫生行政主管机关报告。突发事件的监测机构、医疗卫生监管机构和相关单位发现应当报告的事项时,应当在本条例规定的时间内向所在地县级人民政府卫生行政主管部门报告。

与发达国家相比,我国的畜产食品安全预警机制存在以下几方面的不足,有待完善。

(1)完整性方面。预警主体多,从而造成预警信息混乱、社会各方无所适从的状况;监测的食品范围仍然狭窄,难以有效监管食品市场;预警的信息流转不完整,导致信息的失真;缺乏完善的预警领导机构,指挥力和执行力大打折扣。

目前,我国在宪法中没有规定统一的紧急状态法律制度,也没有一部完善的紧急状态法。虽然《戒严法》、《国防法》、《防震减灾法》和《传染病防治法》等法律,均规定了政府在不同的紧急状态期可以采取的应急措施以及公民在紧急状态时期应受到限制的权利和理应履行的法律义务,但每一个单行的法律只能独立地适用于一种紧急状态,一旦紧急状态产生的原因复杂,很难形成一个统一联动的指挥机制。

(2)技术性方面。现有的定性检测与抽检手段技术落后,功能单一;缺乏畜产食品安全的预警技术及法律标准,很难对流通领域的食品品种进行有效甄别、监管。这就有必要寻求技术上的支持,实现对潜在的畜产食品安全问题有预先的了解介入及处置。

(3)主动性方面。由于缺乏对畜产食品安全信息获取与鉴别的手段,很难对潜在的畜产食品安全问题及早发现与及时介入。现有的畜产食品安全预警工作通常处于自发、被动的状态,难以开拓畜产食品安全监管的新局面。

(4)系统性方面。虽然我国各部门有一些监测和检测机构,做了大量监管工作,但由于畜产食品安全信息没能形成跨部门的统一收集分析体系,没有统一机构协调畜产食品安全信息的通报和处置,政府的相关主管部门对潜伏的危机信息掌握不及时、不全面,导致在危机酝酿阶段政府监管的不力。突发的公共卫生事件表明,缺乏反应快速、高效的协调机制往往会贻误时机,造成更大的损失。由于我国的体制变革,传统体制的优势逐步消失,而健全的替代体制还没有完全建立,面临着较严重的制度"缺位",应急反应机制的建设相对滞后。

第三节 完善中国畜产食品安全应急反应机制

畜产食品质量安全风险评估的研究,对于加强我国政府管理职能具有重要的科技支撑作用。目前从理论研究、机构设置到管理体制、政策法规等都需要从完整性和系统性方面进一步完善。因此应借鉴国内外的实践经验,深入开展畜产食品质量安全风险评估的理论、发展战略、核心技术等内容的系统化研究,加快完善畜产食品安全风险评估的理论与应用体系。而当前的研究重点,是要把评估指标体系进一步完善,并通过在不同地区确定调研点,利用足够的分析数据得到更加科学合理的指标权重和评估模型,以便更确切地反映畜产食品质量安全水平。

1. 构建畜产食品安全危机管理法律体系

一项科学的畜产食品安全危机管理体系应当兼顾常规和紧急状态两个方面。在我国现行法律体系中《紧急状态法》尚未出台。常规状态下的法律,像《食品卫生法》等法律中也没有规定畜产食品安全危机管理的职责、程序等必要的内容。

国务院正向各部门征求《中华人民共和国紧急状态法意见稿》的意见。然而,畜产食品安全问题的重要意义仍有待明确。因此,要根据具体情况的需要,把涉及畜产食品安全的重大突发事件纳入《紧急状态法》的调整范围,当畜产食品安全问题引发的重大突发事件进入紧急状态时,应当依据《紧急状态法》来处理。

对于尚未构成紧急状态的一般突发事件,则应由一般的食品安全部门法来处理。这样就形成了《紧急状态法》处理(国家或部分地区的)紧急状态下食品卫生的重大突发事件,《食品(安全)法》处理一般应急的突发事件,由此构建科学、完善的畜产食品安全危机管理法律体系。

有关部门趋向于修改《食品卫生法》,根据国外的相关立法经验,应遵循以下修改的关键点:

(1)改变《食品卫生法》部门法过强的性质,明确国家食品药监局的综合协调和综合组织管理的定位和职能,协调卫生部的食品卫生专业管理和国家食品药品监督管理局的综合协调组织管理的关系,特别是国家食品药品监督管理局对卫生、工商、质检等部门在处置畜产食品安全问题综合协调的职责;

(2)对畜产食品安全危机进行分级分类处理,把涉及公众日常生活食品的安全与基因食品等具有高风险或高科技的食品的安全加以区别对待;

（3）区别一般常规状态和紧急状态下的应急处理方式，明确应急的处置组织、程序、方式、技术保障及事后评估等内容；

（4）信息的统一管理，搞好信息服务平台，明确国家畜产食品安全信息发布的统一管理；

（5）重视"从农田到餐桌"的全过程监管，搞好与农业、工商、质监、环境等相关法律的整合和衔接工作，必要时可以修改相关的法律。

2.编制完善国家畜产食品安全应急预案

国务院目前正在审查和讨论中央各部和省级的总体应急预案。应急预案把畜产食品安全归类在"突发公共卫生事件"中，包括"重大食物和重大职业中毒事件"；特定类型的突发公共事件应急处置包括"食物与职业中毒应急处置"和"动物疫情及外来生物入侵应急处置"等，但是，并没有把畜产食品安全作为单独的事项提出来。卫生部的预案只是涉及卫生行业的专项应急处置工作，并没有涉及到其他领域的畜产食品安全突发事件的应急处置。因此，我国有必要制定一部综合性的畜产食品安全突发事故处置预案。

我国现阶段的畜产食品安全问题很严峻，现有的应急预案显然对畜产食品安全问题未引起足够的重视，因此，应当增加和单列一个"国家畜产食品安全突发事件应急处置预案"。国家食品药品监督管理局除了制定国家应急预案之外，应当借助国务院正在审查和讨论中央各部门和省级政府的总体应急预案这一契机，促使各部门和省级政府在各自的总体应急预案中重视畜产食品安全突发事件的紧急处置工作，并要注重与国家预案的衔接与配合。

同时，在预案中应明确一般情况下跨机构合作的工作协调机制。在其他情况下，委员会需建立辅助性协调机制，规定相关机构确定规划的具体方案、各个机构的参与范围以及工作时限和资源。

3.设立专门畜产食品安全危机管理机构

当前我国的食物安全管理，总体上处于"分段监管为主、品种监管为辅"的阶段，很难有效完成风险管理，进一步强化地方政府的安全管理职能、充分发挥评估在风险管理中的作用，这将是食物质量安全工作的必然趋势。要以贯彻实施《农产品质量安全法》为契机,参照世界各国的管理制度,整合现行分散的人力资源与职能,建立国家食品质量安全风险评估的权威机构,独立、科学地评估风险,纠偏和建议政府部门的管理政策,实现风险评估与风险管理的相对分开。重视我国食物质量安全区域差异大的特点,强化区域性风险评估机构的建设,并相应建立完备、高效运转、反应迅速的食品质量安全风险管理组织体系。

美国政府1997年成立了食品安全总统顾问委员会,英国政府2000年成立食品标准署,日本政府2003年成立食品安全委员会。根据国外的经验,建议我国成立"国家食品安全委员会",国家食品药品监督管理局为牵头部门,设专门的办公室。委员会的成员有国家食品药品监督管理局、农业部、卫生部、国家质量技术监督管理局、商务部、公安部、海关总署等部门的主管领导。此外,为了保证行政业务的具体联系和沟通顺利进行,可以在委员会下设"国家食品安全部委联席会议"。

各级政府应设立专门的责任机构,负责对畜产食品安全突发事件的应急指挥,负责机构之间、政府之间及政府和公众之间的协调。畜产食品安全事件与其他公共事件一样,都需要预警监测、信息报告、医疗救护、检测检验、物资设施保障、财力支持,和各部门的统一协调,要建立起中央统一指挥、地方分级负责的指挥体系。

要建立完备有效的保障体系。第一,要有物质保障,各级政府必须保证突发事件处理所需要的物质、医疗设备的供应,要建立完善的畜产食品安全突发事件的物质储备制度,同时明确突发事件应急指挥中心对物质的处置权。第二,要有资金的保障,将食品突发事件处理的资金列入各级政府的财政预算,并专门预留一部分资金用于应急处理、检验检测和事后处理。对企业和消费者的损失,由责任单位负责赔偿,责任单位无力赔偿的,由各级财政按照一定比例分担费用。第三,要建立一支应急作战的队伍,并定期进行预演,一旦发生重大的畜产食品安全事件,能够迅速组织,及时进行协调,共同处理畜产食品安全问题。第四,要进一步加大预警机制的建立。强化对重点品种、重点场所,尤其是高风险食品的日常监管,分析各类问题对公众健康的危害程度、可能的发展趋势,及时做出预警,将畜产食品安全事故消灭在最初状态。

4. 建立权威食品安全危机信息发布机制

公共事件的突发性特点要求政府在建立反应机制的过程中必须突出一个"快"字。首先,信息输入速度要快;其次,信息分析要快;再次,信息输出要快;最后,信息决策反馈要快。

首先应建立垂直的、高效的、统一的信息收集机制,以最快的速度准确掌握情况的变化;其次要打破信息集中的格局,适度赋予相关机构信息发布权,在信息的发布环节,应该增加层级,使更多的信息主体均能及时发布信息;最后要建立政府发言人制度,发挥新闻媒介的桥梁纽带作用。建立与公众沟通的应对机制,掌握公众沟通主动权。国外已建立了国民危机沟通机制,由政府发布权威信息,提出应急和预防措施,在媒体登载政府和行会的公益广告,到各地开展畜产食品安全知识活动,安抚公众,搞好食品危机的公众沟通,掌握公众沟通主动权,恢复国民畜产食品安全信用体系和国家对外声誉,恢复国家的食品信用机制。

危机信息是严格保密的,即使在政府系统内也不例外,只有极少数政府部门的决策者和有关技术专家才能得到。获得信息的先后和多少通常与职位(级别)的高低一致。阜阳奶粉事件属于公共关系危机和信任危机事件。这类事件直接影响地方政府和有关主管部门与公众的关系。因此,有必要建立一套公众沟通预案,使得此类事件发生(曝光)后,相关部门能够尽快主动行动,及时与公众沟通,摆脱被动局面。

5. 建立畜产食品安全风险评估评价体系

解决目前国内所存在的畜产食品安全问题,一个行之有效的办法是遵循现在国际上所达成的"危险性分析框架"。这是目前国际上已经成熟并得到公认的方案,由三部分组成:危险性(风险)评估、危险性(风险)管理和危险性(风险)信息交流。

危险评估完全是专家行为,是专家基于一定的科学数据,对某一种食品存在的不安全性或者危害性进行科学评估。比如"苏丹红",它对消费者的健康有没有危害、人体摄入的上限是多少、食用后造成多大程度的危害,均需要通过危险性分析评估来回答。我国现在还没有一个国家级的权威评估机构,当畜产食品安全问题爆发时,没有统一的对外标准,所以当前建立一个畜产食品安全权威性的评价机构,迫在眉睫。

研究食品可能产生的后果及其严重性,以及危害发生的概率,并据此划分食品的风险等级,将其动态评估结果作为政府畜产食品安全决策和管理的基础。对畜禽、果蔬、水产品、酒类、乳制品、婴幼儿食品、粮油及制品、调味品、豆制品、食品添加剂、食品包装材料的安全性和企业畜产食品安全监管制度及落实情况进行调查、评价。开展农药残留、有毒物质污染、食品添加剂、食品包装材料、食品加工工艺和设备对畜产食品安全危害程度的风险评估。

《突发公共卫生事件应急条例》规定:"突发事件应急工作,应当遵循预防为主、常备不懈的方针,贯彻分级负责、反应及时、措施果断、依靠科学、加强合作的原则。""国家建立统一的突发事件预防控制体系,县级以上地方人民政府建立和完善突发事件监测和预警系统,并确保其正常运行状态,对早期发现的潜在隐患、可能发生的突发事件应及时报告。"根据条例规定,县级以上人民政府应当建立和完善突发事件监测与预警系统。县级以上人民政府卫生行政主管部门,应指定机构负责开展突发事件的日常监测,确保监测与预警系统的正常运行。监管与预警工作应当根据突发事件的类别,制定监测计划,科学分析、综合评价监测数据。

6.制定快速畜产食品安全应急处理措施

突发畜产食品安全紧急事件时,可以采取暂停销售或使用不安全畜产食品或饲料,只有采用了特别条件或临时措施后才能解禁,执行期并没有时间限制。这对于防止突发事件影响范围的扩大,具有重要的意义。

(1)对突发事件进行技术调查、取证、处置、控制和评价。清楚突发事件产生的原因,找准源头。同时对潜伏的危害密切监控,实施跟踪调查。在重点地区要设置警示标志。

(2)明确重点,提高效率。根据监测、诊断和评估的结果,划定重点区域、人群、重点物种、重点污染物，有针对性地采取措施，提高资源的利用效率。

（3）有效救治，加强防疫。对于受害人群实施有效救治。对于传染性疫病，要由专门的医务人员、有救治能力的医疗机构专门负责。对于弱势群体要予以救济。对于受威胁的人群实施紧急强制性的免疫接种。必要时要对人员进行疏散或者隔离，依法对疫区实行封锁。

（4）突发事件应急处理指挥部可根据突发事件处理的需要，对食物、水源采取控制措施，卫生行政主管部门应当对突发事件现场等实施控制措施。

（5）实施无害化处理。对于染病病死、被捕杀的禽畜、鱼类及其排泄物、被污染饲料、污水、禽畜舍等实施无害化处理。

（6）建立完备的信息体系。各级政府在处理畜产食品安全的突发事件过程中，必须完整详细地记录事件的产生、发展和具体处理过程、处理效果、需要采取的后续措施等。

7. 完善畜产食品质量安全危机教育体系

生产者的安全生产、大众的理性消费是改善畜产食品安全状况必不可少的重要因素，全面的畜产食品安全教育应该体现对生产者教育和大众教育的统一，既要重视提高对大众食品挑选识别能力和维权意识，也要重视对食品供应链的从业人员教育培训，提高从业人员职业素质。另外，不能忽视对提升大众参与改善生活环境的能力和危机意识等各个方面的教育。中国畜产食品安全教育的法律支持体系尚缺乏，应尽早出台相应的法律法规，为畜产食品安全教育提供法律保障。将畜产食品安全教育纳入正规的中小学学校教育体系，针对不同的年龄阶段，设计级别不同的内容，从幼儿阶段开始接受畜产食品安全危机的教育。同时，要针对可能出现的危机开展每年一次的模拟演习或演练。

与此同时，应增加有关畜产食品安全教育的专项援助，从财力上保障宣传、演习等畜产食品安全教育能够正常开展。在具体实施上，可以借鉴国外的经验，以政府计划的方式在全国范围内开展畜产食品安全教育。此外，充分发挥媒体强大的宣传功能。政府应加强与媒体的合作、在主流媒体上开设专栏、定期预警发布、知识园地等,充分发挥新闻媒体的宣传、教育功能。同时,借助媒体向公众介绍政府治理畜产食品安全的政策、决心,以及危机管理的措施,获得大众的认同和广泛支持,引导大众心理,降低政府的救治成本。

第十一章 中美畜产食品贸易措施比较

技术性贸易措施(Technical Measures to Trade)指世界贸易组织《技术性贸易壁垒协定》(TBT 协定)所定义的技术法规、标准与合格评定程序(TBT措施)和《卫生与植物卫生措施协定》(SPS 协定)定义的 SPS 措施的统称。

第一节 美国畜产食品技术性贸易措施

一、标签和包装要求

根据 TBT 协定的定义,标签标志的要求是技术法规的重要内容。美国是食品标签法规最完备严谨的国家,新法规的研究制定一直处于领先地位,技术标准和法规数量多,层次分明。美国 1994 年 5 月起开始实行《食品标签法》,要求所有的预包装食品加贴内容复杂且繁琐的强制性标签。FDA严格规定了食品标签标识的内容,甚至还严格规定了其形式、尺寸、加贴的位置等。每种食品为此而进行的营养成分检测需花费 500～2 000 美元。1999 年 3 月 23 日起,FDA 又对营养标签实行了一项新的规定,虽然该法适用于美国国内的制造商,但通常外国制造商对此类措施及检验程序不熟悉,适应过程较长,给外国制造商增加了额外成本。美国食品标签多达 22 种,且逐年修订补充。美国要求所有的包装食品应有食品标签,强化食品还必须有营养标签,必须标明至少 14 种营养成分的含量。仅此一项就使美国加工企业每年多支出 10.5 亿美元。

美国 FDA 经常仅依据标签不合格就判定进口食品违法,出口商就要承担高额的处理费用,甚至会被列入"黑名单",遭到"自动扣留"。中国自1987 年以来,每年被美国海关扣留的食品批次中,有 25% 左右是由于标签不符合"美国食品标签法"的规定。

2006 年 9 月 30 日美国正式实施《源产国标签法》(COOL),它所涵盖的畜产食品包括牛肉、猪肉、羊肉、鱼和贝壳类。COOL 要求所有的零售人员在销售生鲜牛肉、猪肉、羊肉、鱼和贝壳类时必须能够清晰地鉴别其源产国,对于鱼和贝壳类等还要注明其生产方式(养殖或野生)。对于进口的相关产品而言,凡在美国领土内没有经过深加工的都应保留源产国标签;如在美国领土内经过深加工的,都要注明"源自某国,美国加工"。源产国和生产方式的信息必须标注在产品包装的显著位置,在集装箱上应标明所有不同类小包装产品的相关信息。源产国标签可以使用通用的国家缩略语,不能使用国旗或国徽。生产方式的信息只能选择"野生"或"养殖"等,而不能使用"捕自海上"、"海上捕获"等含糊词。因此,对于外国出口此类产品来说,产品必须要加贴源产国标签和生产方式的信息。该法的核心虽是建立和实施食品追溯制度,但不乏技术性贸易措施的倾向。

1.《公平包装和标签法》

由 FDA 制定的《公平包装和标签法》(Fair Packing and Labeling Act)主要规定包装上需要的内容和放置位置问题。作为一部联邦技术性法规,有绝对的强制约束力,不满足相关规定的产品将禁止在美国市场上销售。FDA 负责该法对食品、药品、化妆品和医疗器械等的管辖。该法规定未包含具体的识别商品,制造商、包装商或分销商的名称和营业地点,用重量、容积或数量计算的净含量(度量单位必须同时用公制和英寸、磅表示)标签的商品不得在美国本土市场销售。工业用和单位用产品;环境保护局管理下的杀虫剂、杀菌剂和灭鼠剂产品;汽车产品、加热用或厨房用的罐装气体、圣诞灯具、草坪和园艺用具、衣着和其他纺织品、文具和书写用品、礼品包装纸、玩具、轻型武器、磁带、硬件、打火机、耐用品、照明灯、宠物用品、教学用具等26 种产品不属于《公平包装与标签法》的管辖范围,这些产品分别由各州的度量衡法管理。

根据《公平包装与标签法》的规定,畜产食品安全包装包括:(1)所有的原料、包装和标签只使用熟识的、正常注册的或经批准的(如有规定)来源;(2)保证供应商和运输商实施恰当的畜产食品安全措施;(3)在接收商品前对标签和包装外形予以鉴定;(4)对外来的材料进行检查,包括商品退货,适当的时候检测其可用性;(5)安排可上锁和可密封的车辆、集装箱、火车车皮,将密封号码加入已记载的保管链中,使用检疫与放行程序;(6)核对数量(包括采购数额和收取数额);(7)监督卸载程序;(8)怀疑偷盗或假冒行为发生时,报当地的执法部门;(9)根据原料、其他成分和化学制品决定产品的包装和标签;(10)销毁过时或废弃标签,以防误用。

食品标签必须清晰地标明:制造商、包装商、分销商、原产地、净含量、原料、营养成分、营养素成分、碳水化合物自我陈述、有机食品、卡路里数及"符合要求的"健康自我陈述。

1990 年颁布的《营养标签教育法》对食品标记的相关规定作了很大改变,其中最主要的是关于营养成分的标记,营养成分含量和对健康的说明,规定在包装食品上列出营养成分栏。通过 1994 年 5 月起实施的《食品营养标签和教育法》,美国联邦政府规定对所有的预包装食品必须实行强制性标签。1997 年 9 月 23 日,FDA 颁布正式法令对《联邦法典》中强化食品营养标签部分做出修改,要求销售的强化食品应按规定加附营养标签。修改后的法规对强化食品标签的格式、字体大小、线条粗细等均做了明确而具体的规定。强化食品标签大大增加了产品的成本,特别是其中规定必须标注的营养标签,因标注营养标签而须进行的营养成分检测,每种就额外增加了费用约 500 至 2 000 美元不等,改换标签也要花费巨资。为此,世界各地的食品生产商、经销商为把食品出口到美国更需花巨资,对于无力承受成本压力而不能进行食品成分检测的,此种食品标签法无疑是一种技术性的贸易壁垒措施。

2. 绿色环境标志

绿色环境标志是一种在产品或其包装上的图形,表明该产品既质量符合标准,而且在生产、使用、消费、处理等过程中符合环保的要求,对生态环境和人类健康均无损害。美国于 1988 年开始实施环境标志制度,36 个州联合立法,在塑料制品、包装袋、容器上使用了绿色标志,甚至还率先使用"再生标志",即表明它可重复回收、再生使用。发展中国家的商品为了进入美国本土市场必须提出申请,经批准才能获得"绿色通行证"及"绿色环境标志"。美国作为世界范围内科学技术水平最为发达的国家之一,环保技术处于领先地位,绿色环境标志制度,在保护环境的同时,也为美国对发展中国家商品的进口进行了严格的控制。

3.绿色包装标志

绿色包装节约资源,减少废弃物,在发达国家非常流行。绿色包装指用后易于回收再用,易于自然分解,不污染环境的包装。至今,美国已经有 37 个州分别立法并规定包装废弃物的回收定额。符合法律规定回收定额的包装即可获得绿色包装标志,使用该类绿色包装标志的商品才能在相应的州进行销售。

绿色包装制度无疑是有利于环境保护的,但是若回收定额规定得太高,对科学技术水平的要求相应提高,商品的成本也会增加。对于发展中国家而言,要么无法制作出回收定额如此之高的包装,要么商品成本大幅增加,商品的价格优势丧失。此时,该制度无疑成为一种技术性贸易壁垒。

二、合格评定程序

根据 TBT 协定,合格评定程序包括"抽样、检验和检查;评估、验证和合格保证;注册、认可和批准以及各项的组合"。在畜产食品安全技术性贸易措施体系中,合格评定程序是对食品是否符合相关法律法规和标准进行确认的技术性贸易措施,包括 HACCP 认证和 GMP 认证,食品企业的注册登记,食品检验、检疫等手段。

美国畜产食品安全技术性贸易措施体系中,合格评定程序被广泛地认为是有效的技术贸易壁垒措施。美国采用所谓"第三方评定",即由独立的实验室和测评机构等测试后,再提供产品是否符合标准的正式评定结果。

目前,最广泛使用的合格评定程序是 HACCP 体系的注册、认证和核查。HACCP 即危害分析和关键控制点,是一套通过对食品链,包括原辅材料的生产、食品加工、流通,乃至消费的每一环节中的物理、化学和生物危害进行分析、控制以及控制效果验证的完整系统。这是一种经济有效的畜产食品安全控制体系。建立 HACCP 计划并获得第三方验证已成为食品企业提高自身安全卫生质量控制的主要方式。其主要特点是以预防为主,通过风险评估,帮助厂家及时发现在食品生产过程中可能出现的风险,减少病毒、细菌或其他病原体侵入食品生产链的可能性。

1973 年美国食品与药品管理局(FDA)将 HACCP 体系应用于罐头食品加工中,旨在确保从食品的原料至最后的消费整个食物链过程的安全卫生。1995 年 FDA 颁布的《加工和进口水产品安全卫生程序》中规定,凡出口美国的水产品,其生产加工企业必须实施 HACCP 体系,并在美国官方机构注册。为提高肉禽制品的安全性,1996 年颁布了《美国肉禽屠宰加工厂(场)食品安全管理新法规》,同时废除了所有肉禽屠宰加工厂已实施很久的原有畜产食品安全管理体系,以现代化的"危害分析和关键控制点"管理手段取代。通过建立 HACCP 为基础的加工控制系统与微生物检测规范及卫生标准操作规范等法规的有效组合应用,减少肉禽产品的污染,预防食品中毒事件。新法规实行预防为主,实行生产全过程的监控。

美国 1997 年 12 月在食品加工中引入 HACCP 管理体系,禁止进口任何未实施 HACCP 的水产品和肉类食品,所有对美国出口的水产品、肉类产品企业必须建立 HACCP 体系,必须获得 HACCP 的认证资格,否则其产品不得进入美国本土市场。对美出口的水产品企业的水产品要进入美国市场,必须首先通过国家检验检疫机构的审核,取得输美水产品 HACCP 验证证书,并在美国 FDA 备案后,方能进入美国市场。2001 年 1 月,FDA 又颁布新法规,对果蔬汁产品实施 HACCP 管理,这是美国继水产、肉类和乳制品后又一强制实施 HACCP 管理的产品类。美国是中国最大的果汁输出市场,FDA 颁布的这一法规一定程度上影响了中国浓缩果汁向美国的出口。

根据 2002 年 6 月通过的《公共卫生安全与生物恐怖防范应对法》(简

称《生物恐怖应对法》），FDA 的《食品企业注册法规》和《进口食品提前通报法规》于 2003 年 12 月 12 日生效。按照《食品企业注册法规》，美国本土和对美出口的外国食品及饲料生产、加工、包装、仓储等企业必须在 FDA 登记注册。对进口食品的检验也是美国实施的主要技术措施，检验特别注重对技术法规中标签规定的符合性。美国对食品及动植物产品的进口检验极其严格，机构齐全，专业人员队伍庞大，程序组织严密，因而构成对出口国特别是中国的重大障碍。除了市场抽样外，主要在口岸实施检验，不符合要求的将被扣留，然后进行改进、退回或销毁等处理。中国从 1987 年以来，每年被美国海关扣留的食品批次中，除有 25% 左右是由于商品标签不符合"美国食品标签法"的规定，另有约 8% 的批次是由于使用了未经 FDA 认可的添加剂。

由此可见，美国的畜产食品安全技术性贸易措施体系的实施中，合格评定程序是最主要的技术措施。其合格评定体系以先进的科学技术、强大的经济实力为基础，结合现代管理的理念，把对食品质量的结果监管前移到对食品生产的过程监管。对他国的食品出口厂商带来沉重的经济负担，构成食品贸易中的技术壁垒。

美国于 2002 年颁布的《生物反恐法》，赋予了 FDA 新的权力。在该法的授权下，一经发现致人畜死亡或对健康造成不良后果的食品，FDA 有权予以行政扣留。依据该法，FDA 制定了进口食品预先通报和企业注册制度。依据预先通报制度，从 2003 年 12 月 12 日起，任何一批进入美国的食品必须提前通报 FDA，内容涉及商品描述、制造商、运送人、源产国、起运国和预计抵达的日期等，否则产品将不得进入美国。根据企业注册制度，2003 年 12 月 12 前国内外食品企业所有者、经营者和代理商必须向 FDA 注册，外国企业注册时必须注明美国国内的代理商。

在美国，合格评定程序被广泛用作畜产食品安全技术性贸易措施。目前最广泛使用的合格评定程序是 HACCP 体系的注册、认证和检查。HAC-CP 体系是食品生产过程中可能出现的物理、化学和生物危害并采取有效的措施来预防危害发生的程序控制体系。1997 年 FDA 正式实施了海产品

HACCP 体系,1998 年 FSIS 要求肉禽企业实施 HACCP 体系。从此,所有向美国出口海产品、肉类和家禽的企业均要建立 HACCP 体系,必须获得 HACCP 的认证资格,否则其产品不得进入美国本土市场。

三、检验检疫措施

美国对畜产食品安全卫生指标十分敏感,对农药残留、重金属含量的要求日趋严格。发达国家在食品供应充足的情况下,对食品品质的要求逐渐提高。因此,美国对食品药物残留要求日趋严格,以至于将药物残留限量标准作为控制药物残留的重要内容和防止药物残留超标食品进口的重要措施。限制药物残留的主要目的是保护人类健康和生命安全,但为了控制畜产食品输入而采取高标准的食品与卫生检验手段也是美国政府惯用的手段。过高的限制和过多的检测种类使出口商们应接不暇,这就在进口食品面前架起了一座很高的门槛。

美国 1975 年开始实施国家药物残留计划(NRP),要求动物在屠宰前必须检查重金属、激素和抗生素的残留度。这一计划的实施将许多发展中国家的屠宰、肉类加工企业的食品排除在了美国市场之外。1982 年,FDA 建立了《避免动物源性食品药物残留数据库》,提供给兽医和养殖者查询,进一步确保对食品药物残留的控制。随着残留风险评估方法的更新和分离分析技术的进步,美国对残留限量的要求会越来越苛刻,发展中国家必须努力以跟上其调整的步伐。

FMIA、PPIA 和 EPIA 要求肉、禽、蛋产品出口国需建立和保持与美国一致的检查体系。这些国家在向美国出口合格的肉、禽、蛋产品之前必须经历严格的评审程序。在出口国成为合格的供应国之后,FSIS 依靠这些国家的主管部门对所属企业进行认证,满足标准后才能获得向美国出口的资格。FSIS 会定期对出口国的检查体系进行审核。审核的频率和范围依据这些国家的历史表现,即对企业的先前评估和进出口岸的再检查结果。如果出口国没有与美国保持同等的检查体系,它将不得向美国出口相关的产品。以残留检测为例,再检查包括正常抽样、扩大抽样和强制抽样,如一旦发现阳性产品,则被期待召回、销毁或经 FDA 批准转化为动物饲料。

美国标准体制与其他国家的重要区别在于其结构的分散化。联邦政府负责制定一些强制性标准,主要涉及制造业、交通、食品和药品等。这些标准实际上是以技术法规的形式出现的。此外,相当多的标准,特别是行业标准,是由工业界自愿参加编定和采用的,美国私营标准机构就有 400 多个。美国的私营标准机构、专业学会、行业协会等制定的标准多达 4 万多项,其中不包括一些约定俗成的事实上的行业标准。同时,在美国,食品行业中超过 80% 的标准是国际通用的标准。

美国的畜产食品安全技术性贸易措施体系在保证国内食品供应安全和质量、防止不合格食品进入美国市场方面发挥着积极的作用。美国的畜产食品安全技术性贸易措施体系的特点有着严密、坚实的法律基础,各构成要素依法整合成一个完整的体系。其对国际食品贸易的壁垒作用由该体系整体体现出来。

第二节 中国畜产食品技术性贸易措施

1. 中国技术性贸易措施现状与问题

从广义角度看,我国的《食品卫生法》、《产品质量法》、《进出口商品检验法》、《动植物检疫法》、《动物防疫法》等都属于技术性贸易措施的范畴。与 TBT、SPS 协议相关的部门根据这些法律法规制定了相应的配套规章、程序和标准,这些措施的实施有效防止了外来生物、不合格农产品和食品进入我国。

为协调实施 TBT 协议和 SPS 协议,加强相关部门在技术性贸易措施建设和实施方面的信息交流与配合,打破国外不合理的技术性贸易壁垒、促进我国产品出口和“走出去”战略的实施,我国 2003 年建立了“技术性贸易措施部际联席会议制度”。部际联席会议由国家质检总局领导,国务院 16 个部门参与,通过信息沟通、研究政策、协调行动达到其宗旨:建立信息通畅、措施协调、反应迅速的技术性贸易措施协调机制,适应我国建立社会主义市场经济秩序,积极促进对外开放的技术性贸易措施体系的建设。

我国在利用 WTO"游戏规则",采取技术性贸易措施方面尚处于积累经验阶段,在实施技术性贸易保护方面,还存在很多问题,主要表现在(陈锡文等,2004):缺乏对技术性贸易措施系统的了解;缺少技术性贸易措施的基础数据;对国外技术性贸易措施情况了解不多,没有建立系统的跟踪机制和预警机制;对我国食品的技术性贸易措施没有深入、系统的研究;缺乏有效的协调机制等。因此,我国的技术性贸易措施还不能满足入世后保护国内食品相关产业和市场的需要。

中国畜产食品安全问题已在世界范围内引起关注,2008 年 1 月,日本"毒饺子"事件再次将中国畜产食品安全问题摆在了世人面前。且不问是否有人故意下毒,在类似事件的影响下,世界各国都对中国食品采取了苛刻的限制进口措施,中国食品遭受着技术性贸易壁垒的影响。

2007 年 12 月举行的中美商业贸易联合委员会年会及第三次中美战略经济对话中,畜产食品安全再次成为重要议题。此次对话中,我国国家质检总局和美国卫生与公众服务部签署了《中美关于食品、饲料安全合作协定》,对话的结果本身是令人欣喜的,但从两国对这一议题的重视程度上可以看出中国在食品领域中遭受的技术性贸易壁垒的严重性。

中国在 20 世纪 90 年代中期就开始遭受食品领域技术性贸易壁垒的影响。我国冻鸡肉因不符合欧盟的卫生检疫标准,自 1996 年 8 月 1 日起,欧盟以不符合其卫生检疫标准为由,禁止从我国进口冻鸡肉和部分水产品,给我国造成损失达数亿美元。而后,欧盟又以食品中的氯霉素残留不符合其最高限量为由,禁止进口中国的动物源性食品。

2007 年,欧盟针对中国出口欧盟的食品安全问题进行大力渲染和炒作,向中国政府和出口企业施压,甚至有把该问题政治化的趋势。欧盟频繁通过"食品和饲料快速预警系统(RASFF)"发布预警及相关的信息通报,致使我国出口到欧盟的产品受到严重影响。如果欧盟某一成员国发现我国某企业的出口食品或饲料存在一定的危险,就会通过欧盟委员会把这一信息通报给欧盟所有其他成员国,同时通过媒体渠道发布,使消费者获得这一信息。RASFF 向外发布信息时,并不说明这种产品来自于哪一企业,而是说来自于哪一个国家如中国,这样就会误导欧盟的所有消费者,认为来源于中国的所有该产品均存在问题,严重影响中国该产品在欧盟市场的信誉。从2007 年 1 月 1 日到11 月 14 日,欧盟共对我国食品和饲料通报 368 起,居世界之首。

食品标签方面我国的食品也屡遭技术性贸易壁垒的影响。以美国为例,FDA 对食品标签的相关要求非常细致具体,并且不断推陈出新,中国食品出口企业对这些要求很难做到及时了解。其他发达国家对于食品标签也有很高的要求,并要求清晰地标明食品中所含的营养成分。而我国目前并没有实际意义上的《食品营养标签法》来规范食品营养标签的标准,只有一部《食品标签法》,所以食品营养内容的标示仍然一直处于自由、无序的状态。相对落后的《食品标签法》的规定已远远不能达到食品进口国有关食品营养标签的法律法规要求。出口食品可能会因为标签不符而遭退货,从而遭受巨大的损失。

通过技术性贸易壁垒限制我国产品的出口除了几个发达国家以外,还有巴西、印度和韩国等部分发展中国家。韩国为限制我国禽肉产品进口,曾把我国出口的鸡肉粉碎压汁后检测。这一系列的情况说明,在食品贸易领域,我国正面临着技术性贸易壁垒的严重不利影响。

2.中国畜产食品遭遇安全壁垒的原因分析

(1)对技术性贸易措施的认识重视不足

中国畜产食品出口企业对国际通用的国际标准和技术管理措施知之不多,对贸易对象国的技术手段缺乏了解。由于信息不对称等因素,对进口国单方面的技术标准和检测手段只能处于被动接受状态。而且目前我国政府还不能很全面地对畜产食品出口企业予以宏观指导,这些因素都是导致中国畜产食品出口受阻的重要原因。

(2)畜产食品质量安全标准体系不完善

目前我国尚无完整的符合我国国情同时又与国际接轨的畜产食品质量安全标准体系。我国食品标准体系与 CAC 标准和国外标准有较大差异,具体表现为存在标准与国际脱轨、内容不完善、技术内容落后、可操作性不强、缺少科学依据等问题。特别表现在有毒有害物质限量标准方面缺乏基础性研究,在创新方面差距明显。在现行的 475 项国家食品检验标准中,只有 63 项等同、等效或非等效采用国际标准化组织(150)标准,占 13.26% ;采用 CAC 标准的仅有 18 项。这种状况不能适应畜产食品生产和国际贸易的要求。

(3)畜产食品安全检验检测技术不健全

目前我国的质检中心均存在着设备落后、专业化程度低等问题。我国的检验检测体系对于一些公认的重要食源性危害,不少尚属空白或不够完善。危险性评估技术方面,由于没有广泛的应用规范性评估技术,我国现有的畜产食品安全措施在一些方面与国际水平还不一致,特别体现在对化学性和生物性危害的暴露评估和定量危险性评估方面。

发达国家对食品的安全卫生指标持续提高,尤其是对农药残留、放射性物质残留及重金属含量的要求日趋严格,使我国很多出口产品达不到其卫生标准而被迫退出市场。近几年我国出口的畜产食品屡屡被美国、日本、欧盟等国家与地区检出存在质量问题,关键的问题就是我国检验检测体系不健全,明显滞后于国际水平。

(4)管理体系和认证体系尚待不断完善

当前,我国进出口畜产食品安全管理的主要依据是《中华人民共和国食品卫生法》、《中华人民共和国进出口动植物检疫法》和《中华人民共和国进出口商品检验法》等法律以及相应的配套法规。有些法律程序规范不足,不符合 SPS 协议要求。例如,我国法律只赋予了检疫机关检疫的实体权利并规定了一般程序,而缺乏可操作程序上的规定。我国的立法体系中还缺少风险评估程序,这将直接或间接导致争端的产生。

我国目前已建立的绿色食品认证体系与当前的国际认证不相接轨,致使我国认定的绿色食品不能得到国际认可。而国际通行的有机食品认证体系在我国仍处于初级发展阶段,我国的产品认证和质量体系认证尚不能达到国际要求。

此外,我国还存在对畜产食品的相关管理较为混乱的问题,政出多门,最终造成管理上的空白,而且管理部门间合作不够,信息垄断,也造成管理效率低下。

第三节 畜产食品技术性贸易措施应对建议

技术性贸易体系各构成要素结构的质量(完整性、协调性、先进性等)是影响体系整体功能的重要因素。如同对技术性贸易措施体系的总体分析一样,在中国,构成畜产食品安全技术性贸易措施体系的各要素是存在的,技术法规体系极其薄弱、标准体系相对较完整但缺乏合格的评定程序体系,即中国畜产食品安全技术性贸易措施体系构成要素本身的质量不高。尤为突出的问题是,在畜产食品安全领域,这三要素处于离散状态,尚未形成一个完整有效的技术性贸易措施体系,因此在打破国外技术壁垒、保护国内相关产业和国民安全两个方面都还需要不断完善。

1. 国际层面上跨越技术性贸易壁垒

在食品、药品领域我国的商品遭受了非常多的技术性贸易壁垒,如何跨越技术性贸易壁垒,促进中国经济的发展是摆在我们面前的一个重大课题。首先,从国际宏观的层面,各国均强调依靠技术手段控制国际贸易,进出口贸易壁垒呈现出专业化限制的趋向,但我国目前仍未达到真正熟知技术性贸易壁垒的程度。因此,从国际层面讲,首先应了解技术性贸易壁垒,其次了解相关的国际条约,从而利用已经参加的国际条约来保护自己的合法利益。例如一些国家的技术法规违反国际条约的规定,不仅这些技术法规会失去合法性,还会引起相应的国家责任。这些国家立法机关有义务废除阻碍国际自由贸易的技术法规,出口国就达到了成功跨越技术性贸易壁垒的目的。

(1)充分利用我国参与评议的权利

《WTO/TBT 协定》是世界范围内规范技术性贸易壁垒的重要法律文件,它规定 WTO 成员在制定技术法规、标准、合格评定程序和卫生措施时,凡是其中的规定没有国际标准或与国际标准有实质性差异,并且对国际贸易造成重大影响的,均应在发布前向 WTO 通报,并给予不少于 60 天的评议期,征求其他成员对措施草案的评议意见,并对这些评议意见以于考虑。我们应充分享受这一评议权利,对可能影响我国商品出口的技术性法规进行研究、分析和评估,提出代表我国利益的评议意见。一旦发现该等技术法规带有明显的歧视性,不符合国民待遇原则,或为特殊目的所需,应及时向制定国提出废除该等技术法规的要求,把可能构成技术性贸易壁垒的技术法规消除在萌芽状态。

（2）充分利用非歧视原则和国民待遇原则

《WTO/TBT 协定》明确规定了在产品法规、标准、认证和检疫制度等方面实行非歧视的和国民待遇原则,其目的就是防止发达国家对他国的商品实行带有歧视性的双重标准。如果发达国家对我国的出口产品规定了高于其本国产品的技术标准,我国完全可以根据非歧视和国民待遇原则提出抗辩,而非仅仅局限于《WTO/TBT 协定》中的特殊目的条款来维护本国应有的权益。发展中国家加入 WTO 后,作为 WTO 的成员,与发达国家是平等的,应该极力维护一个发展中国家应有的权益,不能采取"绕壁"的消极避让方式应对。

以日本对中国鳗鱼实行的恩诺沙星的检测为例,相关技术法规就是带有歧视性的,针对中国鳗鱼的标准与针对日本本国生产鳗鱼的检测标准相比要高出许多,违反了国民待遇原则。这样的技术法规并不因为以保护人类的健康和生命安全为目的,符合了《WTO/TBT 协定》中关于特殊目的规定,就认为不构成技术性贸易壁垒。违反国民待遇的技术性法规仍可构成技术性贸易壁垒。遭受损失的中国鳗鱼制造商、加工或分销企业完全可以向我国的有关部门,如商务部提出要求国家以 WTO 成员国的身份向 WTO 争端解决机构以违反非歧视和国民待遇原则为由对日本的该等技术法规提起控诉,从而保护我国出口生产企业的权益。

就与我国有特殊利益关系的一些出口商品的技术标准,若发生争议,可向相关的国际标准化机构提出审查、确认和有差别对待的合理请求,与各成员尤其是我国的主要出口市场国应加强产品的技术性协调,尽量避免因"碰壁"而发生激烈的贸易冲突。

WTO争端解决机构为发展中国家冲破发达国家设置的歧视性措施提供了较好的解决途径,通过双边磋商予以解决,以维护企业的正当权利。利用《WTO/TBT协定》的例外条款,依据我国财政与贸易的发展需求及相关的自然条件和基本的技术状况,在制定、采用和实施相关技术标准时,提出合理请求,并做好过渡期的安排。

在应对其他国家技术性贸易壁垒的同时,我国完全可以利用符合WTO要求的技术性贸易壁垒,有效地阻止其他国家不符合中国商品技术标准、动植物和食品卫生检验检疫标准的产品的进口。措施无法由一个或几个企业来实现,必须依靠政府的力量。这里所讨论的是国际层面上政府可以采取的跨越技术性贸易壁垒的措施,而后面主要讨论在国内层面,也就是对内,政府应采取的措施。这些措施的最终目标都在于维护国家在对外贸易中的合法权益,促进我国经济和对外贸易的正常发展。

2.国内层面上跨越技术性贸易壁垒

技术性贸易壁垒的实施通常是以国家强制力为保障,为了更好地在国际层面上利用相关国际条约,采取有效的措施应对他国的技术性贸易壁垒,在国家层面上,政府也应该积极发挥作用,努力跨越技术性贸易壁垒。

(1)完善我国的技术法规体系

政府应积极主导并推动我国食品领域技术法规的规范和完善,建立食品领域的技术性贸易壁垒体系。目前,我国对进口的食品几乎无任何形式的技术壁垒。加入WTO后,国外不合格产品进入我国市场,进口商品标签不明等情况屡屡发生。我国本应采取相应的措施,依照国家技术法规阻止这些产品进入我国本土市场,但由于目前缺乏相应的技术标准和检验检疫手段或者由于我国技术标准较低,技术标准更新速度慢而不能形成技术壁垒。以雀巢公司在华销售的食品含有转基因成分而引起的转基因标志案为例,中国检科院动植物检疫试验所对涉诉产品进行检测后认为涉诉产品不含转基因成分;此后应原告要求,德国基因时代检测实验室同时也对涉诉产品进行了检测,报告显示,同一批次同一生产日期所生产的涉诉产品含转基因成分,这说明我国检测技术不够先进。虽然《农业转基因生物标识管理办法》已于2002年3月20日实施,但市场上没有标志的产品现象却非常普遍。根据《农业转基因生物标识管理办法》第3条的规定,在中华人民共和国境内销售已列入农业转基因生物标识目录的农业转基因生物产品必须进行标识。此规定的模糊性引起了关于原材料和制成品是否全部需要贴转基因标志的争议。可见,检测技术的相对落后,技术法规存在缺陷等问题均部分说明了我国在食品领域遭受侵害的原因。

从保护我国的食品贸易和消费者的健康安全出发,我国政府非常有必要加快制定和实施符合《WTO/TBT协定》标准的有效食品领域的技术贸易壁垒体系,具体可以从以下几个方面着手。

①参照目前国际通用的食品领域以及检验检疫、包装等方面的技术标准,甚至发达国家的技术标准,以加快确立我国的技术法规体系,建立全国各地协调、统一的食品技术标准和市场法规体系。制定与国际标准相接轨的法律法规,如《食品营养标签法》。迫使我国的食品从原材料的种植或养殖,到商品生产、销售的过程,甚至从提出申请到批准上市的整个新产品申请过程的技术要求都要同国际一致。

②完善我国技术性的贸易壁垒措施,对于涉及安全、卫生、环保和国计民生的进口产品采取合理的技术性贸易壁垒措施。在政府的管理能力和企业的生产水平接近或者达到发达国家的水平时,应该通过更严格的技术法规不断更新我们在该领域的技术性贸易壁垒体系。

③完善环境保护立法,消除绿色贸易壁垒造成的负面影响。在《WTO/TBT协定》序言中明确提到了各成员方为保护环境而采取的任何必要的措施,都不能认为是不符合该协定的,但这些措施的实施方式不得构成在情况相同的国家之间进行任意或不合理的歧视手段,或者构成对国际贸易的变相限制,这就承认了各国基于环境保护而设立的技术性贸易壁垒的合法性。在此种情况下,我国政府相关部门应当以此加强环保立法,执行绿色环保标志,构建我国的环境壁垒和"绿色壁垒"。我国的环保立法目前仅有1995

年的《关于坚决控制境外废物转移到我国的紧急通知》、1996 年的《废物进口环境保护管理暂行规定》、1998 年的《环境保护法》以及 2002 年的《清洁生产促进法》等为数不多的、相对陈旧的法律法规。在制定新的环保法规时,要注意加强与世界贸易组织和环境委员会的交流,及时了解世界环境保护的发展动向及发展趋势,借鉴其他国家在环境保护方面的立法经验,抵制发达国家对我国进行的"生态侵略",明确法律责任,要把环保的法律精神体现在与之相关的所有法律法规中。

④政府应该利用 WTO 正式成员方的身份,团结 WTO 中发展中国家的成员,建议 WTO 尽早制定有关食品领域的国际贸易与环境保护的专门法律文件,并且在执行环保标准方面要照顾 WTO 发展中国家成员方的利益,防止欧盟以及其他西方发达国家利用其环保技术领先发展中国家的优势,以保护环境之名滥用环保措施阻碍发展中国家产品的出口。

(2)尽快建立国外技术性贸易壁垒信息服务预警机制

应加快建立和完善技术性贸易壁垒预警机制,这是一个国家在国际贸易中应对技术性贸易壁垒的重要措施之一。一套良好的预警机制,可以有序地应对所发生的技术性贸易壁垒,了解进口国家的技术性贸易壁垒是应对措施的基础。因此,要尽快建立国外技术性壁垒信息中心和数据库,制定《出口受限目录指南》,及时发布预警信息。

技术性壁垒影响大,涉面广,各国都非常重视信息的收集工作。美国国家标准学会向某几个主要国家均派出代表,调查研究这些国家的技术法规情况,同时还派人常驻布鲁塞尔,专门收集欧洲有关标准化和认证的情况。我国应建立专门的机制,收集、研究主要贸易伙伴国可能采取的技术性壁垒措施。同时设立政府咨询机构,为国内外企业提供技术方面的意见,严格规范咨询机构的运作。目前,我国已于 2002 年初建立了出入境检测检疫预警与快速反应机制,需要将此机制尽快扩展到全国性的技术性措施预警与快速反应机制。为此要做好以下工作:

①充分利用 WTO/TBT 咨询点收集相关信息,做好通报咨询工作

WTO/TBT 通报咨询点主要履行 WTO 各成员方的通报和追踪调查义

务,为其他成员国享受的权利提供帮助。我国在世承诺书中承诺,中国应该在官方刊物上公布作为技术法规、标准或合格评定程序所依据的所有正式的或非正式的标准,向 WTO 总部报告本国的技术性贸易壁垒情况。同时,从总部获得其他成员国上报的技术性贸易壁垒情况。并与 WTO 各成员方的政府、厂商、经贸团体保持接触,了解其所采取的技术性贸易壁垒的细节。及时发布全球技术性贸易措施变化新动向的预警信息,为我国企业提供信息咨询服务。这是避免技术性法规成为技术性贸易壁垒的重要政策。

②派遣常驻机构

要向当今主要的技术性贸易壁垒国家和国际标准化组织派出常驻机构,收集和了解这些国家和机构在技术性贸易壁垒方面的动态和可能出现的发展趋势。同时要注重参加国外研究所、高等院校以及大型厂商集团所属的研究机构等举行的各种交流活动和展览会、博览会,特别是要积极参加有关国际标准化的各种学术会议,以便获取材料,分析情况,掌握动态,最终能够在复杂的技术性贸易壁垒应对中占主动。

③通报技术法规

应该及时向国内企业通报 WTO 其他成员方发布的符合《WTO/TBT 协定》要求的技术法规,使国内企业在了解的基础上,尽量使出口的商品满足进口国的技术法规要求。同时,应该认真研究有关技术法规,根据其解禁程序,帮助我国相关企业按进口国的规定组织生产。这就要求应密切跟踪国际标准和主要贸易伙伴国的国内标准、认证体系的发展动态。同时,根据我国实际情况及时调整我国国内的相关标准和认证体系,采取相应的措施,尽量减少因信息不灵或了解却因不重视而未及时采取应对措施所造成的损失。

目前,我国国家质量监督检验检疫总局承担了这个工作。不但对现有技术性贸易措施进行通报,而且也对正在听证阶段的相关技术性贸易措施进行跟踪通报,如 2007 年 11 月 29 日,美国 FDA 就修订食用盐监管政策举行了听证会。另外,还有中国技术性贸易措施网,专门设立了通报咨询通道、风险预警频道等。可见,了解并掌握国外技术性贸易措施的重要性已经得到认可,正所谓"知己知彼,百战不殆",这势必有助于我国跨越技术性贸易壁垒。

(3)积极采纳国际标准、参与国际标准的制定

WTO 鼓励各成员国采纳现有的国际标准、指南或建议,而且国际标准一般代表国际先进的技术水平,采纳国际标准对于改善产品质量和有关技术指标以及推动技术进步具有积极的作用,因此这是突破技术性贸易壁垒的根本途径。

按照我国加入世贸组织议定书的规则,在入世后 4 个月内,中央政府以及各级地方政府需要按照《WTO/TBT 协定》附件三关于制定、采用和实施标准的良好行为规范,制定推荐性标准,并与国际标准相协调,5 年内要有一半产品的强制性标准采用国际标准。

国际采标率较低是我国食品、药品安全无法获得国际认可,不能进入国际市场的重要原因之一。到 2001 年底我国发布的国家标准 19 744 项,采用国际标准和国外先进标准的有 8 621 项,采标率仅为 43.7%。有 50% 以上的国际标准我国没有,我国的国家标准和国际标准等同等效的仅 24%。欧美制药业中有以 G 字开头的一系列标准——GAP(种植)、GLP(试验)、GMP(生产)、GCP(临床)、GSP(营销),中国国家药品监督管理局 1998 年11 月开始进行 GAP 标准的制定工作,1999 年在国内正式实施 GMP 认证。政府应该采取切实有效的措施,加快国际标准的采纳。

参与国际标准的制定是突破壁垒必不可少的重要措施。参与国际标准的制定工作,承担 WTO 技术性贸易壁垒委员会、国际标准化组织、国际电工委员会、世界动物卫生组织等技术性贸易壁垒的技术支持单位秘书处的工作。因为这是一个国家在目前技术性贸易壁垒中的实力体现,规则的制定者往往就是规则的受益者。《WTO/TBT 协定》的全部内容实际上是当代世界各个专业技术机构对相关技术要求的综合,如果能够较多地承担 TBT 的技术支持单位的秘书处的工作,将有利于了解和把握目前技术性贸易壁垒的生成机制、主要内容和升级发展的趋势,又能够尽可能多地反映本国的技术水平状况,保护本国对外经济贸易利益。这需要政府的大力支持,而非仅

靠企业和个人就能够达到的。目前由我国起草的10多项国际标准已由150、IEC批准发布,如《信息技术通用多八位编码字符集体系与基本多文种平面》,另有20多项我们国家起草的国际标准草案已经提交国际标准化组织,如《绿茶》标准等。但是总体上我国制定或参与制定的国际标准还是非常少,有待进一步加强。

（4）完善质量体系及认证制度

每个国家均通过国内或区域性技术法规规定,进入市场的商品必须获得"白色通行证"（1509000质量管理体系认证）和"绿色通行"（15014000环境管理系列标准认证）。在健全和完善认证制度相关法规的同时,应该尽快制定有关国际认证的法规与管理条例,既体现出国家对国际认证的宏观管理,又可以使国际认证具有一定的可操作性,创造条件促使有实力的出口企业获得1509000质量体系认证和15014000环境管理认证以及一部分发达国家的权威认证,扫除进入国际市场的标准障碍。

完善技术标准和认证体系有利于防止一些劣质的商品,及不合格包装物进入我国市场,防止外来的物种在我国境内引起病虫害,给我国生态环境和人民健康造成危害。2005年4月20日,吉林海关在对吉林富康木业有限公司进口的货物进行监管的过程中,发现该公司从法国进口的4个集装箱里的115.752立方米橡木中存有大量的害虫,便立即与吉林检验检疫部门取得了联系,通过检验检疫部门的检查,查出大量有害生物。经过检验检疫部门初步筛选鉴定,此次检验出的林木害虫共2纲、5目、23（属、种）,还有20余种生物有待进一步鉴定。此次共查出有害生物5.3万余只之多。据相关数据显示,目前入侵我国的外来物种有400多种,其中危害较大的有100多种。在世界自然保护联盟所公布的全球100种最具威胁的外来物种中,我国就有50多种,每年给农、林、牧、渔业生产造成的经济损失高达五六百亿元。由此可见,提高技术标准和完善认证体系的重要性。

承认彼此的认证是突破国外技术性贸易壁垒的重要途径,我国应该借鉴欧盟、美国和日本的先进经验,扶持我国食品、药品乃至所有行业的认证机构与检验机构。推动检验检疫实验室的建设,培养一批有实力、信誉好、在国内外有影响的公正检验检疫机构。按照 WTO 的要求,统一认证目录、统一认证标志、统一收费标准,积极建立和国外权威机构认证的相互认可机制,争取与国外具有权威有影响的检验机构合作。参与国际、区域性组织的有关标准、认可、认证和检验检疫实验室的互认活动,建立与国际认证体系接轨的运转灵活、高效快捷、统一的认证体系。

(5)利用双边合作机制

当今世界经济区域化趋势非常明显,区域内外不可能实行真正的国民待遇,因此,技术性贸易壁垒也呈现出区域化特征。我们要更好地利用双边与区域合作协调机制,积极加入国际标准化组织和区域标准化组织,与相关国家、组织签订双边或多边的技术标准和评定方面的协定,避免产品出口时遭致多重测试、检查和认证,对贸易造成的不必要的贸易壁垒,减少商业成本和不确定性。

《WTO/TBT 协定》鼓励成员国之间通过谈判达成相互承认协定,美国与欧盟达成的《相互认可协定》应该是这方面的典型。1997 年,美国与欧盟为了避免重复管理,提高合格评定程序的透明度,加快产品投放市场的速度,彼此之间达成了涵盖通信设备、电磁兼容性、电器安全、娱乐器械、药品制造和医疗设备等六个方面产品的相互认可协定。使美欧双方每年节约近 4 亿美元的费用,促进了大约 400 亿欧元的贸易额快速增长。如果利用好双边与区域的合作机制,与主要的贸易伙伴国通过谈判达成相互认可协定,就意味着本国该区域的所有成员均能够达成相互认可协定,大大减少在国际贸易中遭遇技术性贸易壁垒的可能性。

中国政府已明显意识到了这一点,并积极付诸行动。2007 年 12 月在第三次中美战略经济对话中,中美双方签订了《中美关于食品、饲料安全合作协定》和《中美药品、医疗器械安全合作备忘录》,旨在提高中国出口到美国的食品、饲料产品、药物及医疗设备的安全性。

《中美关于食品、饲料安全合作协定》主要针对被拒进口比率和相关风险较高的产品,包括低酸罐头产品、源于动植物的宠物食品、食品及饲料成分,以及除软体贝类以外的水产品。中国公司如果向美国出口上述产品,必须向中国国家质量监督检验检疫总局登记,并且同意进行年度检查,以确保其出口产品符合美国标准。中国国家质量监督总局会向美国 FDA 提供未能通过检查的出口商名单,以及该公司丧失注册地位的原因。总局还会设立相关系统,追踪产品的生产源头直至出口点。另外,协定就中国出口的产品订立新的认证规定,如果国家质量监督检验检疫总局确认有关的出口产品符合 FDA 的规定,就会发出标有特殊识别号码的认证,并通知 FDA。当FDA 发现出口至美国的商品没有相关认证或来自未注册的公司,就会通知中国国家质量监督检验检疫总局。若其中一方发现有产品安全问题而且威胁公众健康,或有任何回收行动,必须在 48 小时内通知对方。FDA 如果有理由相信某种产品可能危害公众健康或安全,便有权要求展开调查。

《中美药品、医疗器械安全合作备忘录》初步涵盖硫酸庆大霉素、阿伐他汀、西地那非和达菲等多种药物。备忘录规定,生产有关产品的中国厂商应该向中国国家食品药品监督管理局进行注册。中美两国将共同推行相关计划,使该局能够核证出口到美国的有关产品符合 FDA 的法规要求。中美两国还将共同推行培训计划,以支持注册及认证工作。FDA 与中国国家食品药品监督管理局将会交换有关药品及设备的资料,以便能够更有效地确保产品的安全。为防范伪冒,两局将合作并建立全面的电子追踪系统,锁定有伪冒风险的药品,加强对问题生产商的监管与执法。

这些合作协定无疑标志着中美两国在食品、药品领域的跨境贸易合作有了长足进步。中国政府还应加强订立相关双边合作协定,以促进国家间的出口贸易。

(6)充分发挥非政府机构的作用

通过研究美国等国家的技术性贸易壁垒可以发现,非政府技术性规范行为是国家贸易保护的主要形式。国际社会共同的保护趋势是逐渐把大量的技术标准制定工作和评定工作交给一些非政府机构运作,而政府则只需颁布技术法规,将该等技术标准纳入其中便可。这样既可以有效地减轻国家有关技术管理部门的统一制定和认证工作的压力,又便于提高企业、行业及非政府机构的积极性。

美国的行业协会在技术性贸易壁垒中起着关键性的作用,他们不单是技术性贸易壁垒的制造者,而且他们还代表政府和行业直接参与处理技术性贸易壁垒的纠纷。非政府机构其实是政府和企业之间的纽带,与政府的行政强制力不同,非政府机构的权力是会员自愿给予的,会员也会更愿意接受非政府机构的管理和建议。在技术性贸易壁垒的问题上,非政府机构应该认真执行以下功能:

①制定行业的技术法规、标准和合格评定程序;

②协调会员之间的利益,规范行业的竞争行为,维护行业内会员的合法权益,对采取不正当竞争或损害消费者利益的会员采取惩罚措施;

③促进行业内会员交流活动,为会员提供技术服务、管理服务和预警服务,规划行业发展,贯彻和执行科学的管理方法,提高行业产品在国际市场中的竞争力;

④代表会员和政府与消费者沟通,代表行业会员参与解决技术性贸易壁垒的争端;

⑤制造技术性贸易壁垒,阻止外国产品进入本国市场,保护行业国内市场,保护行业的利益。

我国畜产食品行业协会的发展过程中应注意两个问题:①行业协会必须逐渐从政府行为向民间行为过渡,政府应该为行业协会提供一个良好的、宽松的宏观环境,避免对其进行直接干预;②我国出口主导型产业的企业,应该运用战略眼光积极地自发地组织起行业协会,赋予其严格的规章制度和良好的运行机制,同时允许民间或政府发起组织的其他非政府机构的存在。

非政府机构在技术性贸易壁垒问题上的主要职责包括:①及时收集WTO 成员向 WTO 技术性贸易壁垒委员会通报的信息,这样可以使企业能在最短的时间里对此做出调整。②协调整个行业,使其有计划地发展。③当该行业遇到合理的国外技术性贸易壁垒时,协会应该组织其人力、物力和财力,集中力量突破技术难题,而对于明显带有歧视性的技术性贸易壁垒,行业协会应该组织相关专家进行积极应诉,从而进一步维护本行业的长远利益。

在行业协会引导协会成员突破他国的技术性贸易壁垒以及制定领域内技术性贸易壁垒工作中,行业协会应及时向中央政府报告相关情况。行业协会除了加强自律之外,还应加强政府对协会的监管力度,在政府和企业之间发挥良好的纽带作用。

第十二章 中美畜产食品安全 监管外部环境比较

保障畜产食品安全是政府部门固有的责任,但这不仅是政府一个部门的责任。虽然强有力的政府监管是畜产食品安全保障体系所必需的,也是最主要的,但是仅有政府干预是不够的。为保障各种体系的有效地实施,需要政府、产业界、消费者、非政府组织等各有关方面从畜产食品生产链各个环节、全方位采取有效措施。

第一节 美国畜产食品安全监管外部环境

美国畜产食品安全的高水平得益于政府部门科学的监管机制,同时伴随着非政府组织、产业界和消费者等利益相关者的支持。

1. **非政府组织在畜产食品安全监管中的作用**

非政府组织(NGO)在畜产食品安全中发挥着重要的甚至代替部分政府职能部门的作用,并且这些组织的成员中就有政府部门的代表。成立于1997年的非盈利组织——美国食品安全教育联合会(PFSE)是"Fight BAC"战役(与病原菌作斗争)的发起人,主要任务是教育消费者如何防止细菌性食源性疾病的发生和安全食品的操作,其成员包括行业协会(如美国饮食协会)、食品科学、营养和健康专业团体(如美国国家猪肉协会、国家火鸡联盟)、消费者团体(如美国消费者联盟)和美国联邦政府食品安全管理部门(包括 CDC、CFSAN、FSIS 和 EPA)。美国公共卫生协会(APHA)被认为是世界上最大、历史最悠久和最具多样性的公共卫生专业机构,其宗旨是通过预防严重的健康威胁保护所有美国人的利益。国际 AOAC(美国分析化学师协会)成立于 1884 年,职责是提供政府法规和研究机构所需的分析方法。其《法定分析方法》(OMA)包括了适用于多种产品和材料的测定方法。依据法规对食品的要求,FDA 经常对这些方法进行详细说明。FSIS 和 FDA 借助这些方法,检验食品标签上的营养信息是否名副其实,检验食品中是否含有某些非法的残留物及其水平。

2. 产业界在畜产食品安全监管中的作用

安全的食品是生产出来的,而不是管理出来的。按这个意义上讲,食品行业在保障畜产食品安全中负有不可推卸的责任。在发达国家和地区中,畜产食品安全一般都源自企业诚信自律。以美国食品追溯制度为例,大部分美国食品生产的企业都为建立食品追溯制度而进行投入,但这种制度完全是企业的自愿行为而无需政府采取强制措施。在实现改进供应链管理、提高食品质量与安全以及增加产品信誉的目标同时,也带来了销售成本低、召回费用低和产品价值高的效益。在畜产食品安全所谓"四大支柱"——法规、监管、标准和社会诚信中,美国的得分远远高于其他国家,这为美国畜产食品安全打下了坚实的基础。目前我国畜产食品中存在的掺杂使假、动物疫病和残留超标等安全问题可能类似于美国 100 年前的情景,因此食品行业的诚信自律可能需要时间来解决,但是政府在加强畜产食品安全法制的同时加强食品行业乃至全社会的道德建设是食品行业诚信自律的催化剂。

3. 消费者在畜产食品安全监管中的作用

消费者是畜产食品安全受益者,因此,消费者的态度、行为或心理状况等都可能成为政府决策和食品行业自律的驱动力。美国一系列重大的畜产食品安全决策无不要经过公众的评议。例如,FDA 的海产品 HACCP 法规和 FSIS 的肉禽产品 HACCP 法规,只有经过包括消费者在内的公众评议后才能成为具有法律效应最终法规。在发达国家,政府制定政策的透明度体现在消费者的知情权上。美国的《自由信息法》赋予公众从联邦机构获取信息和发表自己立法意见的权利,保证了立法和实施过程的透明度。

4. 美国畜产食品安全教育与培训

实施"从农田到餐桌"各环节有效的教育与培训,可从根本上改善畜产食品的安全状况。政府部门除了制定、颁布和实施法律、法规、规章和准则等强制畜产食品安全的管理外,对产业界、消费者和其他利益相关者进行畜产食品安全教育与培训是政府部门的可行选项。

美国是世界上最早提出消费者教育的国家之一,在食品安全领域形成了比较完善的教育和培训体系。美国法规体系中为消费者获取食品安全教育提供了法律保障,如《营养标签与教育法》(Nutrition Labeling And Education Act)、《膳食补充与健康教育法》(Dietary Supplement Health and Education Act)等。

美国食品安全监管机构通过不同的政府计划开展食品安全教育。如农业部(USDA)1985 年开通的肉类、家禽热线,计划通过解答消费者关于食品安全、食品准备、食品分配等相关问题的咨询活动对消费者进行食品安全教育。USDA 和卫生部(DHHS)与食品企业合作发起"Fight BAC"计划,该计划的目标是培养消费者有关如何"安全处置食品"、"在食品烹饪中学会使用温度计"及提高"正确储藏食品"的能力,从而降低消费者食源性疾病的感染风险。

FDA 和 FSIS 将每年的 9 月份定为美国"国家食品安全教育月"。在食品安全教育月期间,各州通过开展各种活动增强公众对食品安全教育重要性的认识。各地每年还通过不同的主题和培训活动加强食品服务人员的食品质量知识培训,开展正确处理食品的教育。

美国非常重视对中小学生的食品安全教育,设计食品安全教育材料时立足于青少年的行为特点,形式多样,极富趣味性,如 USDA 的食品安全移动彩色图书、食品安全移动游戏等。美国食品安全教育已被纳入正规的学校教育体系,很多职业学校以及高等教育学院都开设了涉及食品安全的课程。

美国的畜产食品安全培训和教育计划的制定与实施分别属于不同的机构和部门管理,各机构的管理范围和权限都进行了明确的规定。

(1)美国卫生部(DHHS)的食品药品管理局(FDA)负责行业和消费者食品安全处理规程的培训。例如 FDA 的主要职责之一是教育食品生产商和消费者了解畜产食品安全使用方法。

(2)疾病预防和控制中心(CDC)帮助预防食源性疾病,培训地方和州的食品质量安全人员。

(3)美国农业部食品安全检验局(FSIS)负责肉类、家禽及相关产品行业与消费者的食品处理规程。FSIS 则设有专门的食品安全教育处(FSES),其基本职责是教育消费者关于安全食品操作的重要性,教育计划包括"肉禽热线"、"THERMYTM"和"美国 USDA 食品安全移动服务分队"。

(4)美国 USDA 还设有州研究、教育和推广服务合作局(CSREE),职责是与美国各大学合作,制定以农民和消费者为对象畜产食品安全研究与教育计划。

(5)美国环保局(EPA)负责杀虫剂安全使用的研究和教育。

(6)国立农业图书馆负责管理一个预防食源性疾病的资料库,内容包括电脑软件、视听产品、招贴画以及其他的教学材料。

第二节 保障畜产食品安全监管的外部环境

与这些发达国家或地区相比,我国畜产食品安全教育一直未得到有效的重视,大学缺乏相关的专业设置,政府决策者与行业人员也缺乏应有的安全培训,消费者有关畜产食品安全的自我保护意识还比较弱(陈锡文等,2004)。因此,在我国畜产食品安全监管过程中,加强畜产食品安全教育与培训具有重要作用和积极意义。

我国的畜产食品安全主要依靠自上而下的体制,产业界的诚信度不高,有时还存在制假售假和恶性竞争等行为。产业界的作用主要是通过以下途径实现:一是与政府沟通,将行业信息传递给政府,为政府完善管理制度提供服务;二是通过行业自律加强行业内部管理;三是与消费者沟通,根据消费者的要求不断完善行业内部管理制度。目前,受中国国情所限,行业协会充当"第三政府"的角色微弱,没有充分发挥其作用。

另一方面,消费者尤其是农村人口存在受教育不高,收入低,信息传递不畅等现况;同时基层执法人手不够,造成监管苍白,成为畜产食品安全事故多发地。9亿多农村人群是社会的弱势群体,也是社会稳定的关键人群,保证了他们的健康和生命安全是政府应尽的职责与义务。

在发达国家非政府组织在畜产食品安全中发挥着重要的甚至代替部分政府职能部门的作用。消费者是畜产食品安全的受益者,因此,消费者的态度、行为或心理状况等都可能成为政府决策和食品行业自律的驱动力。欧盟20世纪90年代的重大畜产食品安全事件使欧洲的消费者对畜产食品安全的信心急剧下降,这不得不使欧盟通过重新立法和机构改革来对此做出反应;美国一系列重大的畜产食品安全决策都要经过公众评议。相比之下,我国大多数消费者对于畜产食品安全问题没有引起足够的重视。因此,我国应加强产业界、非政府组织和消费者在保障畜产食品安全中的作用。

1. 发挥非政府组织的重要作用

当前非政府组织在我国蓬勃发展,在社会公共事务管理中发挥着越来越大的作用,非政府组织是不以营利为目的,以促进社会公共利益为己任,属于准公共部门。它贴近民间和公众,对社会基层的危机信息反应敏感,同时,善于整合和调动民间资源,能够发挥公众的志愿精神,促进公众的参与意识。随着社会发展,现代政府社会职能日益细化,不可能面面俱到管理所有的社会事务,因此在危机预防过程中调动社会力量,利用社会资源就成为政府预防危机的一个不可避免的趋势。非政府组织在预防系统中有着重要的意义:非政府组织的中介地位使得它们能上接政府,下连基层群众,这种"桥梁"角色使非政府组织能够便捷、迅速地发现危机的根源和苗头,从而呼吁并引起整个社会的注意和重视,这是它们信息优势。具体说,非政府组织可以利用极其广泛的社会关系和成员基础,在危机潜伏的时期,大量收集信息,为危机的预警提供信息,起到防患于未然的作用。对于一个信息社会而言,信息收集的重要性不言而喻,能否依据及时、准确的信息做出判断,是决定政府危机处理决策正确与否的关键。

同时,非政府组织专业性使得它们对于特定公共危机的产生有着更加敏锐、前瞻的洞察力,是它们的技术优势;它们的使命感也使得它们对畜产食品安全危机特别的关注,对危机给予别的组织一般不能做到的重视。因此,非政府组织的有效工作是构建畜产食品安全危机预防体系的重要组成部分,也使非政府组织能够成为畜产食品安全危机预防管理中的重要主体。

作为非政府组织的消费者协会等组织可以代表消费者的利益,来向消费者提供足够的信息、对消费者进行必要的教育、提高消费者维护自身权益的意识和能力;来积极处理消费者投诉、帮助消费者挽回遭到的损失;收集消费者的意见和想法并及时向企业反馈;广泛舆论、大力宣传消费者的合法权利,形成舆论压力,以便大力改善消费者的地位;参与国家或政府有关消费者法律和政策的制定,并要求政府建立消费者行政体系,处理消费者问题。只有充分发挥消费者协会和质量监督、食品行业协会等非政府组织作用,让那些食品生产加工企业组织起真正自检制度,加强食品行业的自律,让整个社会的畜产食品安全信息系统能够更加灵敏自由地发挥作用,引导消费者提高自我保护意识,呼吁政府完善畜产食品安全保障制度,揭露和批评畜产食品安全中存在的问题,就可以在畜产食品安全危机预防工作中发挥越来越重要作用。

作为协助政府管理社会经济重要机构,行业协会是政府和企业之间桥梁。在当今世界中,许多国家都利用其作用参与行业规划、行规的规定、指导监督、项目评估、信息沟通、技术咨询、贸易仲裁、反倾销与应诉、法律法规及标准的制定、市场规范、人才培训等方面工作。总而言之,在规范企业行为、促进产品升级换代、保证畜产食品安全等方面充分发挥其积极作用。行业协会运行可弱化政府的社会经济管理职能,避免对微观经济的行政干预,减轻政府负担。行业协会主导的行业自律与政府主管的监督检测相结合,不失为一个效力极佳的市场管理模式,但是我国众多行业中行业协会不是空缺的,就是仍处于萌芽状态或发育不成熟,这是我国畜产食品安全监控体系的一大漏洞。不过,也预示着行业协会的潜能将会得到充分的发掘和利用。

　　政府应当积极地引导行业协会的建设和普及,并提供宽松的环境,制定相关政策和配套的管理法规,为行业协会配置人力资源,并对行业协会的管理由人治转为法治,使其成为企业和政府之间桥梁,充分发挥作为中介机构的行业协会在企业发展中导向和杠杆作用,协助政府引导生产和经营企业建立完善信用机制,强化自律地管理,鼓励和帮助企业采用先进管理技术,促进企业发展和产品升级换代,最终使发达国家成功运行的政府监督和行业自律相结合的管理模式在我国广泛推开。

　　同时,行业协会应是不以盈利为目的,具有法人资格的社会团体,接受国家相关法规的制约和保护,受协会全体成员的监督、协会活动经费自主筹集,协会主要成员由本行业全体成员选举产生,应当具备熟悉业务、有经营和管理经验及较强的工作能力、作风正派等基本条件。行业协会在我国虽才起步,但不乏成功范例,应该将成功经验进一步推广。

2. 加强全民畜产食品安全教育

　　食品知识的宣传是一项长期的、艰巨的工作,随着我国市场经济秩序不断完善、城市化进程加快,畜产食品安全知识宣传畜产食品安全形势,引导社会消费,同时提高从业人员法律意识和消费者的自我保护意识,因此要开展有针对性的食品卫生法普法工作。进一步提高各级领导干部对食品卫生法重要性的认识,使各级领导干部提高认识,高度重视食品卫生法的贯彻实施,将食品生产经营者作为重点对象,加强食品卫生法及相关法律法规的宣传教育,与有关部门密切配合,贯彻落实食品卫生法,使他们知法、懂法、守法,提高法律意识,依法规范生产经营行为。倡导规范、诚信的食品生产经营行为,开展警示教育,公开曝光违法行为,震慑违法犯罪分子,开展多种形式的法制宣传,组织专项宣传活动,利用重大节假日、食品卫生法宣传周等特定时间,向公众普及畜产食品安全知识,提高广大消费者依法维护自身合法权益的能力,加大科普宣传。

　　增强居民的畜产食品安全意识,并逐步改变购买价值取向,由过去食品消费中"价格优先"向质量、价格并重的方向转变,使人们自觉地购买安全、无公害食品。提高消费者的感官鉴别能力,使消费者通过科普教育、不断学习、不断总结,可以从外观、颜色等方面做一些简单的感官鉴别,同时还可以要求商家提供技术检测。普及科学膳食知识,讲究安全卫生,营养搭配,经济合理,在民众中逐步形成有利于环境保护的消费方式。

建立畜产食品安全行动计划网站。网络有着信息更新快、获取信息便捷等天然优势,已经成为继报纸、电视、广播之后的第四媒体,其影响力还将逐步扩大。建立畜产食品安全行动计划网站,有利于公布行动计划工作动态,让社会各界包括领导层了解工作的进展;有利于实时发布各项监测数据,引导公众消费,扩大卫生部门的影响力;有利于获取社会反馈信息,促进行动计划的良性开展。

消费者对食品质量安全问题的投诉、举报,媒体等社会组织对存在质量安全问题的食品进行曝光,是社会对食品生产、经销企业的有效社会监督,这也是畜产食品安全市场准入体系的重要组成部分。今后要重视和支持社会监督力量,通过宣传、讲座等手段努力提高消费者的质量卫生安全意识,鼓励消费者对质量违法行为进行投诉、举报。同时还要通过质量公告、新闻发布等手段对质量好的食品及其生产企业大力宣传,对存在质量卫生安全问题的食品及其企业进行曝光。通过政府、消费者、媒体等社会力量的共同努力,形成社会对食品质量安全问题有效的监督。

3.建立畜产食品安全信用体系

畜产食品安全不仅需要政府监管,也需要政府在信用体系方面加大建设力度,运用市场规律,把食品企业对社会的畜产食品安全责任真正化为自己的自觉意识。

(1)制定畜产食品安全信用法律法规。法律建设是信用体系的外在保障。通过制定畜产食品安全信用法律法规,可以用国家的意志强制赋予畜产食品安全信用体系以相应的法律地位、确认畜产食品安全信用体系内各项制度的普遍法律效力、明示其权威性和指导作用。在我国现行的法律体系中,体现诚信原则、确立信用机制的法律法规,无论在总体上还是在食品行业专门领域都偏少,有待于进一步完善。目前,我国信用体系的首部大法《征信管理条例》已经于2004年由草案升格为正式文本,《征信管理条例》

的颁布可以促进相关配套信用法规的陆续出台,我国的畜产食品安全信用体系的法律地位将有一个牢固的基础。

(2)强化企业道德教育。企业是畜产食品安全的第一责任人。在畜产食品安全监管中,促进企业诚信建设是监管的重要目标。要大力实施扶优扶强措施,采取政策、行政、经济的手段,对重信誉、讲诚信的企业给予激励,努力营造畜产食品安全的诚信环境,创造畜产食品安全诚信文化,增强全社会畜产食品安全诚信意识。

全面发挥畜产食品安全诚信体系对畜产食品安全工作的规范、引导、督促作用,完善畜产食品安全诚信运行机制。加强企业畜产食品安全诚信档案建设,推行畜产食品安全诚信分类监管,重点建立食品生产经营主体登记档案信息系统和食品生产经营主体诚信分类数据库,广泛收集食品生产经营主体准入信息、畜产食品安全监管信息、消费者申诉举报信息,做到掌握情况、监管有效。其中山东省采用最新网络技术,初步建立了企业畜产食品安全诚信档案,建立了食品生产加工企业红黑榜制度,对食品质量安全实施电子监管网终端查询,及时、方便、快捷、有效地辨别食品真伪,维护了消费者利益,打击了假冒伪劣行为,促进了企业诚信的建设。

(3)建立健全信用机制。健全的机制是信用体系的内容。信用信息获得机制、信用信息管理机制、信用信息使用机制、信用信息发布机制以及企业的申诉机制等均是信用体系的内容。信用信息获得机制主要规范信息征集渠道和范围,可以包括主管部门的公告和奖惩记录、有关媒体报告以及被评价对象自己的报告等。信用信息管理机制主要有信息分类管理、信息系统维护、信息保存期限等。信用信息使用机制和发布机制主要规范信息使用和发布的范围、主体以及程序等内容。

(4)营造公平的信用氛围。公平的氛围是信用体系基础。政府在建立我国畜产食品安全信用体系时,越注重营造公平氛围,就越能够为信用体系打下坚实的基础。在对食品企业的责任追究以及信用权益保障上,政府应当一视同仁;信用信息的收集、记录和使用单位应当遵循公正、规范的原则,客观中立;奖优惩劣,在政策扶持、权利义务分配上不搞平均主义。

4. 改进举报制度和收费方式

（1）建立举报奖励制度，充分发挥公众监督的作用。在目前情况下，消费者消费了假冒伪劣商品如果不出现重大事故一般会忍气吞声，而不是积极地举报。为更广泛地获取违法犯罪信息，促使消费者在消费了假冒伪劣食品之后进行举报，我国应该建立统一有效的举报奖励制度。国家可以在对假冒伪劣食品企业的罚款中抽取一部分资金建立起重奖举报假冒伪劣食品消费者的专项基金，国家和地方的食品质量安全委员会要专门设立食品质量安全问题举报电话，鼓励消费者积极举报，充分利用举报体系，让广大公众提供线索，有效地打击、消灭不安全食品。而对于群众的举报投诉，各相关部门必须采取公开受理、首问责任、限时办结、及时反馈等方式，充分动员广大公众参与监督畜产食品安全的积极性，也广辟了执法监管部门的信息来源，增强了市场监管工作的针对性和有效性，让违法犯罪者无从下手。

（2）改变食品监测收费方式，调动公众的监管积极性。我国应该取消为居民监测食品时向他们收取费用的规定，改为由监测部门从其购买食品的价格中提取一定比例的金额，作为食品监测的费用。如在美国，居民购买食品支出的 5% ~ 10% 部分，被用作食品监测的费用，检测部门不再向居民收费。这样在一定程度上有利于公众积极参与对畜产食品安全的监督，增强安全监管的社会参与性，形成对不安全食品"人人喊打"的局面，最终形成全民、全社会的畜产食品安全意识。

参考文献

1. 陈锡文、邓楠主编:《中国食品安全战略研究》,化学工业出版社 2004 年版。

2. 程言清:《美国的食品召回制度及其特点》,《世界农业》2002 年第 10 期。

3. 方炎、高观、范新鲁、陈华宁:《我国食品安全追溯制度研究》,《农业质量标准》2005 年第 2 期。

4. 金伟峰:《无效行政行为研究》,法律出版社 2005 年版。

5. 雷家骕、王兆华:《国外主要发达国家食品安全监管状况综述》,《中国药品监管》2004 年第 3 期。

6. 刘飞宇、王丛虎:《多维视角下的行政信息公开研究》,中国人民大学出版社 2005 年版。

7. 刘杰:《知情权与信息公开法》,清华大学出版社 2005 年版。

8. 刘秀梅:《国内外食品安全保障体系(二)》,《中外食品》2004 年第 5 期。

9. 刘秀梅:《国内外食品安全保障体系(一)》,《中外食品》2004 年第 4 期。

10. 农业部:《动物性食品中兽药最高残留限量》,第 235 号公告 2002 年版。

11. 农业部:《食品动物禁用的兽药及其他化合物清单》,第 193 号公告 2002 年版。

12. 农业部:《兽药地方标准废止目录》,第 560 号公告 2005 年版。

13. 钱永忠:《国际农产品技术性贸易壁垒的现状分析与对策建议》,《农业质量标准》2003 年第 4 期。

14. 秦富、王秀清、辛贤、肖海峰等:《欧美食品安全体系研究》,中国农业出版社 2003 年版。

15. 石扬令、常平凡:《中国食物消费分析与预测》,中国农业出版社 2004 年版。

16. 中国标准出版社总编室:《中国国家标准汇编》(2005 年修订 -2)(精),中国标准出版社 2006 年版。

17. 吴建丽、胡小云等:《国内外畜产食品标准与法规比较》,《国际贸易问题》2003 年第 5 期。

18. 薛贵滨:《构建我国食品召回制度的法律思考》,《行政与法》2006 年第 2 期。

19. 晏绍庆、秦玉青:《美国水产品技术性贸易措施浅析》,《上海标准化》2005 年第 12 期。

20. 杨洁彬、王晶、王柏琴、陈义珍等:《食品安全性》,中国轻工业出版社 1999 年版。

21. 叶必丰:《行政法的人文精神》,北京大学出版社 2005 年版。

22. 甄自恒:《从公权社会到私权社会》,人民日报出版社 2004 年版。

23. 张明杰:《开放的政府——政府信息公开法律制度研究》,中国政法大学出版社 2003 年版。

24. 张涛:《食品安全法律规制研究》,厦门大学出版社 2006 年版。

25. 质量监督检验检疫总局食品生产监管司:《食品及其相关产品和化妆品质量安全监督管理基础知识》,中国标准出版社 2007 年版。

26. 中国疾病预防控制中心营养与食品安全所、安徽医科大学、上海医科大学、江苏省卫生防疫站. GB2761 - 2005:《食品中真菌毒素限量》,中国标准出版社 2005 年版。

27. 中国疾病预防控制中心营养与食品安全所、农业部农药检定所、卫生部卫生监督中心等. GB2763 - 2005:《食品中农药最大残留限量》,中国标准出版社 2005 年版。

28. DG Health and Consumer Protection. Rapid Alert System for Food and Feed (RASFF) - Introduction. http://ec. europa. eu/food/food/rapidalert/index_

en. htm

29. Diogo M. Souza – Monteiro and Julie A. Caswell. The Economics of Implementing Traceability in Beef Supply Chains: Trends in Major Producing and Trading Countries. Working Paper No. 2004 – 6, Department of Resource Economics, University of Massachusetts Amherst, June 2004, http://www. umass. edu/resec/worki ngpapers/resecworkingpaper2004 – 6. pdf

30. Elise Golan, Barry Krissoff, Fred Kuchler, Linda Calvin, Kenneth Nelson, and Gregory Price. Traceability in the U. S. Food Supply: Economic Theory and Industry Studies. Agricultural Economic Report No. 830, Economic Research Service, U. S. Department of Agriculture, 2004

31. EPA. Tolerances and exemptions from tolerances for pesticide chemicals in food, 40 CFR, Part 180. http://www. access. gpo. gov/nara/cfr/waisidx/06/ 40cfr180_06. html

32. FAO/OIE/WHO. Joint FAO/OIE/WHO 1st Expert workshop on non – human antimicrobial usage and antimicrobial resistance: scientific assessment, Geneva, Switzerland, 1 – 5 December 2003. 2004 http://www. who. int/ foodsafety/publications/micro/en/report. pdf

33. FAO/WHO. Assuring Food Safety and Quality: Guidelines for Strengthening National Food Control Systems. 2001 http://www. who. int/foodsafety/publications/capacity/en/Englsih Guidelines_Food control. pdf

34. FAO/WHO. Updating the principles and methods of risk assessment: MRLs for pesticides and veterinary drugs, Rome, 2006

35. FDA. FDA Recall Policies. 2002 http://www. cfsan. fda. gov/lrd/recall2. html

36. FDA. General Principles for Evaluating the Safety of Compounds Used in Food – Producing Animals. Guidance for Industry #3, 2006 http://www. fda. gov/cvm/Guidance/GFI003. pdf

37. FDA. Tolerances for residues of new animal drugs in food. 21 CFR, Part 556

http://www. access. gpo. gov/nara/cfr/waisidx_06/21cfr556_06. html

38. FSIS. Chemistry Laboratory Guidebook http://www. FSIS. usda. gov/Science/Chemistry_Lab_Guidebook/index. asp

39. FSIS. National Residue Program Data. 1996,1997,1998,1999,2000,2001, 2002,2003,2004,2005,2006http://www. FSIS. usda. gov/Science/Chemistry/index. asp

40. FSIS. National Residue Program Scheduled Sampling Plans. 2006 http:// www. FSIS. usda. gov/Science/2006_Blue_Book/index. asp

41. FSIS. Pathogen Reduction; Hazard Analysis and Critical Control Point System; Final Rule. Federal Register, 1996, Vol. 61, No. 144:388805 – 38989 http://www. FSIS. usda. gov/OPPDE/rdad/FRPubs/93 – 016F. pdf

42. FSIS. Recall of meat and poultry products. FSIS Directive 8080. 1, Revision 4,2004

43. Krissoff B,Kuchler F,Nelson K,Perry J,and Somwaru A. Country – of – Origin Labeling:Theory and Observation. U. S. Department of Agriculture,2004. http://www. ers. usda. gov/publications/WRS04/jan04/wrs0402/wrs0402. pdf

44. National Research Council (NRC). Ensuring Safe Food:From Production to Consumption. Washington:National Academy Press,1998

45. OIE,Risk assessment for antimicrobial resistance arising from the use of antimicrobials in animals, Terrestrial Animal Health Code, Appendix 3. 9. 4, 2006 http://www. oie. int/eng/normes/mcode/en chapitre_3. 9. 4. htm

46. Schwagele F. Traceability from a European perspective. Meat Science,2005, 71:164 – 173

47. Smith G C,Tatum J D,Belk K E,Scanga J A,Grandin T,Sofos J N. Traceability from a US perspective. Meat Science,2005,71:174 – 193

48. Song, Min, Yokogawa, Hiroshi. About the food safety policies in China. Science Bulletin of the Faculty of Agriculture Kyushu University, 2004,59(2):

233 - 246

49. United States Government Accountability Office. USDA and FDA Need to Better Ensure Prompt and Complete Recalls of Potentially Unsafe Food. 2004 http://www. gao. gov/cgi - bin/getrpt? GAO - OS - S

50. USA. Egg Products Inspection Act. 21 USC, Chapter 15 http://www. fda. gov/opacom/laws/eggact. htm

51. USA. Federal Food, Drug, and Cosmetic Act. 21 USC, Chapter 9 http://www. fda. gov/opac om/laws/fdcact/fdctoc. htm

52. USA. Federal Import Milk Act. 21 USC, Chapter 4, Subchapter IV http://www. fda. gov/opacom/laws/fimilkat. htm

53. USA. Federal Meat Inspection Act. 21USC, Chapter 12 http://wwv. fda. gov/opacom/laws/meat. htm #SUBCHAPTER V

54. USA. Poultry Products Inspection Act. 21USC, Chapter 10 http://www. fda. gov/opacom/laws/pltryact. htm

55. WHO, Evaluation of certain veterinary drug residues in food, report of the Joint FAO/WHO Expert Committee on Food Additives. WHO Technical Report Series, No. 888, 1999 ; No. 893, 2000; No. 918, 2003; WHO Technical Report Series, No. 925, 2004; No. 939, 2006

后　记

　　本书通过对比分析美国和中国的畜产食品安全监管体系，针对我国存在的一些问题，提出了理论性和实践性对策建议：完善法律体系建设，制定统一的畜产食品安全法典；建立统一协调有效的畜产食品安全监管机构；加快建立畜产食品安全技术支持系统；完善检测检验体系；建立畜产食品安全风险性管理制度；统一规范畜产食品安全信用管理制度，促进食品质量信息的有效传递；强化行业协会的建设和管理；提高公众的畜产食品安全意识，建立举报奖励制度，公开检验信息等。希望通过本研究对中美畜产食品安全监管体系的系统、逐项比较，使我国无论在国家层面还是省市地方层面都能借鉴美国等发达国家的先进经验，完善我国急需的畜产食品安全监管体系建设，杜绝畜产食品安全事故的发生。

　　畜产食品安全的广泛性和复杂性决定了其监管体系建设将是一项长期的、综合性的工程，这项工程需要完善的法律制度、科学的管理体制、先进的技术手段和健康的市场环境的有效配合才能实现。保障体系的广泛性、复杂性、动态性，决定了本研究的内容还存在不少瑕疵。因此，在此方面还有进一步深入开展研究的必要，如畜产食品安全的科技支撑体系和信息体系等方面的进一步研究。

致　谢

　　本书的选题来自于中国农业大学李秉龙教授主持的国家自然科学基金课题《中国畜产食品质量安全市场主体与监管机制研究》并得到该项目的资助，是该课题的阶段性研究成果。

　　本书也作为作者赴美学习的部分研究成果，其出版得到了河北省人事厅优秀专家出国培训项目的资助。感谢河北省人事厅高瞻远瞩，为本项目的开展提供了学习交流的机会！感谢河北省人事厅专家与留学人员服务中心对培训的周密组织！张永平、李昌、王晓军等先生为本研究的顺利开展提供了很多帮助。

　　感谢美方合作研究机构对本研究的支持，Drake 大学的 Bradley Meyer 教授、Lance J. Noe 教授的数据分析课程，William M. Boal 副教授、Roger S. Hewett 副教授、Ismael Hossein – Zadeh(P)教授对经济学和食品安全问题研究的深入见解，Southern Illinois University 经济学系主任 Richard Grabowski 先生、在美期间中南大学甘四清教授，重庆交通大学向扬教授对本研究提出了指导性意见和数据支持。张秋奕、陈方方、赵晶三位研究生参与了部分修订和校对工作，在此衷心地感谢他们的帮助。

　　感谢河北经贸大学的信任、培养和学校领导的关怀和重托！在美期间蔡建星书记、杨兆廷院长等专程赴美看望我们，使我在异国他乡感受到了亲人般的温暖。本书的出版还得到了河北经贸大学学术著作出版基金的资助，在此一并表示感谢！